儿科心法

主　编　万力生

副主编　王　静　李海朋　陈争光

编　委（以姓氏笔画为序）

成通明　李小倩　陈文璐　罗　卉

夏　宇　梁山玉　梁慧琳　彭金兰

人民卫生出版社

·北京·

图书在版编目（CIP）数据

儿科心法 / 万力生主编 . -- 北京 ：人民卫生出版

社，2025. 1. -- ISBN 978-7-117-37541-2

Ⅰ . R272

中国国家版本馆 CIP 数据核字第 2025WD1398 号

人卫智网	www.ipmph.com	医学教育、学术、考试、健康，购书智慧智能综合服务平台
人卫官网	www.pmph.com	人卫官方资讯发布平台

儿科心法
Erke Xinfa

主　　编：万力生
出版发行：人民卫生出版社（中继线 010-59780011）
地　　址：北京市朝阳区潘家园南里 19 号
邮　　编：100021
E - mail：pmph @ pmph.com
购书热线：010-59787592　010-59787584　010-65264830
印　　刷：天津善印科技有限公司
经　　销：新华书店
开　　本：710×1000　1/16　　**印张：**15　　**插页：**2
字　　数：253 千字
版　　次：2025 年 1 月第 1 版
印　　次：2025 年 3 月第 1 次印刷
标准书号：ISBN 978-7-117-37541-2
定　　价：69.00 元

打击盗版举报电话：010-59787491　E-mail：WQ @ pmph.com
质量问题联系电话：010-59787234　E-mail：zhiliang @ pmph.com
数字融合服务电话：4001118166　E-mail：zengzhi @ pmph.com

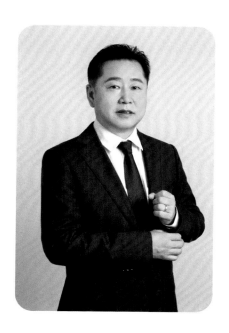

　　万力生，医学博士，教授、主任医师，博士研究生导师、博士后合作导师，广东省名中医指导老师，深圳市名中医，深圳市中医药领军人才，深圳市卫生健康系统特聘岗位 B 档人才，深圳市儿童医院中医科（国家中西医协同"旗舰"科室，广东省"十三五"重点专科、深圳市中医临床重点专科）主任。

　　学术任职：深圳市中西医结合学会儿科专业委员会主任委员，深圳市中医药学会儿科专业委员会副主任委员，深圳市按摩师协会副会长、小儿推拿专业委员会主任委员；广东省中西医结合学会儿科专业委员会副主任委员，广东省中医药学会小儿推拿专业委员会副主任委员、药膳食疗专业委员会副主任委员，广东省妇幼保健协会中医保健专业委员会副主任委员；福棠儿童医学发展研究中心中医专业委员会副主任委员，中国中西医结合学会儿科专业委员会副主任委员、小儿外治学组组长、营养保健学组副组长，世界中医药学会联合会儿科专业委员会副会长，中华中医药学会小儿推拿外治分会副主任委员、儿科分会常务委员、中华中医药学会少儿推拿传承发展共同体副主席、妇幼健康协同发展平台副主任，中华志愿者协会中西医结合专家志愿者委员会综合儿科专业组组长；国家自然科学基金项目评审专家，国家中医药管理局中医文化巡讲专家。

主编医学著作 100 部，主持国家自然科学基金项目 2 项，国家中医药管理局课题 2 项，广东省、深圳市科研课题 20 余项，发表学术论文 90 余篇；临床经验丰富，在呼吸、消化、神经系统疾病方面有较深造诣，尤擅小儿咳喘、鼻炎、厌食症、性早熟、遗尿症的治疗。

深圳市儿童医院中医科万力生教授诊治儿科疾病疗效显著，万力生教授开展的中医适宜技术也成为引领中医儿科发展的金字招牌，把一个只有 3 名员工的中医科发展成为员工 50 多名的大科室，每年就诊患儿人次超过 12 万，全国 30 多位同行来进修，100 余家单位来参观学习，成为全国中医儿科引领者之一，受到深圳市卫生健康委员会、广东省中医药管理局及国家中医药管理局的重视，先后获得深圳市中医临床重点专科、广东省"十三五"重点专科（中医儿科）及国家中西医协同"旗舰"科室称号。

万力生教授长期坚持临床一线工作，日门诊量近百人，形成了独到的学术思想和临床经验，是一位德能兼备的中医专家，2013 年被评为广东省优秀中医，2015 年被评为广东省名中医指导老师，2016 年被评为深圳市名中医指导老师，2023 年被评为深圳市中医药领军人才、深圳市卫生健康系统特聘岗位 B 档人才，2024 年被评为深圳市名中医。

《儿科心法》是广东省中医药管理局第二批名中医师承项目，深圳市卫生健康委员会第四批、第五批、第六批名中医师承项目及深圳市卫生健康委员会医防融合中医药项目基层中医师承项目成果的结晶，全书从医论医话、临床验案、学术经验、小儿难治性疾病的诊治思路、小儿外治技术五个方面阐述万力生教授的学术思想和临床经验，全面介绍了鼻炎、咳喘、遗尿、厌食、紫癜、湿疹、抽动障碍等中医儿科常见疾病的诊治心法以及小儿推拿、雷火灸、中药直肠滴入、耳压疗法、穴位埋线、贴敷疗法、中药外洗等适宜技术的操作要点。

本书是我们协助万力生教授完成的，在整理编写过程中，我们时刻感动于万力生教授授人以渔热心传帮带的大医情怀，我们也热切希望本书能对中医儿科青年医师临床水平的提高给予助力。

万力生弟子：王静、李海朋、陈争光
2024 年 8 月 22 日

目　录

第一章
医论医话

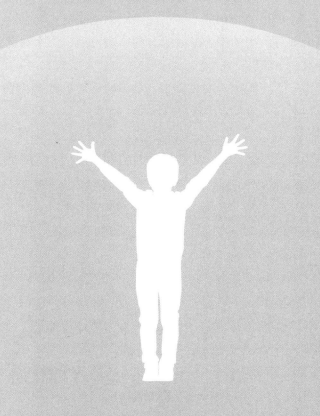

一、西医很强大，中医很伟大

西医是一门技术，可以系统化、标准化，人才也可以批量培养，所以说西医很强大。

中医的神奇之处在于不需要现代化的检测设备，可以通过"司外揣内"诊断出人体内部的疾病，不仅可以在疾病的初级阶段发现它，还能提前消除疾病，这就是常说的"中医治未病"。中医的神奇之处还在于它将人体看作有机的整体，五脏六腑的盛衰和病变都会通过气血津液等介质表现于体表，能从脉象、舌苔、头发、皮肤、指甲等的细微变化诊断出体内的疾病，所以说中医很伟大。

在今天，中医理论在很多人眼中成了过时和落后的象征，认为中医没有先进的生化、影像检查仪器，又没有西医学严谨的解剖、生理、病理、药理等医学理论，仅凭望闻问切怎么能得到正确的诊断呢？同时这也是大多数人对中医怀疑的地方，很多患者就医时会问检查没做，怎么知道得的是什么病？又怎么能对症下药？

下面我来讲一下，中医不通过检查，是否能真的了解患者的病情？是否能发现疾病的根源？弄清楚了下面这些问题，才不会觉得中医"不科学"。

（一）整体观

人体是复杂的有机整体，其中单个器官功能强弱，都不能代表整体，只有将人体内各个组织器官作为一个整体来研究，才可能得到最科学的结果。

因此，中医在探索疾病奥秘的过程中，创造出了整体观的研究方法，认为任何疾病都是整体－平衡受到破坏的结果。通过疾病表现出来的各种症状，判断出疾病对人体整体－平衡破坏的环节和程度，得到一个对疾病的本质性认识（诊断），再通过各种方法来恢复被破坏的整体－平衡（治疗），达到治愈疾病的目的，这个过程称之为"辨证施治"。

所谓"辨证"，就是辨整体－平衡被破坏的环节和程度；所谓"施治"，就是根据辨证的结果来恢复被破坏的整体－平衡，这就是中医诊断治病的依据所在。

因此，中医对疾病的研究，重视的是各种致病因子所造成的机体整体－平衡失调，至于平衡失调后脏器组织会出现哪些微观的变化，中医并不看重，因为这些微观的变化只是人体整体－平衡破坏后表现出来的一个结果，它并不是疾病的本质和关键。"整体－平衡"是中医生命科学的一个重要着眼点，有了"整体观"，可以更好地理解和认识中医。

细菌、病毒在西医抗菌药物的围剿之下，不断变异并产生耐药性，因此，现在西医科学及技术虽然越来越发达，病菌却越来越顽固，难以应对，让西医日益走向束手无策的境地。

中医从不去激发和培养细菌、病毒的战斗力，不会造成细菌、病毒越来越难以对付的局面，因此对恢复人体健康有着不同一般的效果，比如，在与"非典""新冠"的斗争中，中医药就发挥了独特的疗效，出现了很多典型例子。世界卫生组织专家成员马奎尔博士2003年4月7日在广东省实地考察时由衷地发出赞叹："中医治疗非典型肺炎的效果非常神奇！"

有专家打个比方，一池发臭发黑的死水，通过对水质的化验发现，水中滋生有大量细菌，如果认为，细菌是池水发臭发黑的根本原因，会用杀灭细菌的方法来改善水质。其实，大家都知道这种方法不可取。为什么？这是因为忽略了池水发臭发黑的根本原因是池水失去流动性后，其整体生态平衡遭到破坏，形成了适合细菌滋生繁殖的环境，从而出现水质发臭发黑的现象，如果不去除细菌滋生繁殖的环境（如引入活水，恢复池水的生态平衡），采用杀灭细菌的方式是不可能使水质得到根本改善的。对疾病的认识也是这样，只有将人体作为一个整体来考虑，才能得到正确的疾病观。

（二）思维方式

西医将治疗放在第一，预防放在第二，养生放在第三。中医恰恰相反，养生第一，预防第二，治疗第三。这就是人们所说的西医治"已病"，中医治"未病"。在"治"和"养"上，西医偏重"治"，中医偏重"养"，"治"是外力，"养"是内力，也就是身体自身的自我修复能力。

近年来，切除扁桃体、腺样体手术越演越烈，当孩子的免疫力下降，细菌、病毒乘虚侵入，扁桃体、腺样体发炎肿大了，就将这些忠诚的卫士统统割掉。这可能是最大的"冤假错案"。

（三）诊断方式

西医的诊断主要是靠仪器，仪器诊断的只能是结果。仪器是没有生命的，仪器得到的数据不能根据患者的特殊情况来做灵活的判断，比如不能根据患者面色、形体、行为、语言等的不同来诊断病情。精神、心理问题只有靠人的判断才能发现。

中医诊断的"望、闻、问、切"，虽然没有标准的数据，但都是根据身体的感觉和感受来的，因此只要综合运用，判断就会是真实的。中医的诊断方法是根据"有诸内，必形于外"来进行科学的判断，就好比你看到一把椅子的影子，那影子的背后一定有实物，而且中医的诊断能发现疾病初始阶段的情况，也就是量变阶段的细微变化。

当然中医的诊断方式也有不足，比如中医诊断是以经验为基础的，个人医术、修养、见识能影响诊断的准确性。西医在一定范围内对病情的诊断有其准确性和客观性的一面。

（四）适应证

对于外伤、急救及手术，西医确实存在优势。因此，在目前的求医思维中，普遍存在着这么一个"定论"：西医见效快，中医见效慢；西医治标，中医治本。所以，中医只能治慢性病，只能治疗没有生命危险的轻症。

中医药在此次抗击新冠肺炎疫情斗争中发挥的作用再一次证明中医不是"慢郎中"。而实际上，历史上中医学的不断发展，往往以急症，尤其是急性、烈性的传染病的暴发为契机，治疗急症、危重症是中医真正的优势。

中医可以治疗慢性病，也就是由于身体功能、体质下降而形成的病。因此对于慢性病，也就是由生活方式错误而造成的病，中医的方法不可替代。

中西医各有所长，又各有不足。如果把西医和中医结合起来，先用西医去治标，解除眼前的病痛，再用中医去治本，最后病除，再去注意保健，就会痊愈。

我非常讨厌"中西医互黑"现象。西医有西医的长处，中医有中医的神奇。接受一个就必须反对另一个，这是思维受了局限。全盘拿来和全盘否定就是犯了绝对化的错误，这个世界有绝对化的事吗？

二、怀疑方法对中医发展的推动作用

怀疑方法是一种科学思维方法，在中医的发展史中被历代医家所采用，中医学每一项重大的发现都与大胆怀疑分不开，要想使中医学得到长足发展，就有必要对经典中医理论提出大胆的怀疑。

（一）怀疑方法在中医发展中的推动作用

怀疑方法在中医的发展史中被历代医家所采用，汉代张仲景正是对《素问·热论》按日传经产生怀疑，才创造性地提出了"传经不拘时日"的新思想；金元诸家各自从不同的角度对传统和现行的理论提出怀疑，创立了有各自理论特点的代表学派。刘完素对《素问·至真要大论》病机十九条六气病机独缺燥邪提出怀疑，创造性地提出了"诸涩枯涸，干劲皴揭，皆属于燥"；张从正对当时"强补"之风由怀疑转向抨击，创立了攻邪论；朱震亨则对刘完素、李杲阴火论中的不足之处提出质疑，推崇滋阴降火法，力倡"相火论"；明代吴又可《温疫论》的产生，与他的怀疑是分不开的，正是敢于摆脱传统思想的束缚，对《黄帝内经》《伤寒论》中凡"热病皆为伤寒""百病皆生于六气"的观点表示怀疑，从而创造性地提出了温疫不同于伤寒的新观点；清代王清任对古人脏腑论及所绘之图产生怀疑，认为《黄帝内经》《难经》对脏腑的记述还不能满足医学发展的需要，有些地方还不正确，于是致力于人体解剖研究，著成《医林改错》。综上所述，怀疑精神、怀疑方法在中医学发展史中起着推动作用。但是，由于受传统文化、社会、政治因素的影响，历代医家没有把怀疑方法加以提倡。

（二）怀疑方法的必要性

中医理论体系是建立在古代朴素的、自发的辩证法基础上，不可避免地掺杂进封建迷信、宗教、唯心主义思想，与现代辩证唯物主义相比，越来越暴露出原有认识上的局限性、不完善性，甚至错误的一面。中医理论的形成和发展，由于受到传统文化及科学技术水平的限制，未能从经验医学中突破。中医理论的某些内容是借助于推理和牵强附会的思辨，依靠不充分事实直观地、笼统地把握人体生理功能、病理变化的一般现象。中医诊断的某些内容至今还停留在直观的猜测上。由于受封建传统文化的制约，古代中医的研究沉醉于经典的整理，尊经崇古被看作天经地义，不可抗拒的，而科学的怀疑、批判、创见、革新被斥为离经叛道。正如培根所述："人们之所以在科学上不进步，乃是由于像着了魔一样崇拜古代，崇拜哲学中伟大人物的权威。"因此，中医学的发展采用怀疑的方法是很必要的。

（三）大力提倡科学的怀疑方法

我们提倡怀疑方法来研究中医，并不是全盘否定中医，而是对中医理论在新的历史条件下的再审查、再检验，中医经典理论、经验都是在一定条件下、一定范围内、一定程度上的历史认识，因此，是有条件的、相对的、不确定的，这就要求我们要运用怀疑方法研究中医，科学的怀疑方法是一种去伪存真、去粗取精的方法，是使中医得以扬弃式发展的有效手段。中医学发展缓慢的原因就是一味地崇古，把《黄帝内经》《伤寒论》作为中医理论的最高准则，当作永恒不变的真理，不敢有所怀疑，以致中医的经典被历代名家注而又注，疏而又疏，训而又训，只停留在对经典的注释、考据上。任何一门自然科学，都应遵从自然科学的发展规律，中医学也不应例外，只有不断更新，不断淘汰，不断地分化、重组，才能不断发展，永远充满生命活力。哈维的血液循环理论早已不是今天教科书上的内容，而我们的思维岂能停留在《黄帝内经》《伤寒论》的水平上？原卫生部陈敏章部长在一次中医工作会议上提出"善于继承，敢于创新"的八字要求，这是辩证唯物主义的观点，中医学的发扬应该在这个大方向指引下奋发前进，敢于在自我否定中不断完善自己。

第二章

临床验案

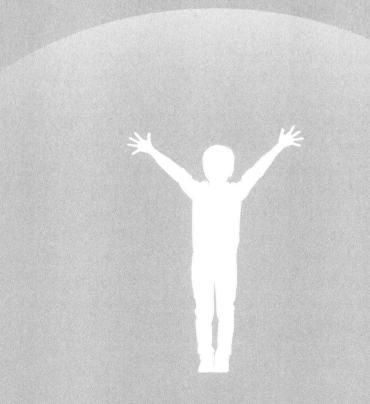

第一节
肺系疾病

一、感冒

● 病案 1

患儿，女，3岁。初诊时间：2018年3月2日。

【（代）主诉】发热5天。

发热，体温最高39.5℃，咳嗽，有痰，鼻塞，流涕。食欲稍差，大便干，小便黄。咽红，双扁桃体Ⅱ度肿大，舌尖红，苔薄黄，脉浮滑。

【中医诊断】风热感冒。

【辨证】肺胃壅热，风热袭表。

【西医诊断】急性上呼吸道感染。

【治则】清泻肺胃，宣肺止咳。

【处方】蜜麻黄3g，杏仁5g，辛夷（包）10g，黄芩5g，知母5g，浙贝母5g，葶苈子10g，桔梗10g，生石膏（先煎）、板蓝根各15g，连翘、枇杷叶各10g，炙甘草5g。共3剂，水煎服，每日1剂，分2次口服。

二诊：咳嗽减轻，仍有痰少许，无鼻塞、咽痛，咽稍红，舌尖红，苔薄黄。上方，去生石膏、连翘，加竹茹10g，继服7剂痊愈。

> 🖋
> 按语：本案患儿外感风热，肺失宣肃，肺胃郁热，表里同病，故用麻黄、杏仁、生石膏、炙甘草宣降肺气，止咳清热；黄芩、知母清泄肺热；辛夷宣肺通窍；连翘、板蓝根清热解毒，透表利咽；桔梗宣肺，引药上行，直达病所；浙贝母、葶苈子、枇杷叶、竹茹清热泻肺化痰，降气止咳，故药后热退，诸症平复。
>
> （王静）

● 病案 2

患儿，男，9岁。初诊时间：2017年12月18日。

【（代）主诉】咽痛2天。

患儿咽痛，咽痒，伴轻咳少痰，鼻塞，流涕，无发热。食纳可，大便干，小便正常。神志清，精神稍弱，咽红，双扁桃体Ⅰ度肿大，舌边尖红，苔薄黄，脉数。

【中医诊断】感冒。

【辨证】外邪袭表，肺胃蕴热。

【西医诊断】急性上呼吸道感染。

【治则】宣肺解表，清热利咽。

【处方】蜜麻黄5g，杏仁10g，射干5g，桔梗10g，芦根10g，玄参10g，蒲公英10g，板蓝根10g，连翘10g，枇杷叶10g，甘草5g。共7剂，水煎服，每日1剂。

二诊：药后咽痛止，偶有咽部不适感，无咳嗽、流涕等。食纳可，二便调。原方继服5剂，诸症皆除。

> 按语：本案小儿系外感风热之邪，致肺失宣肃，结合舌脉、大便情况，其尚有肺胃郁热，肺阴不足，故咳嗽少痰，咽痛咽干。故予麻黄、射干宣肺止咳；芦根、杏仁清泄肺热；桔梗、玄参清热利咽；枇杷叶化痰止咳；蒲公英、板蓝根、连翘、甘草清热解毒。诸药配伍，共奏宣肺解表、清热利咽之功。
>
> （王静）

● 病案3

患儿，女，4岁。初诊时间：2016年7月9日。

【（代）主诉】低热2周。

患儿2周前外感后持续低热，体温波动在37.5～38℃，夜间发热，白天如常，热退无汗。患儿不咳，无痰，无鼻塞及流涕。时有腹部不适，纳呆食少，口中有异味，大便干，气味酸臭，日行一次，小便黄。神志清，精神反应可，咽红，扁桃体Ⅰ度肿大，心肺未闻异常。舌红，苔少，脉细数。

【中医诊断】感冒。

【辨证】余热未尽，积滞内停。

【西医诊断】急性上呼吸道感染。

【治则】清解透热，消积导滞。

【处方】银翘散加减：金银花10g，连翘10g，薄荷（后下）5g，淡豆豉10g，竹叶10g，黄芩5g，芦根10g，北沙参10g，柴胡5g，青蒿10g，清半夏5g，神曲10g，炒槟榔10g，牡丹皮10g，六一散10g。4剂，每日1剂，水煎服。

> 🖊
> 按语：本案为外感风热后期，因余邪未清，阴液耗伤，热伏阴分，并传于大肠所致。治疗关键在于给邪热以出路。方中薄荷、淡豆豉取其辛散之力，使邪从表解；金银花、连翘、黄芩取其甘寒或苦寒之性使邪从内清；青蒿外透伏阴之邪，牡丹皮内清血分伏热；竹叶、六一散引邪热由小便而下，神曲、槟榔消积导滞，使邪热从大便而出；柴胡、黄芩与半夏相配，有"小柴胡汤"之意，和解表里；北沙参、芦根解热而又护阴，使邪热得祛而不伤阴液。故诸药相合，使邪热从上、下、内、外得以祛除，邪去而正不伤，诸症缓解。
>
> （李海朋）

● **病案4**

患儿，男，7岁。初诊时间：2016年9月13日。

【（代）主诉】反复低热10天。

患儿10天前开始反复低热，晨起体温37.2℃，入夜体温38.0℃，咽痛，自觉头晕乏力，动则汗出，盗汗，纳可，口臭，大便偏干。咽红，扁桃体Ⅰ度肿大，心肺（−），舌红，苔薄腻，脉细数。

【中医诊断】感冒。

【辨证】营卫不和，内热未清。

【西医诊断】急性上呼吸道感染。

【治则】调和营卫，兼清里热。

【处方】桂枝汤加味：桂枝10g，白芍10g，桔梗10g，炒牛蒡子10g，连翘10g，杏仁10g，薏苡仁10g，青蒿10g，黄芩5g，黄芪10g，炒莱菔子10g，炙甘草5g，红枣5g，生姜2片。3剂，每日1剂，水煎服。

> 🖊
> 按语：万师认为，本案患儿素有内热，外感风寒致营阴受损，营卫不和，营弱卫强，低热起伏，选方桂枝汤调和营卫，黄芩、青蒿清里热，桔梗、炒牛蒡子利咽消肿，连翘、炒莱菔子清肠通便，加黄芪益气扶卫固表，共奏调和营卫、兼清里热的功效。
>
> （李海朋）

● **病案5**

患儿，男，1岁。初诊时间：2016年10月5日。

【（代）主诉】发热1天。

患儿昨日饮食过多，后洗浴着凉，今晨起低热，体温最高38.0℃，微恶寒，无汗，流清涕，轻咳，无痰，不喘。纳呆，腹胀，大便干。神志清，精神反应尚可，咽不红，心肺未闻异常。舌淡红，苔白厚，指纹淡红在风关。

【中医诊断】外感风寒夹滞。

【辨证】营卫不和，内热未清。

【西医诊断】急性上呼吸道感染。

【治则】疏风散寒，消食导滞。

【处方】杏苏散加减：杏仁5g，紫苏叶5g，陈皮5g，清半夏5g，茯苓5g，荆芥穗5g，桔梗5g，枳壳5g，神曲5g，炙甘草5g。2剂，每日1剂，水煎服。

> 🖊
> 　　按语：万师认为本案患儿年龄小，"肺脏娇嫩""脾常不足"的生理特点更为明显，伤于饮食，脾胃运化失职，积滞内生；感受外邪，肺卫失宣则发为感冒。故治疗在疏散外邪的基础上，勿忘消食导滞，使表邪得解，里滞得通，气机调和，诸症自除。
>
> 　　　　　　　　　　　　　　　　　　　　　　　　　　　　（李海朋）

● **病案6**

陈某，男，8岁。初诊时间：2019年10月11日。

【（代）主诉】发热10天。

患儿10天前无明显诱因出现发热，间隔3～4小时1次，口服退热药后汗出不畅，体温难以降至正常，自诉病初有咽痛，乏力神倦，偶有咳嗽，无痰，流浊涕，曾多次就诊于我院内科门诊查血常规、流感A+B抗原检测，均未见明显异常，予头孢曲松钠、红霉素静脉注射，治疗一周。口服小儿解表口服液、小儿豉翘清热颗粒等治疗，均效欠佳。目前反复发热，无汗，无恶寒、寒战，无咽痛，神志清，精神稍差，面色少华，纳食欠佳，大便每日2～3次，质稀不成形，小便色黄量少。咽红，双侧扁桃体Ⅱ度肿大，双肺呼吸音粗，未闻及明显干湿啰音，舌质红，苔黄白厚腻，脉滑数。

【中医诊断】湿温。

【辨证】湿热邪毒蕴于肺卫。

【西医诊断】急性上呼吸道感染。

【治则】清热利湿，开达膜原。

【处方】银翘散合达原饮加减：金银花10g，连翘10g，牛蒡子10g，薄荷（后下）10g，柴胡10g，黄芩10g，草果10g，厚朴10g，槟榔10g，知母10g，白芍5g，炙甘草5g。共3剂，每日1剂，水煎服，分2~3次口服。

患儿家属系我院职工，反馈回家后停用其他药物，服药2剂后热退，3剂服完后病愈。

> ✏️
>
> 按语：十月份深圳仍处于暑热炽盛之季，湿热弥漫，该患儿感受风湿热邪，蕴结于肺卫肌表，缠绵难愈，反复使用抗生素以及疏风散热解毒药后病不能解，皆因湿热搏结，致使发热反复，汗出不畅，脘闷纳差，舌苔黄腻，选用银翘散疏风解表，达原饮加柴胡清热燥湿除膜原之邪气，仅服用2剂即热退。
>
> 达原饮为明代吴又可《温疫论》中创制的名方，本方由草果、厚朴、槟榔、黄芩、知母、白芍、炙甘草组成，吴又可释其方义"槟榔能消能磨，除伏邪，为疏利之药，又除岭南瘴气；厚朴破戾气所结；草果辛烈气雄，除伏邪盘踞；三味协力，直达其巢穴，使邪气溃败，速离膜原，是以为达原也"。现代认为草果辛热，能散寒燥湿，温脾截疟；厚朴苦辛温，行气化湿，燥湿泄满；槟榔苦辛温，能下气行水，消积杀虫；同时伍以黄芩清热燥湿，知母、白芍滋阴和营，甘草调和诸药。具有开达膜原、辟秽化浊之效，是治疗湿热中阻、枢机不利之要药，许多中医儿科专家将其运用于儿科，治疗小儿湿温证属湿热蕴结者，疗效显著。万师喜用此方治疗小儿流行性感冒、手足口病、疱疹性咽峡炎等证属湿热内蕴者，往往效果显著。
>
> （陈争光）

● 病案7

患儿，男，6岁。初诊时间：2016年3月9日。

【（代）主诉】高热20天。

20天前患儿原因不明突然高热，体温38~39℃，于外院就诊住院治疗，予青霉素、红霉素等，高热持续不退。血常规：白细胞15.5×10⁹/L，中性粒细胞 76%，淋巴细胞 34%。就诊时食欲不振，手足不温，大便稀溏，每日 3～4 次，无黏液脓血。体温 38.5℃，精神欠佳，面色㿠白，咽部不红，扁桃体Ⅰ度肿大，心肺（－），舌淡苔薄白，指纹红。

【中医诊断】感冒。

【辨证】阴寒内盛，格阳于外。

【西医诊断】急性上呼吸道感染。

【治则】破阴回阳。

【处方】桂枝 10g，柴胡 10g，防风 10g，葛根 10g，炮姜 5g，制附子 5g，细辛 3g，淫羊藿 10g，白芍 10g。3 剂，每日 1 剂，水煎服。

二诊：热降，体温 37℃，大便已成形。守方再服 2 剂。体温正常，精神食欲均恢复，血常规亦恢复正常。

> 🖊
>
> 　　按语：本案为阴寒内盛，格阳于外，即阴极似阳之证。虽身热，而手足不温，面色㿠白，舌淡苔白，此乃一派阴寒之象，透过现象看本质，此为真寒假热之证，当从阴论治，此为破阴回阳之法，温其里寒则假热自退。
>
> （李海朋）

二、乳蛾

● 病案 1

患儿，男，4 岁。初诊时间：2016 年 4 月 28 日。

【（代）主诉】发热 7 天。

发热 7 天，微咳，体温一直在 38℃左右，曾用过青霉素静脉注射治疗，未见效果。现体温 38.5℃，咽充血，两侧扁桃体Ⅱ度肿大，苔薄白，指纹青紫。

【中医诊断】急乳蛾。

【辨证】风热袭肺。

【西医诊断】急性扁桃体炎。

【治则】清肺利咽。

【处方】麻黄 3g，杏仁 5g，石膏（先煎 20 分钟）15g，生甘草 5g，葛根 5g，桑叶 5g，藿香 5g，白薇 10g。2 剂，每日 1 剂，水煎服。

服药 2 剂后热退病愈。

✎

　　按语：本案病因是外感风热，壅滞于肺，治疗以麻杏石甘汤为基础方，加葛根、桑叶增强疏散邪热之功，配白薇清热凉血益阴。麻杏石甘汤原方，石膏用量是麻黄的2倍，先煎麻黄；本方石膏用量较大，为麻黄的5倍，先煎石膏，这是同中求异。本方用于治小儿急性扁桃体炎发热，甚至比用西药退热还要快，但要注意服药后覆盖衣被取微汗，一般不超过2剂即能令热退病除。

（李海朋）

● 病案2

　　患儿，男，7岁。初诊时间：2016年4月11日。

　　【（代）主诉】反复发作烂乳蛾3年，再发3天。

　　患儿自3年前首次患烂乳蛾后，每于发热39℃左右即发生烂乳蛾，每年均作6～7次，每次均需至当地医院输液抗感染治疗。今年患儿烂乳蛾每月均作，自9月至今4次住院治疗。3天前患儿无明显诱因出现发热，热峰40.2℃，咽痛，家长自予"阿莫西林克拉维酸钾、蓝芩口服液、布洛芬"等药口服，患儿未见好转，仍发热反复。刻下：患儿发热，体温38.7℃，咽痛剧烈，口渴而不欲饮水，咳嗽时作，痰稠色黄不易咳出，口臭，咽痛影响进食，纳差，寐欠安，小便稍黄，大便秘结。咽部充血，双侧扁桃体Ⅱ度肿大，可见数个脓点。舌质红，舌苔黄，脉数。血常规示：白细胞15.52×10^9/L，中性粒细胞71.8%，淋巴细胞18.9%，单核细胞9.9%，C-反应蛋白25.4mg/L。

　　【中医诊断】烂乳蛾。

　　【辨证】毒结咽喉，腐化成脓。

　　【西医诊断】化脓性扁桃体炎。

　　【治则】利咽解毒，消痈排脓。

　　【处方】金银花10g，连翘10g，薄荷（后下）5g，蒲公英15g，山豆根3g，皂角刺10g，生大黄5g，桔梗10g，芦根15g，败酱草15g，冬瓜子10g，牛蒡子10g。3剂，每日1剂，水煎服。

　　二诊：患儿服上药期间，仅高热时予"布洛芬"口服，未再服其他药物，次日体温降至正常。刻诊患儿无发热，咽痛较前明显减轻，咳嗽偶作，咳黄痰，口微渴，纳可，寐尚安，二便调。咽淡红紫，双侧扁桃体Ⅰ度肿大，未见脓性分泌物。舌质红，苔黄厚，脉数。C-反应蛋白9mg/L，白细胞

$5.68 \times 10^9/L$，余未见异常；患儿急乳蛾腐脓已消，乳蛾减小，咽热未清，证属毒恋咽喉，治以利咽消肿、解毒散结。

【处方】桑白皮10g，地骨皮10g，玄参10g，胖大海10g，虎杖10g，芦根15g，蒲公英15g，金银花10g，浙贝母5g，土牛膝10g，桔梗5g，牡丹皮5g。3剂，每日1剂，水煎服。

三诊：患儿服上药期间，未再发热，咽痛渐消，无咳嗽咳痰，偶觉咽中如有物阻，活动后多汗，且汗出不温，精神佳，纳寐正常，二便调。查体：咽部色淡，双侧扁桃体Ⅰ度肥大，无脓。舌质淡，苔薄白，脉沉。刻下乳蛾肿痛已平，证属肺卫不固、气虚失敛，当予调理，兼以利咽，以肃余邪。

【处方】炙黄芪15g，白术10g，防风5g，煅龙骨（先煎）20g，煅牡蛎（先煎）20g，虎杖10g，土牛膝10g，芦根15g，胖大海10g，党参10g，茯苓10g，五味子5g。3剂，每日1剂，水煎服。

四诊：患儿一般情况良好，无发热，无咽痛及咽部不适，汗出较前明显减少，纳寐正常，二便调。咽部色淡，双侧扁桃体未见肿大。舌质淡，苔薄白，脉缓。患儿服中药已月余，未见烂乳蛾再发，然其体质素虚，当予进一步调理巩固，拟前方加减出入继服。

后患儿因咳嗽10余天就诊，自诉前继续服调理药3周，至今烂乳蛾已近5个月未发，感冒亦较前明显少发。

> 按语：本例患儿烂乳蛾反复发作3年，严重时每月均作，且需住院输液，用抗生素治疗方能好转。此次急性化脓于万教授处诊治，仅服中药煎剂4剂，不伴服其他西药，即热退脓消肿减，继服中药调理巩固近2个月，烂乳蛾竟已多月未发。万教授治疗乳蛾用药有其独到之处，急性期以金银花、连翘最为常用，可清热解毒、消肿散结，脓已成、未成均可用之；生大黄泻火解毒、凉血逐瘀，皂角刺消肿排脓乃专药，若脓已成，此二味为必用之药；桔梗利咽排脓，玄参解毒养阴，蒲公英、败酱草、芦根可清热解毒、消痈排脓，虎杖活血散瘀、解毒消肿，无论急慢乳蛾均常用之。慢乳蛾喉核肿大难消，常佐以黄芪、白术、防风补气固表，丹参、赤芍、牡丹皮活血化瘀，临床取得良好疗效。
>
> （李海朋）

15

三、反复感冒

● **病案 1**

患儿，女，1岁9个月。初诊时间：2017年12月20日。

【（代）主诉】近1年来反复感冒咳嗽。

近1年来患儿反复呼吸道感染，间隔十几天或月余不等，平均每月均会感冒、咳嗽，流涕，伴形体消瘦，体重不增，平素食欲差，眠欠安，翻身多，有时哭闹，多汗，大便干燥，每日1行。形体偏瘦，体重10.2kg。咽稍红，双肺呼吸音粗，无干湿性啰音。舌淡，苔薄黄，指纹浮紫。

【中医诊断】感冒。

【辨证】肺脾气虚。

【西医诊断】反复呼吸道感染。

【治则】补肺健脾，扶正祛邪。

【处方】炙黄芪15g，苍术5g，炒白术5g，防风5g，煅龙骨（先煎）15g，煅牡蛎（先煎）15g，茯苓10g，太子参5g，陈皮5g，姜厚朴5g，炒莱菔子10g，焦山楂10g，焦鸡内金9g。7剂。每日1剂，水煎服。

服药后，患儿食欲增，大便改善，此前感冒拖尾症状消失，未见感冒等症状。按原方加减，每月服用，遇急性感冒则停用。随访半年，患儿体重增加，食纳改善，呼吸道感染次数较前明显减少。

> 按语：此案患儿先天不足，后天调护失当，致感冒反复不愈。在肺虚反复外感的基础上，常可见面色少华，食欲不振或偏食，形体消瘦，肌肉松软，大便稀溏等症状。万教授常从调理肺脾两脏着手治疗，常用主方为玉屏风散合异功散加减，以补肺固表、健脾助运。患儿常有纳差食少、体重不增等表现，在组方时常常配伍焦山楂、焦鸡内金、姜厚朴等行气消导之品，体现对小儿顾护中焦脾胃的重视，及"脾健不在补而贵在运"的运脾思想。炒白术与苍术同用，增强健脾燥湿之力。
>
> （王静）

● **病案 2**

患儿，男，3岁。初诊时间：2017年4月12日。

【（代）主诉】平素反复感冒。

自幼易反复呼吸道感染，曾多次诊断为"上感""支气管炎""肺炎"，间隔1个月或数月1次。近10天再次出现咳嗽，轻咳，喉中有痰，无发热。受凉或出汗后咳嗽有加重，伴流涕，色黄白，纳可，大便2～3日1行。形体适中，咽红，双肺呼吸音粗，无啰音。舌淡，苔薄黄，指纹淡紫。

【中医诊断】感冒。

【辨证】营卫不固，痰热蕴结。

【西医诊断】反复呼吸道感染。

【治则】清肺化痰，补肺固表。

【处方】炙黄芪15g，炒白术10g，防风5g，煅龙骨（先煎）15g，煅牡蛎（先煎）15g，桑叶10g，桑白皮10g，法半夏5g，前胡10g，浙贝母5g，款冬花5g，黄芩10g，炙枇杷叶9g。7剂，每日1剂，水煎服。

二诊：药后咳嗽明显减轻，仅晨起及睡前偶咳2～4声，有痰，汗多，头背部为主，受风或运动有汗后易咳嗽，食欲可，大便2日1行，质干。此为肺卫不固、营卫不和，治以补肺固表、调和营卫，继续调理体质。方用玉屏风散合桂枝龙骨牡蛎汤加减。

【处方】炙黄芪10g，炒白术10g，防风5g，煅龙骨20g，桂枝5g，白芍10g，姜厚朴10g，葶苈子10g，枇杷叶10g，炙甘草3g。

以该方为基本方加减服用2月余，做平时调理用，遇感冒急性病时停用。随访3个月，家长反映患儿体质增强，感冒次数明显减少。

按语：万师认为，此患儿以营卫失和为主证，致反复感冒，迁延难愈。临床辨证要点在于卫阳不足，营阴外泄，汗出多而不温是该证型的临床主症，汗出过多因而反复罹患外感是其特征。治以调和营卫，使卫阳得充，体表固护，营阴内守，则外邪难凑，常用桂枝龙骨牡蛎汤合玉屏风散加减。方中以桂枝汤调和营卫，煅龙骨、煅牡蛎固表敛汗，玉屏风散补肺固表。汗多者加浮小麦固表止汗；咽红、扁桃体肿大不消者加青黛、浙贝母利咽消肿；久咳不止者加百部、款冬花宣肺止咳。

（王静）

● 病案3

患儿，男，3岁。初诊时间：2016年3月1日。

【（代）主诉】反复呼吸道感染1年余。

患儿1年前反复出现发热、鼻塞、流涕。近1年因支气管哮喘合并肺部感染2次住院治疗。平均每月发热1~2次，每次发作均伴有咳喘。患儿已经使用激素吸入治疗，但因反复呼吸道感染，疗效欠佳。体温正常，咽不红，扁桃体Ⅱ度肿大，肺部听诊呼吸音尚清，未闻及啰音。刻下：形体瘦弱，面白少华，自汗盗汗，汗出肤冷，四肢稍凉，纳差，二便调，舌质淡红，苔薄白，脉细数。

【中医诊断】体虚感冒；哮病。

【辨证】肺卫不固，脾肾亏虚。

【西医诊断】反复呼吸道感染；支气管哮喘缓解期。

【治则】益气固表，温补脾肾。

【处方】黄芪15g，白术10g，防风3g，五味子5g，补骨脂10g。7剂，每日1剂，水煎服。

二诊：精神较活泼，面色较前红润，出汗减少，以夜汗为主，纳稍好转，二便调，舌质淡红，苔薄白，脉细数。继续原方服用30剂。

服药期间，患儿多次复诊，无感冒咳嗽，食欲增加，出汗明显减少。服药1月余，家长诉体重增加2kg，十分欣慰。随访半年余，患儿仅发热咳嗽1次，且感冒后未见哮喘发作，可正常上学。

按语：反复呼吸道感染是儿童的常见病，若治疗不当，将严重影响儿童的生长发育、身体健康。万师认为这与患儿脏腑娇嫩，藩篱疏松，阴阳二气稚弱，肺脾肾三脏虚弱，营卫不和及正气不足有关。患儿肺、脾、肾三脏不足，卫外功能薄弱，加之寒温不能自调，则外邪易从口鼻、皮毛而入，侵犯机体，导致反复呼吸道感染。哮喘患儿由于气道敏感性增高，发病率明显高于非哮喘儿童，其原因与哮喘患儿脏腑阴阳亏虚有关。根据邪多邪少来决定临证以补益为主，抑或以攻邪为要，并强调虚实辨证，提出调和营卫，扶正祛邪是治疗本病的基本法则。发作期可以祛邪为主，采用疏风解表法；缓解期应以扶正补益为主，以益肺健脾补肾为法。万教授善用黄芪、白术、防风、五味子等中药配伍，取玉屏风散健脾益肺，补骨脂温脾补肾，全方共奏补虚固表之功。临床验证，该方适用于反复呼吸道感染缓解期患儿，能有效提高免疫功能。

（李海朋）

● **病案 4**

患儿，男，3岁1个月。初诊时间：2016年11月11日。

【（代）主诉】反复咳嗽1余年。

患儿平素面黄形瘦，纳差便干。2年前曾患肺炎，此后经常感冒，每月至少发病1次，冬春季节尤为频繁。诊时流涕咳嗽，晨起、夜间为重，时觉脐周腹痛。神志清，精神反应稍弱，面黄形瘦，咽稍红，双肺呼吸粗，脐周压痛（±），舌质淡，舌苔薄黄，脉浮细弱。

【中医诊断】体虚感冒。

【辨证】脾失健运，肺失宣肃，卫外不固。

【西医诊断】反复呼吸道感染。

【治则】疏解清化，调理脾胃。

【处方】藿香5g，羌活3g，独活3g，柴胡5g，枳壳5g，前胡5g，桔梗5g，半夏5g，川芎3g，陈皮5g，茯苓5g，川朴5g，赤芍5g，升麻3g，葛根3g，六神曲5g，甘草3g。7剂，每日1剂，水煎服。

> ✎ ———
> 　　按语：万师认为本案小儿反复呼吸道感染，为脾失健运，肺失宣肃，痰湿内阻，卫外不足。方中茯苓、半夏、川朴、陈皮之类健脾化痰，燥湿和胃；羌活、桔梗、柴胡、葛根等味疏解清化，宣肺护卫。
>
> （李海朋）

● **病案 5**

患儿，女，4岁。初诊时间：2016年12月1日。

【（代）主诉】反复感冒近1年。

反复感染，面色少华，平时汗多，咽红不消退，扁桃体肿大，平素易患支气管炎、支气管肺炎。外院诊断为反复呼吸道感染，予以转移因子、卡介苗等多种西药治疗不验，转中医诊治。面色少华，汗多，偶有咳嗽，不发热，咽红，扁桃体肿大，鼻塞，舌质淡红、苔薄白，脉浮数。

【中医诊断】体虚感冒。

【辨证】营卫不和。

【西医诊断】反复呼吸道感染。

【治则】扶正固表，调和营卫。

【处方】黄芪15g，白术10g，防风5g，川桂枝3g，白芍10g，煅龙骨

（先煎）20g，煅牡蛎（先煎）20g，板蓝根10g，大枣5枚，辛夷（包）5g，五味子5g。7剂，每日1剂，水煎服。

> ✎ 按语：反复呼吸道感染多属中医"感冒"范畴。患儿先天禀赋不足，素体虚弱，喂养不当，加之小儿脏腑娇嫩，肺脾肾三脏不足，易于感染外邪，导致反复呼吸道感染。营卫不和以调和营卫为主，肺脾气虚以健脾益气为主。尤其要抓住恢复期的治疗，使"正气存内，邪不可干"，常用黄芪、白术、防风等健脾益气，增强体质，同时注意祛除病因，避免接触过敏物质。
>
> （李海朋）

● 病案6

患儿，男，3岁。初诊时间：2017年10月4日。

【（代）主诉】反复呼吸道感染1年，咳嗽6天。

患儿1年前入幼儿园后因调护失宜，罹患感冒、咳嗽，迁延2月愈，后一直体弱易感。近1年来每月均有1~2次发热咳嗽，2017年5月至今因"急性支气管炎、支气管肺炎"住院3次，并高热惊厥2次。患儿消瘦明显，近1年体重仅增加1kg。6天前患儿又出现发热，鼻塞流涕，轻咳，口服"头孢克洛、小儿感冒冲剂、布洛芬混悬液"后发热已退，咳嗽仍作。刻下：面色无华，咳嗽，单声为主，少痰，少许鼻塞流涕，出汗，肤冷，纳欠佳，二便调，寐可。舌淡红，苔薄黄腻，咽稍红，双侧扁桃体未见肿大，脉细滑，双肺呼吸音略粗，未闻及干湿啰音。

【中医诊断】体虚感冒。

【辨证】肺卫不固。

【西医诊断】反复呼吸道感染。

【治则】补肺健脾，兼疏风清热。

【处方】生黄芪15g，炒白术10g，防风5g，煅龙牡（先煎）各20g，薏苡仁10g，桔梗5g，桑叶10g，炒黄芩10g，前胡10g，炙枇杷叶10g，浙贝母5g，生甘草5g。4剂，每日1剂，水煎服。

> ✎ 按语：儿童反复呼吸道感染为儿科常见病、好发病，内因责之为肺脾肾三脏功能不足，外因责之为感受外邪，主要病机为"不在邪盛而

在正虚"。本证小儿感冒、咳嗽迁延2个月之久，损伤娇嫩之肺脾之气，致肺卫不固，脾虚失运，故致呼吸道反复感染，治疗上以补肺健脾，兼疏风清热为大法。本证患儿来诊时已过急性感染期，故先以扶正兼祛邪，后以扶正固本治疗，经数周调理后正气内盈，邪不可干，反复呼吸道感染明显减少。

（李海朋）

四、鼻鼽

● 病案1

患儿，女，6岁。初诊时间：2018年7月3日。

【（代）主诉】鼻痒、流涕、喷嚏1个月。

患儿1个月来，鼻痒难忍，如蚁行感，频揉鼻，流清稀涕，鼻塞间作，喷嚏时作，以白天为主，尤遇冷空气、受凉时频作，偶有目痒，常诉全身痒，咳嗽偶作，咳时喉中痰鸣。现症见：鼻痒，流涕，喷嚏，面色少华，精神不振，纳食可，二便调，睡眠轻度障碍，汗出多，活动时尤甚。平素体弱，既往有湿疹、哮喘史，其父有变应性鼻炎史。舌红苔薄黄，双侧扁桃体未见肿大，鼻黏膜发红，鼻甲轻度肥大，心肺听诊（–）。

【中医诊断】鼻鼽。

【辨证】肺脾气虚，伏风留着，风痰束窍。

【西医诊断】变应性鼻炎。

【治则】补肺益气，固表防风。

【处方】炙黄芪15g，白术10g，防风5g，煅龙骨（先煎）20g，煅牡蛎（先煎）20g，辛夷（包）5g，苍耳子5g，五味子5g，碧桃干10g，胆南星5g，黄芩10g，虎杖10g，芦根15g，蝉蜕5g。14剂，每日1剂，水煎服。

按语：鼻鼽是儿科常见病、难治病之一。现代对本病多采用抗组胺药、激素吸入及免疫疗法等，远期疗效不理想，且伴有不同程度的不良反应。中医学在治疗小儿鼻鼽方面具有其独特的优势，风痰束窍是贯穿本病发生、发展和演变的主要致病因素。针对本病病机演变，万师认为疏风通窍治标，扶正消风治本。疏风通窍主要用于小儿鼻鼽之发作期，根据所兼夹寒、热、痰不同，常选用的方剂有辛夷散、桑菊饮、麻黄汤。在鼻鼽缓解期，常用益气固表法或养阴润肺法，常选用玉屏风散、桂枝龙骨牡蛎汤、人参五味子汤、沙参麦冬汤等方剂加减。用药主要可分为两类，一类以益气养阴药为主，用炙黄芪、党参、白术、南沙参、麦冬、乌梅、五味子、白芍等，一类以疏风通窍药为主，多用麻黄、桂枝、防风、辛夷、苍耳子、川芎、蝉蜕等。本证患儿，平素体弱多汗，症情迁徙1个月，因而祛邪扶正兼顾，速见良效。

（李海朋）

● **病案2**

林某，女，4岁。初诊时间：2020年1月18日。

【（代）主诉】反复鼻塞、流涕、喷嚏1年余，再作1月余。

患儿1年余前出现反复鼻塞、流清水涕、喷嚏，晨起明显，夜间鼻塞明显，遇冷、感冒或刺激性气味易发作，1个月前外感后再次发作，目前流清水涕、喷嚏晨起明显，夜间鼻塞，偶有晨起咳嗽，无痰，无发热，无恶心呕吐，无腹痛腹泻，平素汗多，手足凉，纳食尚可，夜寐尚安，二便尚调。既往过敏原检测：总免疫球蛋白E 1200IU/ml，对尘螨、虾过敏。患儿父母均有变应性鼻炎。神志清，精神反应可。鼻腔黏膜稍充血，鼻甲肥大红肿明显，鼻腔可见大量清水鼻涕，咽部充血不显，心肺腹及神经查体未见异常。舌质淡红，苔薄白腻，脉浮缓。

【中医诊断】鼻鼽。

【辨证】风寒外袭，肺窍不利，卫表不固。

【西医诊断】变应性鼻炎。

【治则】祛风脱敏，宣肺开窍。

【处方】祛风脱敏通窍汤（万师经验方）。

炙麻黄3g，荆芥穗5g，辛夷（包）10g，苍耳子5g，防风5g，北柴胡5g，五味子5g，白芷10g，乌梅5g，僵蚕5g，蝉蜕5g，川芎5g。共7剂，每日1剂，水煎服，分2~3次口服。

二诊：患儿目前鼻塞、流清水涕、喷嚏明显好转，汗多仍作。

【辨证】肺卫不固，风痰内蕴，肺窍不利，

【处方】玉屏风散合苍耳子散加减。

炙黄芪15g，防风5g，炒白术10g，辛夷（包）10g，苍耳子5g，北柴胡5g，五味子5g，白芷10g，乌梅5g，僵蚕5g，蝉蜕5g，炙甘草5g。共14剂，每日1剂，水煎服，分2~3次口服。

患儿服药后流涕、鼻塞、喷嚏已停，诸症消退。

✎

> 按语：变应性鼻炎是儿童时期常见的鼻部疾病，是机体接触变应原后，由免疫球蛋白E（IgE）介导的鼻黏膜非感染性炎症性疾病，临床以鼻痒、喷嚏、流清水鼻涕、鼻塞等为主要症状，同时常伴有过敏性结膜炎、哮喘、过敏性咳嗽、腺样体肥大等。变应性鼻炎，归属于中医学"鼻鼽"范畴，中医儿科多称为小儿鼻鼽。
>
> "祛风脱敏通窍汤"是万师临床经验方，根据其临床经验，选取"苍耳子散""过敏煎"以及开窍祛风药加减而成，临床运用多年，具有显著疗效。万师认为小儿变应性鼻炎急性期多属风寒犯及肺窍，治以祛风脱敏，宣肺开窍，流涕量多者可加用诃子、酸石榴皮，鼻塞明显者可加用石菖蒲、川芎；变应性鼻炎缓解期多属肺气不固、风痰内蕴，治以补气固表、升阳祛霾、祛风化痰治疗。
>
> （陈争光）

● 病案3

陈某，男，3岁5个月。初诊时间：2020年1月1日。

【（代）主诉】鼻塞、流涕1周。

1周前外感后出现鼻塞、流黄涕，偶有喷嚏及咳嗽，无痰，无发热，无头痛头晕，无恶心呕吐，神志清，精神反应可，纳食尚可，夜寐尚安，二便尚调。鼻腔黏膜明显充血、肿胀，鼻甲肥大红肿，鼻腔内可见大量黄脓涕，咽部轻度充血，双侧扁桃体Ⅰ度肿大，未见黄白色分泌物。双肺呼吸音粗，未闻及明显干湿啰音。舌质红，苔薄黄腻，脉浮数。

【中医诊断】鼻鼽。

【辨证】风热犯及肺窍。

【西医诊断】急性鼻炎。

【治则】疏风清热，宣肺开窍。

【处方】苍耳子10g，辛夷（包）10g，白芷10g，川芎5g，蝉蜕5g，芦根10g，板蓝根10g，玄参10g，蒲公英10g，鱼腥草10g，黄芩片5g，赤芍5g。7剂，每日1剂，水煎服，分2~3次口服。

1周后随访，患儿服药后流涕、鼻塞、喷嚏已不显，余无异常。

> 🖊
>   按语：此患儿因外感风热，上攻肺窍，从而出现鼻塞、流浊涕，鼻
> 黏膜红肿，舌质红，苔薄黄腻，治以疏风清热，宣肺开窍，选用苍耳子
> 散疏风清热开窍。芦根、黄芩、鱼腥草清肺热；板蓝根、蒲公英清热解
> 毒；赤芍、玄参清热利咽。此方亦是万师治疗急性鼻炎证属风热犯窍的
> 经验方。辨证要点为鼻塞、流浊涕、鼻黏膜红肿、舌质红、苔薄黄腻。
>
> （陈争光）

五、鼻渊

● 病案 1

患儿，男，7岁。初诊时间：2015年8月23日。

【（代）主诉】反复咳嗽3个月。

3个月前患儿受凉后咳嗽，吐白黏痰，不发热，不喘。自服药物不详，
症状好转。几日后咳嗽复重，以夜间为甚，每晚咳嗽5次左右，夜寐不安，
伴鼻塞，时流涕（清、浊）。外院拍胸片（－），结核菌素试验（－）。曾反复
用抗生素，其咳未缓解。现仍咳，不喘，以夜间为甚，有痰，不易咳出，无
鼻塞，不发热，纳可，二便调。神志清楚，精神尚可，呼吸平稳，咽部红
赤，扁桃体Ⅰ度肿大，无脓点，后鼻孔见脓性痰液，双肺未闻及干湿啰音，
心脏无异征，腹部平软。舌质红，苔薄黄，脉滑。

【中医诊断】鼻渊。

【辨证】肺热移于肝胆。

【西医诊断】副鼻窦炎。

【治则】清热解毒，托脓开窍。

【处方】柴胡10g，黄芩10g，夏枯草10g，枳实5g，苍耳子10g，皂角刺
10g，赤小豆15g，僵蚕5g，生牡蛎（先煎）15g，白芥子5g，白芷15g，怀牛
膝10g，生黄芪15g。7剂，每日1剂，水煎取汁300ml，分3次服。

（李海朋）

● 病案 2

患儿，男，9岁。初诊时间：2017年5月10日。

【（代）主诉】反复鼻塞、鼻流浊涕3年加重7天。

患儿自6岁时起开始反复鼻炎、鼻窦炎发作，平素经常鼻塞、流涕，色黄脓或黄绿，口气臭，吸鼻子，呼吸音重，鼻塞夜重，睡眠张口呼吸，遇受凉、感冒症状明显加重。平素以生理盐水洗鼻、喷鼻剂喷鼻及口服各种抗过敏药、抗生素等，疗效欠佳。7天前患儿再次感冒，上述症状加重，现症见：鼻塞、流涕，色黄脓，头痛，前额部及眼眶周围有胀痛感。食欲好，口干，大便干，小便黄，眠欠安。鼻甲肥大，鼻黏膜充血、肿胀，可见较多脓性分泌物。舌质红，苔黄厚腻，唇红赤，脉浮数。

【中医诊断】鼻渊。

【辨证】肺胃热盛。

【西医诊断】鼻窦炎。

【治则】清热解毒。

【处方】苍耳子散加减。

苍耳子5g，辛夷（包）10g，川芎10g，葛根15g，黄芩10g，黄连5g，白芷10g，鱼腥草15g，炒鸡内金10g。7剂，水煎服，日2次。

二诊：患儿用药1周后，鼻塞、黄脓涕等症状明显减轻，继以本方加减调治1个月，诸症消失。

按语：本案万教授予苍耳子散结合清泻阳明热邪之葛根芩连汤加减，疗效较佳。患儿前额部、目眶等胀痛部位正是足阳明胃经所循行之处，加之"能食易饥"，结合舌脉及流黄浊涕等临床表现，为胃热炽盛之征。本证予苍耳子、川芎、辛夷清热解毒，通鼻窍，以葛根解热于外，黄芩、黄连除烦热于内，兼去阳明胃肠实热。葛根芩连汤一主阳明肠热证，一主阳明经脉风燥证，以前额痛连后颈为典型的症状特点将本方用于治疗鼻渊、鼻衄、口疮、盗汗等疾病。加白芷、鱼腥草，因白芷为阳明经头痛之主药，能通窍燥湿；鱼腥草能清热化浊涕，故合而用之，疗效较佳。

（王静）

● **病案3**

杨某，男，10岁。初诊时间：2020年1月8日。

【（代）主诉】头痛10余天。

10天前无明显诱因出现头痛，以前额部为主，伴有头晕、鼻塞、流黄脓涕，喷嚏不显，无呕吐，无咳嗽，无腹泻，1周前曾就诊于我院耳鼻咽喉科门诊，予"阿莫西林克拉维酸钾颗粒、孟鲁司特、左卡巴斯汀鼻喷剂"以及鼻腔冲洗等治疗1周，鼻塞、流涕较前好转，头痛、头晕未见明显好转。神志清，精神反应可，食欲欠佳，二便尚调。全身皮肤未见皮疹，浅表淋巴结未触及。前额部按压痛明显，鼻腔黏膜充血，鼻甲肥大红肿，鼻腔可见黄脓涕，咽部轻度充血，心肺腹及神经查体未及异常。舌质红，苔薄黄腻，脉滑数。

【中医诊断】鼻渊。

【辨证】肺经风热证。

【西医诊断】急性鼻窦炎。

【治则】清热利湿，通络止痛。

【处方】苍耳子10g，羌活10g，藁本10g，蒲公英10g，鱼腥草10g，黄芩片5g，细辛2g，辛夷（包）10g，蝉蜕5g，白芷10g，川芎5g，赤芍5g。7剂，每日1剂，水煎服，分2~3次口服。

1周后随访，患儿服药后流涕、鼻塞已止，头痛、头晕基本缓解。

> ✎
>
> 按语：鼻渊是因外邪侵袭，脏腑失调或脏腑虚损所致的以鼻流浊涕、量多不止为特征的病症。临床常伴有头痛、鼻塞、嗅觉减退等症状。"渊"即渊深之意。该患儿外感后出现以鼻塞、流黄脓涕、头痛、前额部为主，头晕，故诊断为鼻渊，四诊合参，辨证为肺经风热，选用苍耳子散疏风清热开窍，蒲公英、鱼腥草、黄芩片清肺热，羌活、藁本、川芎、细辛开窍止头痛。
>
> （陈争光）

六、鼾眠

患儿，男，6岁。初诊时间：2016年7月12日。

【（代）主诉】睡眠打鼾、张口呼吸1周。

患儿自入托班以来，平均每半月生病一次。1周前出现睡眠打鼾，夜间鼻塞，在我院耳鼻喉科就诊，诊断为"腺样体肥大"，电子鼻咽镜检查：腺样体增生约80%，爱泼斯坦-巴尔病毒（Epstein-Barr Virus，EBV）（+）。先后服用"顺尔宁、氯雷他定"等治疗，改善不明显，遂就诊我院中医科。现症见：睡眠中打鼾，张口呼吸，寐中鼻塞，咳嗽有痰，纳可，寐安，二便调，汗多。平素体弱，尘螨过敏。咽红，扁桃体Ⅲ度肿大，舌苔薄黄，舌质红，心脏听诊（－），肺呼吸音粗。

【中医诊断】鼾眠。

【辨证】热结咽喉，肺窍不利。

【西医诊断】腺样体肥大，EBV 感染。

【治则】清肺利咽通窍。

【处方】桑白皮 10g，地骨皮 10g，桔梗 5g，胖大海 10g，玄参 10g，藏青果 5g，虎杖 10g，牡丹皮 10g，丹参 10g，蒲公英 15g，败酱草 15g，浙贝母 5g，芦根 15g。7剂，水煎服，每日 1剂。

二诊：服药后情况好转，打鼾减轻，寐中呼吸气粗，偶有憋气，咳嗽好转，前天开始有感冒症状，喷嚏、流涕，无鼻塞，咳嗽加重，连声咳，晨起及入睡前咳剧，无咽痛，无恶寒发热，纳可，寐安，初寐时及活动后汗出较多。查体：咽红，扁桃体Ⅱ度肿大，苔薄黄腻。证属外感后肺热痰蕴，治以清肺止咳化痰。

【处方】桑叶 10g，桑白皮 10g，辛夷（包）5g，前胡 10g，枳壳 5g，桔梗 5g，炙百部 10g，胆南星 5g，广地龙 5g，黄芩 10g，虎杖 10g，败酱草 15g，炙枇杷叶 10g。7剂，每日 1剂，水煎服。

三诊：咳嗽减轻，活动后咳嗽明显，喷嚏晨起作，稍有流涕，打鼾减轻，近期无睡眠憋醒，纳寐可，二便调，汗多，数寐时显。咽红，扁桃体Ⅱ度肿大，舌苔薄黄腻。

【处方】桑白皮 10g，桑叶 10g，苦杏仁 10g，辛夷（包）5g，蜜款冬花 5g，五味子 5g，胆南星 5g，广地龙 5g，黄芩 10g，虎杖 10g，败酱草 15g，芦根 15g，浮小麦 15g。7剂，每日 1剂，水煎服。

按语：儿童腺样体肥大是儿科临床常见疾病，主要表现为鼻塞、流涕、打鼾、睡眠呼吸困难、张口呼吸等临床表现，长期慢性持续发病，对儿童的免疫调节、生长发育和智力发育有一定影响，甚至能导致儿童面容发生改变，引起"腺样体面容"。本病内因责之为小儿禀赋少阳之体，肺常不足，肝常有余；外因责之为风热外邪侵犯，上扰鼻咽气道，日久则"热不更泄，搏血为瘀"，经络瘀阻不通，壅塞鼻咽气道，致通气不畅，鼾声大作。本病急性发作期应以清热利咽为主，后加化痰祛瘀之品。

（李海朋）

七、鼻衄

患儿，女，7岁。初诊时间：2015年8月17日。

【（代）主诉】间断鼻衄1年，加重1周。

患儿1年来反复鼻衄，量少色鲜，经多方治疗无效。近一周每日鼻衄约1~2次，量少，伴烦躁，夜寐不安，汗多，纳可，大便干结，3日1行。无头昏乏力，无鼻痒鼻塞，喜挖鼻孔。平素身体尚健，喜食辛辣，且鼻衄多在食辛辣之品后而发。神志清，精神尚好，面色淡红，呼吸平稳，咽红赤，扁桃体不肿，心肺无异征。腹软，无压痛。舌质红，苔薄黄中厚，脉弦。

【中医诊断】鼻衄。

【辨证】心胃热盛。

【西医诊断】习惯性鼻衄。

【治则】清胃泻脾，清心、引火归原。

【处方】泻黄散合交泰丸加减。

藿香5g，栀子5g，生石膏（先煎）10g，防风5g，熟大黄3g，黄连3g，肉桂2g，夏枯草10g，牛膝10g，白芍10g，槟榔5g，山楂10g。7剂，每日1剂，水煎服。

二诊：服上方后诸症好转。一周来鼻衄偶发1~2次，量少，鼻痒，纳食好，大便干，量少，每日1行，尿可。查体：一般可。呼吸平，咽不红，心肺无异征。舌尖稍红，苔薄白，脉细。心胃之火大减，然余热未尽；鼻为肺窍，鼻痒乃肺经郁热所致。治当守原方稍加清肺宣肺、凉血止血之品以收功。故重用石膏至30g，加苍耳子5g、白茅根30g、生地黄10g、枳实10g。7剂，每日1剂，水煎服。

按语：《幼幼集成·鼻病证治》指出"鼻衄者，五脏积热所致，盖血随气行，得热而妄动，溢出于鼻"。该儿平素喜食辛辣，且食后常发鼻衄，大便干结，可知其胃火炽盛；又烦躁、寐少、汗多，心火亦旺；心胃之火循经上迫，损伤阳络而致鼻衄。舌红、苔黄、脉弦均为火热之象。

（李海朋）

八、咳嗽

● **病案 1**

患儿，男，5岁。初诊时间：2017年4月22日。

【（代）主诉】咳嗽4天。

4天来咳嗽，痰多，咳剧则呕，伴鼻塞，流涕，无发热，纳差，口气臭，大便干结，小便黄。咽红，双肺呼吸音粗，无啰音。舌边尖红，苔薄黄腻，脉细滑。

【中医诊断】咳嗽。

【辨证】风热犯肺，饮食积滞。

【西医诊断】急性支气管炎。

【治则】宣肺止咳，消食导滞。

【处方】麻黄3g，杏仁5g，黄芩10g，葶苈子10g，竹茹10g，浙贝母10g，熟大黄3g，姜厚朴10g，炒鸡内金10g，炒山楂10g，炒莱菔子10g，枇杷叶10g。共5剂，水煎服，每日1剂。

二诊：药后患儿咳嗽减轻，痰少，食纳佳，大便通。上方再服5剂，诸症消失，食纳、二便正常。

按语：本案患儿属饮食停滞，本身食积，复感风热，肺失宣降，胃气上逆，除咳嗽、咳痰，尚见咳甚则呕、纳差、口气臭等积食表现。故予麻黄、杏仁、黄芩、葶苈子、浙贝母清肺化痰；并予炒鸡内金、炒山楂、姜厚朴、熟大黄健胃消食，导滞通便；枇杷叶、竹茹化痰止咳。诸药合用，宣肺解表，消食导滞。其效立现。

（王静）

● **病案 2**

患儿，女，4岁。初诊时间：2017年5月5日。

【（代）主诉】咳嗽1个月。

咳嗽频作1个月，夜咳为甚，喉中有痰，大便干结，口渴欲饮，纳欠佳，睡眠欠实，外院予服头孢克洛等症状未缓，转中医诊治。咽稍红，扁桃体无肿大，心音有力，律齐，双肺呼吸音稍粗，未闻干湿啰音。舌略红，苔薄黄腻。

【中医诊断】咳嗽。

【辨证】痰热内蕴，肺失宣肃。

【西医诊断】支气管炎。

【治则】宣肺化痰，清金止咳。

【处方】桑叶皮各10g，杏仁5g，前胡10g，炙紫菀10g，瓜蒌皮5g，蒲公英10g，炙枇杷叶10g，炙甘草3g。7剂，每日1剂，水煎服。

> 按语：万师认为儿童咳嗽以痰热蕴肺证型为多。由于小儿肺脾虚弱，气不化津，易生痰。外邪或脾胃积热等，使痰热相结，阻于气道，肺失宣降，致咳嗽不止。故予清肺的同时宣降肺气，兼化痰，经过初诊治疗肺气宣降功能得以改善，故二诊加大清肺化痰药物的作用，临床基本痊愈。万师认为该儿咳嗽达1个月之久，说明肺脾二脏功能不足，故继予补肺健脾调理药方一周，达到益气固表、健脾补中、巩固肺脾二脏的功效。
>
> （李海朋）

● 病案3

患儿，男，6岁。初诊时间：2017年6月13日。

【（代）主诉】咳嗽1个月。

1个月前，患儿无明显诱因出现咳嗽，痰多，外医院诊为支气管炎，予西医治疗，效不显著，故转诊于我院儿科门诊。患儿目前咳嗽，咳声无力，痰白，清稀。无发热，无涕，不喘。纳呆，胸脘满闷，气短懒言。大便2日1行。患儿体质素弱，易汗出。神志清，精神反应欠活泼，面色少华，语声低微，神疲乏力。咽不红，心音有力，心律齐，双肺呼吸音粗，可闻少许痰鸣。腹软。舌淡，苔白略厚，脉细弱。

【中医诊断】咳嗽。

【辨证】脾虚咳嗽。

【西医诊断】支气管炎。

【治则】健脾化痰，宣肺止咳。

【处方】六君子汤加减。

太子参10g，茯苓10g，白术10g，陈皮5g，前胡10g，紫菀10g，法半夏10g，神曲10g，莱菔子10g，青皮10g，甘草3g，7剂，每日1剂，水煎服。

按语：万师认为本案患儿素体本虚，加之咳嗽日久不愈，更易耗伤正气，正虚则邪恋，且外邪更易侵，致使咳嗽屡作不止。该病之根本在于脾气虚，故治疗以六君子汤益气健脾为主，以治其本，配以前胡、紫菀宣肺止咳，以治其标。因脾虚运化失职，易生痰、生滞，故以莱菔子、神曲消食化痰行滞；土虚木亢，肝火易旺，故以青皮疏肝泻肝、行气散滞。诸药相合，使脾气得健，以绝生痰之源，咳嗽自止。

（李海朋）

● **病案 4**

患儿，男，3 岁 7 个月。初诊时间：2017 年 7 月 5 日。

【（代）主诉】间断咳嗽 2 个月，加重 3 天。

患儿 2 个月前着凉后引起咳嗽，不烧，曾就诊于外院，诊断为气管炎，予静脉输液治疗，咳嗽无明显好转，遂转诊求治于中医，予清热宣肺止咳类药效不著。近 3 日咳嗽加重，夜间咳甚，干咳，少痰，不易咳出。患儿无发热，无鼻塞及流涕，自觉咽痒。寐欠安，盗汗，纳尚可，大便偏干。神志清，精神尚可，咽红，舌红苔少，脉细数。双肺呼吸音粗。余未闻异常。

【中医诊断】咳嗽。

【辨证】阴虚咳嗽。

【西医诊断】支气管炎。

【治则】滋阴润肺，降逆止咳。

【处方】天冬 10g，麦冬 10g，紫菀 10g，百部 10g，鲜茅根 30g，枇杷叶 10g，川贝 5g，木蝴蝶 5g，枳壳 10g，7 剂，每日 1 剂，水煎服。

按语：万师认为本案患儿初为外感咳嗽，经久不愈，邪热伤正，灼伤肺阴，阴虚生燥发为干咳。而前医不能察其所变，仍按痰热辨治，故不见其效，且苦寒之品更易伤阴，使病情加重。本病此时宜以滋阴润肺为主，选甘寒之品如二冬，辨证准确，用药 7 剂，竟获良效。

（李海朋）

● **病案 5**

患儿，女，3 岁半。初诊时间：2017 年 8 月 19 日。

【（代）主诉】咳嗽1月余。

患儿平素反复呼吸道感染，1个月前复感2次，予"头孢克洛干混悬剂（希刻劳）"等口服后热退，但咳嗽迁延至今。现晨起咳嗽为主，伴鼻塞喷嚏，夜间醒后亦咳，连咳阵作，喉中有痰，咳剧吐出痰液，纳可，大小便尚调，寐欠安。舌苔薄腻，咽稍红。

【中医诊断】咳嗽风痰内蕴证。

【辨证】风痰束肺，宣肃失司。

【西医诊断】慢性咳嗽。

【治则】宣肺化痰止咳。

【处方】炙麻黄3g，桑叶10g，桑白皮10g，辛夷（包）5g，杏仁10g，前胡10g，炙款冬花5g，广地龙10g，黄芩10g，炙枇杷叶10g，生甘草3g。7剂，每日1剂，水煎服。

> ✎
>
> 按语：此例患儿初诊时属风痰内蕴，肺气宣肃失常所致咳嗽。在用药时侧重祛风化痰，调畅肺气。在治风痰方面，选用炙麻黄、辛夷（包）祛风宣窍，广地龙化痰解痉。在调肺气方面，桑叶配桑白皮宣肃并施，杏仁、前胡、炙款冬花、炙枇杷叶止咳化痰，黄芩清泄肺热，生甘草调和诸药。全方共奏祛风化痰、调畅肺气之功。
>
> （李海朋）

● 病案6

患儿，男，1岁。初诊时间：2015年11月19日。

【（代）主诉】反复咳嗽1月余，加重3天。

患儿1个月前受凉后，开始有鼻塞、流涕、喷嚏、咳嗽、喉间痰鸣，口服中成药治疗，咳嗽好转。3天前受凉后咳嗽加重，咳声连作，有痰不会咳吐，咳甚曾有呕吐，白天夜间均咳嗽，鼻塞流清涕，无喷嚏，无发热，无喘促，无腹痛、腹泻，纳一般，寐尚安，二便调，汗多，稍活动后汗出潮衣。咽稍红，双侧扁桃体未见肿大，双肺呼吸音粗，未闻及干湿啰音。舌略红，苔薄黄，脉浮滑。

【中医诊断】咳嗽。

【辨证】痰热蕴肺，复感外邪。

【西医诊断】支气管炎。

【治则】宣肃肺气，清化痰热。

【处方】炙麻黄3g，桑叶5g，桑白皮10g，杏仁10g，辛夷（包）5g，前胡10g，枳壳5g，法半夏5g，陈皮3g，黄芩10g，炙枇杷叶10g，焦神曲10g。5剂，每日1剂，水煎服。

二诊：后患儿因他病再来诊，家长述患儿服药当天咳嗽即减轻大半，3天咳嗽症状基本消失。

> 按语：此例患儿反复咳嗽1月余，加重3天，素体痰热内蕴，遇外邪症状加重，药用麻黄、杏仁宣肃肺气，温散在表之寒邪，助肺通调水道之功，且加用法半夏燥湿化痰，助脾胃行水湿，则痰生无源，宿根可除；桑叶、桑白皮、黄芩清肺热止咳化痰，走上焦；枳壳、陈皮、焦神曲助脾胃行气助消化，又合半夏之降逆止呕之功，走中焦。此方寒温并用，内外合参，标本兼治，中上二焦通调，药证相符，思虑周全。
>
> （李海朋）

● **病案 7**

患儿，男，12岁。初诊时间：2015年12月3日。

【（代）主诉】咳嗽、喷嚏反复发作1年。

患儿1年以来，经常感冒发热、扁桃体炎，咳嗽、流涕不断已1年。就诊时仍咳嗽声作或连作，喷嚏、流浊涕，晨起加重，多汗，咽红，苔薄白。咽不红，双侧扁桃体Ⅰ度肿大，双肺呼吸音粗，未闻及干湿啰音。舌淡，苔薄，脉沉。曾患湿疹。过敏史：牛奶、鸡蛋、鱼虾。

【中医诊断】咳嗽。

【辨证】风痰内蕴，肺失宣肃。

【西医诊断】慢性咳嗽。

【治则】宣肺祛风，化痰止咳。

【处方】炙麻黄、细辛各3g，杏仁、黄芩、白蒺藜各10g，辛夷（包）、制僵蚕、炙款冬花、五味子、炙乌梅各5g，蝉蜕5g，生甘草3g。7剂，每日1剂，水煎服。

二诊：患儿咳嗽明显减轻，喷嚏亦少作，前方去炙乌梅、生甘草，加焦楂曲各10g，继服7剂，诸症悉平。患儿经常感冒，发热，咳嗽，喷嚏流涕，平时多汗，家长要求调理治本，增强体质，减少咳嗽发作。

【处方】炙黄芪、浮小麦各15g，白术、生薏苡仁各10g，防风、辛夷（包）、五味子、蝉蜕各5g，陈皮3g，煅龙骨、煅牡蛎各20g。

用药3个月，此后间断服药。一年后随访，患儿很少患病，临床效果满意。

> 按语：此例患儿反复咳嗽1年余，追询病史，知患儿婴儿期有湿疹，是过敏性体质的体现，且患儿经常晨起喷嚏、流涕，说明其又患变应性鼻炎，自幼易于患病，反复呼吸道感染，说明肺脾气虚，因而反复发病。治疗之初祛风化痰，宣肺止咳，方用麻黄、款冬花、杏仁宣降肺气，止咳化痰；并以僵蚕外疏风热，内平风痰；黄芩清肺热；细辛、辛夷（包）解表散风通窍；蝉蜕疏外风，息内风；白蒺藜平肝息风；患儿风象明显而痰象不著故用炙乌梅酸甘敛阴以止久咳，五味子敛肺止咳。缓解期从肺脾调治，用玉屏风散加味，使肺卫得固，脾运得健，痰湿得化，外风难侵。发作期以汤剂为主，以图风祛痰消而止咳；缓解期以玉屏风散加减，使患儿肺卫固护御风于外。临床不少病例坚持长期服用者皆见效验。

（李海朋）

● **病案8**

患儿，男，5岁。初诊时间：2015年11月2日。

【（代）主诉】咳嗽2个月，加重3天。

半岁后反复咳嗽，不喘。患儿于2个月前因受凉开始咳嗽，流清涕，有痰，不喘。口服抗生素效不佳。近3天因受凉咳嗽加重，昼夜均甚，喉中痰鸣，不喘，不发热，鼻塞，流清涕，纳食尚可，大便偏稀，小便可。神志清楚，精神尚可，呼吸平，咽部红赤，扁桃体Ⅰ度肿大，胸廓对称，双肺可闻及哮鸣音，左肺底可闻少许中湿啰音，心脏无异征，腹软。舌质红，苔白；指纹青紫过风关。

【中医诊断】咳嗽。

【辨证】风寒犯肺。

【西医诊断】支气管炎。

【治则】宣肺止咳，疏风化痰。

【处方】三拗汤加减。

炙麻黄3g，杏仁5g，前胡5g，枳壳5g，紫苏子5g，瓜蒌皮10g，法半夏5g，细辛2g，荆芥5g，陈皮5g，神曲5g，山楂5g，桔梗5g，钩藤（后下）10g。5剂，每日1剂，水煎服。

二诊：服上方后，咳嗽明显减轻，喉中无明显痰鸣，不喘。纳可，大便软，每日1行，小便正常。神志清，呼吸平，咽红，扁桃体Ⅰ度肿大，双肺呼吸音粗，左肺可闻及少许干鸣音，心脏无异征，腹软。舌红，苔白；指纹紫过风关。守上方去苏子，加黄芪15g扶正以祛邪。再进5剂。

> 按语：小儿幼稚之体，稍有不慎，易感外邪。邪袭肺卫，肺气失宣则咳嗽、流清涕。虽经治疗，稍有好转，然再次感邪，更伤肺气，故咳嗽加重；风寒阻络，痰湿内生，脾虚湿盛，故见大便偏稀。总括病机乃风寒犯肺，肺气失宣。病位在肺，与脾有关。
>
> （李海朋）

● **病案9**

任某，女，4岁1个月。初诊时间：2020年1月1日。

【（代）主诉】反复咳嗽3月余。

患儿近3个月反复咳嗽，夜间为主，喉中有痰，咳吐不出，咳嗽呈阵发性连声咳嗽，非痉挛性，面色少华，无发热，无鼻塞流涕，无恶心呕吐，无腹痛腹泻。神志清，精神反应可，纳食欠佳，夜寐尚安，二便尚调。舌质淡红，苔白腻。

【中医诊断】咳嗽。

【辨证】寒痰内蕴，宣肃失司。

【西医诊断】慢性咳嗽。

【治则】宣肺止咳，温化痰饮。

【处方】温肺止咳方。

炙麻黄5g，苦杏仁5g，甘草片5g，射干5g，瓜蒌皮5g，款冬花10g，紫苏子5g，葶苈子5g，五味子5g，法半夏5g，广陈皮5g，枇杷叶5g，紫苏叶5g。5剂，每日1剂，水煎服，分2～3次口服。

二诊：患儿服上药后，咳嗽明显减少，无痰，纳食欠佳，予上方加用炒麦芽10g，继服5天，后未再诊。

> 按语：此患儿反复咳嗽3个月之久，时轻时重，四诊合参无明显虚象，辨证仍属风寒外袭，痰浊蕴肺，治以宣肺止咳，温化痰饮，采用万师治疗寒咳的温肺止咳方治疗，疗效显著，其中炙麻黄、杏仁、甘草即

为三拗汤，为治疗风寒咳嗽的效方，射干、瓜蒌皮、款冬花、紫苏子、葶苈子、枇杷叶等化痰止咳，法半夏、广陈皮仿二陈汤义燥湿化痰，紫苏叶散寒，临床疗效显著。

（陈争光）

● 病案 10

罗某，女，3岁11个月，2019年12月25日初诊。

【（代）主诉】咳嗽1周余。

1周前发热，热峰39.2℃，持续1天后热退，后未再发热，热退后出现咳嗽，昼夜均作，呈阵发性连声咳嗽，晨起咳吐黄浓痰，流黄脓涕，偶有鼻塞，咽红，双侧扁桃体Ⅱ度肿大，未见黄白色脓点。双肺呼吸音粗，偶可闻及少许痰鸣音，未闻及明显湿啰音，无恶心呕吐，无腹痛腹泻。舌质红，苔薄黄腻。

【中医诊断】咳嗽。

【辨证】痰热壅肺，肺失宣肃。

【西医诊断】急性支气管炎。

【治则】宣肃肺气，清热化痰。

【处方】蜜麻黄3g，苦杏仁10g，桑白皮10g，瓜蒌皮10g，玄参10g，桔梗10g，芦根10g，鱼腥草15g，黄芩5g，蒲公英10g，枇杷叶10g，炙甘草5g。5剂，每日1剂，水煎服，分2~3次口服。

二诊：患儿目前咳嗽明显好转，下午及临睡前咳嗽较多，无痰，干咳为主，无鼻塞流涕，无发热，纳食稍差，舌质干红，苔薄白少，辨证当属肺热伤阴，治以清补结合。

【处方】南沙参10g，北沙参10g，生地黄10g，玉竹10g，干石斛10g，白茅根15g，芦根10g，山豆根5g，麦冬10g，炒麦芽10g，桔梗10g，玄参10g，甘草片5g。7剂，每日1剂，水煎服，分2~3次口服。

后随访，患儿服药后咳嗽已止，纳食好转。

按语：此患儿初诊四诊合参证属痰热咳嗽，治以清肺化痰治疗，方用万师经验方，多选用清肺化痰，利咽解毒之药以治之；后期因肺热伤阴，出现干咳为主，咽喉仍不利，故选用沙参麦冬汤以善后，疗效显著。万师认为小儿肺热咳嗽，多因风热犯及咽喉，热邪灼津成痰，痰热互结阻于气道，导致肺气宣肃失常而出现咳嗽，同时可见咽喉红肿，年长儿可诉咽痛咽痒，治疗时除清肺化痰外，注重解毒利咽，效果显著。

（陈争光）

● 病案 11

黄某，女，12岁。初诊时间：2019年12月28日。

【（代）主诉】反复咳嗽2月余。

患儿2个月前无明显诱因出现咳嗽，夜间、晨起及运动后干咳为主，偶有少许白痰，晨起流清水涕、喷嚏，夜间偶有鼻塞，无喘息气促，无发热，曾多次就诊于外院及我院门诊，予"头孢克肟、阿奇霉素、黄龙止咳颗粒、肺力咳合剂、布地奈德雾化"等治疗，效欠佳，目前神志清，精神反应可，纳食欠佳，夜寐尚安，二便尚调。既往有"喘息"病史，近5年无发作。对鱼、虾、番茄均过敏。舌质淡红，苔薄白。

【中医诊断】咳嗽。

【辨证】风痰蕴肺，宣肃失司。

【西医诊断】过敏性咳嗽。

【治则】宣肺止咳，祛风化痰。

【处方】炙麻黄5g，苦杏仁10g，甘草片5g，前胡10g，瓜蒌皮10g，紫苏子10g，葶苈子10g，桔梗10g，法半夏5g，广陈皮10g，枇杷叶5g，僵蚕10g，广地龙10g，紫苏叶5g。7剂，每日1剂，水煎服，分2~3次口服。

二诊：患儿服用上药后咳嗽基本痊愈，偶有轻咳，无痰，夜间及运动后汗多，平时易复感，今以补肺固表兼祛风痰治疗。

【处方】炙黄芪10g，炒白术10g，太子参10g，煅牡蛎（先煎）15g，酸枣仁10g，山茱萸10g，白芍10g，浮小麦10g，五味子5g，僵蚕10g，甘草片5g。7剂，每日1剂，水煎服，分2~3次口服。

后因调理体质曾多次就诊于门诊，均以上方调理月余，目前体健，咳嗽未再发作。

✎———————————————————

按语：过敏性咳嗽，又称咳嗽变异性哮喘，西医学将其归属于"支气管哮喘"范畴，中医古籍无此项病名，可见于中医现代文献"哮咳""风咳"等。目前中医儿科学界将本病分为发作期、缓解期、稳定期进行论治，临床辨证证型包括：风寒袭肺证、风热袭肺证、痰热蕴肺证、肺脾肾虚证。此患儿反复咳嗽2月余，以干咳为主，夜间、晨起及运动后明显，既往有喘息病史，且系过敏性体质，考虑过敏性咳嗽，四诊合参当属风痰内蕴，万师选用寒咳方，加用僵蚕、地龙以祛风痰，效果显著。咳嗽好转后，汗多，平时易感，考虑患儿系肺气不固，故用补气固表方药调理体质，增强其抗病能力，调理月余，体质明显改善。

（陈争光）

● **病案 12**

李某，女，7个月。初诊时间：2020年1月1日。

【（代）主诉】反复咳嗽2月余。

2个月前受凉后出现发热、咳嗽，予药物治疗后（药物具体不详）热退，咳嗽仍作，时轻时重，喉中有痰，夜间及晨起明显，偶有白涕，量少，曾予"头孢克肟、罗红霉素、阿奇霉素、氨溴特罗口服液"等治疗，效欠佳，求治于中医门诊，自诉夜汗明显，头颈及后背明显，凉汗为主，活动减少，纳食较前转差，大便质稀不成形，每日2~3次，小便尚可。神志清，精神反应一般，面色少华，舌质淡红，苔白厚腻。

【中医诊断】慢性咳嗽。

【辨证】肺脾不足，寒痰内蕴。

【西医诊断】支气管炎。

【治则】温肺化饮，开宣肺气，补气健脾。

【处方】炙黄芪10g，太子参5g，蜜麻黄3g，苦杏仁5g，瓜蒌皮5g，法半夏5g，陈皮5g，枇杷叶5g，紫苏叶5g，前胡5g，生甘草5g。7剂，每日1剂，水煎服，分2~3次口服。

二诊：患儿服上药3剂后咳嗽明显减轻，服药尽目前偶有咳嗽，无痰，患儿父母担心咳嗽再作就诊于门诊，考虑患儿年幼，暂不予处方，建议回家之后进食山药粥健脾补肺以食疗，同时配合小儿推拿。

✎

按语：此患儿自5月龄出现反复咳嗽、有痰，素体肺脾不足，咳嗽日久损伤肺脾气阴，夜汗多、活动减少、面色少华、大便次数增多为肺脾不足之明征，万师辨证为肺脾不足，寒痰内蕴，虚实夹杂之证，在温肺化饮、开宣肺气基础上，加用炙黄芪、太子参补气之品，攻补兼施，效如桴鼓。万师考虑此患儿为婴幼儿，服药困难，久服药物损伤脾胃，建议食疗、小儿推拿以调体。

（陈争光）

● **病案 13**

张某，女，9岁。初诊时间：2020年1月1日。

【（代）主诉】反复咳嗽3月余。

患儿近3个月来反复咳嗽，呈阵发性咳嗽，自诉咳前咽痒不适，偶觉咽中有痰阻隔，可咳吐黄痰，无流涕鼻塞，无发热，无恶心呕吐，无腹痛腹泻；曾于外院及我院内科门诊就诊，曾予"阿奇霉素、肺力咳合剂、蓝芩口服液、蒲地蓝消炎口服液"等治疗，效果欠佳；纳食尚可，夜寐尚安，二便尚调。咽暗红，咽后壁可见较多滤泡，双肺呼吸音粗，未闻及明显干湿啰音。舌质红，苔白黄厚腻。

【中医诊断】喉性咳嗽。

【辨证】风痰邪热蕴结咽喉。

【西医诊断】①慢性咳嗽；②慢性咽炎。

【治则】清肺利咽，祛风化痰。

【处方】桑白皮10g，瓜蒌皮10g，苦杏仁5g，枇杷叶10g，芦根15g，鱼腥草15g，黄芩5g，炙甘草5g，桔梗10g，玄参10g，蒲公英10g，山豆根3g，木蝴蝶5g，牛蒡子10g。5剂，每日1剂，水煎服，分2~3次口服。

二诊：患儿咳嗽明显好转，咽痒减轻，自觉咽干不适，无痰，无鼻塞流涕，纳食尚可，舌质红，苔薄白干，辨证当属肺阴不足，虚火犯咽，治以养阴润肺利咽。

【处方】南沙参10g，北沙参10g，玉竹10g，麦冬10g，桔梗10g，玄参10g，木蝴蝶5g，山豆根3g，白茅根15g，芦根10g，炙甘草5g。7剂，每日1剂，水煎服，分2~3次口服。

患儿随诊诉咳嗽已愈，咽痒、咽干不显，建议其避免进食辛辣、干果、油腻食物，可进食冰糖贝母雪梨水以滋阴润肺。

按语：咽源性咳嗽，又称喉源性咳嗽，由我国著名中医耳鼻喉科专家干祖望教授最早提出，临床多呈刺激性干咳或阵发性咳嗽，伴有咽干、咽痒、咽痛、咽部异物感等，近年来逐渐引起了中医儿科学界的重视，万师在治疗该病方面具有丰富经验，临证时多运用以下治法：①宣肺疏风法，患儿以咽痒、咳嗽为主，四诊合参，病前曾有感冒，多认为其风寒余邪不除，影响肺气宣发肃降，多采用宣肺泻肺治法，方选射干麻黄汤、三拗汤等加减治疗；②健脾化痰法，患儿以痰阻咽喉或咽喉有异物感者，多认为由外邪伤脾，脾虚痰阻所致，多选用二陈汤、桔梗汤、香砂六君子汤等加减；③滋阴润肺法：患儿以咽干、咽痒、无痰为主者，认为是肺阴虚，虚火犯咽所致，多采用滋阴润肺之法，方选沙参麦冬汤加减；④祛风脱敏法：患儿系过敏体质，以咽痒、咳嗽为主者，多与其过敏性体质相关，治以祛风脱敏利咽之法，方选过敏煎加利咽之品。

此患儿反复咳嗽3月余，据其咳嗽皆因咽痒、咽中有物阻隔，咽红及咽后壁滤泡增生，考虑咽源性咳嗽，辨证当属风痰邪热蕴结咽喉，选用清肺化痰、利咽解毒之品以治之，咳嗽好转；后期咳嗽、咽痒好转，又增咽干，舌苔薄白而干，为邪热灼伤肺咽，余热蕴结咽喉所致，故选用沙参麦冬汤加入利咽解毒之品以善后。患儿诸症消除后，建议予食疗调理体质。

（陈争光）

● **病案 14**

魏某，女，3岁7个月。初诊时间：2019年12月25日。

【（代）主诉】反复咳嗽3月余。

患儿近3个月反复咳嗽，时轻时重，多于受凉后加重，以平卧及晨起明显，影响睡眠，夜间鼻塞、鼾声明显，张口呼吸，晨起鼻腔内有大量黄脓涕，无发热，无恶心呕吐，无腹痛腹泻。既往有"鼻炎、腺样体肥大"病史。食欲稍差，夜寐尚安，二便尚调。神志清，精神反应可，全身未见皮疹，浅表淋巴结未见肿大，咽部轻度充血，双侧扁桃体Ⅱ～Ⅲ度肿大，咽后壁可见大量黄脓分泌物，双肺呼吸音粗，未闻及明显干湿啰音。舌质红，苔薄黄腻。

【中医诊断】咳嗽。

【辨证】痰热蕴肺，上犯鼻咽。

【西医诊断】慢性咳嗽、鼻后滴漏综合征、鼻炎、腺样体肥大。

【治则】清热化痰，利咽开窍。

【处方】蜜麻黄3g，苦杏仁5g，黄芩5g，枇杷叶10g，芦根10g，桔梗5g，蒲公英10g，玄参10g，板蓝根10g，鱼腥草10g，苍耳子5g，辛夷（包）10g，蝉蜕5g，川芎10g，白芷10g，炙甘草5g。7剂，每日1剂，水煎服，分

2～3次口服。

二诊：患儿服药后咳嗽好转，偶有轻咳，无痰，流涕，夜间鼾声，张口呼吸明显好转，夜间仍有鼻塞，晨起偶有喷嚏，辨证当属风痰蕴肺，上犯清窍。

【处方】炙麻黄5g，荆芥穗10g，防风10g，辛夷（包）10g，苍耳子5g，北柴胡5g，五味子10g，白芷10g，乌梅15g，僵蚕10g，蝉蜕5g，川芎10g。7剂，每日1剂，水煎服，分2～3次口服。

后随访患儿咳嗽已愈，鼻塞、流涕、喷嚏已止，夜间仍有轻度打鼾，无张口呼吸，建议后续继续调理。

> ✎ 按语：鼻后滴漏综合征，又称为上呼吸道咳嗽综合征，是引起儿童尤其是学龄前与学龄期儿童慢性咳嗽的第二位主要病因。中医儿科学界多按照"咳嗽"辨证思路治疗本病，疗效往往难以效如桴鼓，须在四诊合参基础上，详辨寒热虚实，在此基础上加用宣肺通窍之品。此患儿反复咳嗽3月余，以平卧及晨起明显，咽喉壁可见大量黄脓分泌物，既往有"鼻炎、腺样体肥大"病史，中医四诊合参当属痰热蕴肺，上犯鼻咽，万师取蜜麻黄、苦杏仁、枇杷叶、桔梗清肺化痰止咳，黄芩、鱼腥草、板蓝根、蒲公英、玄参清肺解毒利咽，加苍耳子散通窍止涕，患儿服药后咳止窍利，但"鼻鼽"仍发，采用万师祛风脱敏通窍汤宣肺祛风通窍之方以治病根。
>
> （陈争光）

● **病案 15**

患儿，男，5岁。初诊时间：2018年8月9日。

【（代）主诉】反复咳嗽1年余。

患儿近1年来反复咳嗽，起初为感冒后咳嗽，时轻时重，间断反复。现咳嗽不著，但难收尾。遇剧烈运动、受凉后明显，夜间偶咳，痰不多，鼻塞时作时止，曾多方治疗，症状无明显缓解。近1周咳嗽加重，除运动后咳嗽外，夜间咳甚，痰渐增多，鼻塞微流涕，无发热咽痛。患儿平素烦急易怒，汗多，纳可，大便偏干，每日1行。咽稍红，双肺呼吸音粗，无啰音。舌暗红，苔白根厚腻，脉弦滑。

【中医诊断】咳嗽。

【辨证】心肝郁火犯肺。

【治则】疏肝泻热，化痰止咳。

【处方】柴胡、枳实、赤芍、佛手、白芍、射干、地骨皮、丹参、郁金各5g，浙贝母、瓜蒌、石斛、钩藤、夏枯草、僵蚕、北沙参各10g。7剂，每日1剂，水煎服，分2次口服。

二诊：患儿运动后咳嗽明显减轻，仍夜间偶咳，痰不多，仍脾气急躁，汗多，大便调，舌暗红，苔薄白，脉弦滑。咽微红。调方为柴胡、枳实、白芍、佛手、地骨皮、丹参、郁金、香橼、川楝子、百部、款冬花各5g，菊花、钩藤、石斛、浙贝母、瓜蒌各10g，龙胆3g。继服7剂后咳止。

> 🖊
>
> 按语：本案以久咳为主症，临床症见干咳久咳、少痰或无痰，烦急易怒，舌边尖红、苔白或薄黄，是久治不愈、反复发作之疑难病症，兼见脾气急躁，胆小易惊，好动不坐，夜眠不实，舌红、苔白或微黄，脉弦或弦细者，从肝论治，常获显效。方中柴胡、枳实、佛手、香橼、川楝子疏肝理气；白芍柔肝滋阴，浙贝母、瓜蒌、郁金疏肝散结、化痰止咳；夏枯草、菊花、钩藤、龙胆清泻肝热，平抑上亢之肝火；地骨皮、百部、款冬花入肺经，泻肺火，润肺止咳。首诊已显效，辨治正确。二诊加菊花、龙胆增散肝热、清肝火之力；加百部、款冬花增润肺止咳之功。服之立验。万师认为，小儿由于心理发育未完善，自我调控能力较差；结合现代小儿的成长环境，娇宠过度，恣意任性，一不遂心就大发脾气；或沟通能力不足，表现为不合群，情志抑郁或精神紧张，从而使肝气郁结，肝旺木盛，致其他脏腑功能相继失调，出现相应的临床病症。
>
> （王静）

九、肺炎喘嗽

● 病案1

患儿，男，8岁。初诊时间：2015年9月4日。

【（代）主诉】咳喘3天。

3天前患儿因受凉开始流涕，喷嚏，偶咳，继而微喘。不发热，纳差，在外院就医诊断为"上呼吸道感染"。予抗生素、"福尔可定口服液"治疗，其症未缓解。现患儿咳嗽，喉中痰鸣，喘气，夜寐不安，纳差，不吐，大便日行3~4次，黄色糊状便，小便可。精神欠佳，形体稍胖，面白少华，呼吸较急，唇周无明显发绀，咽部无红赤，胸廓对称，双肺可闻及哮鸣音，心脏无异征，腹软，无压痛，四肢末温。舌质淡，苔薄白。

【中医诊断】肺炎喘嗽。

【辨证】风寒闭肺。

【西医诊断】肺炎。

【治则】温肺化痰，止咳平喘。

【处方】炙麻黄2g，杏仁3g，白芥子5g，前胡5g，枳壳5g，干姜1g，细辛1g，葶苈子5g，地龙5g，厚朴3g，降香5g，川芎3g，五味子5g。2剂，每日1剂，水煎取汁50～80ml代茶饮。

二诊：患儿服上方1剂，喘憋明显减轻，咳嗽减少，大便日行3次，质地较前稍干，为糊状，入夜寐安，纳食仍差，小便可。服完2剂，其症明显好转，现咳嗽，不喘，喉中有痰，大便每日3次，糊状。神志清，精神可，面白，呼吸平，咽不红，双肺呼吸音粗，偶闻哮鸣音。心脏无异征，腹软。舌质稍红，苔薄白。效不更方，上方去降香。再进2剂，煎服法同上。

三诊：患儿经治疗，喘平，偶咳，喉中少痰，纳食稍增，大便每日2次，软便，小便可。精神可，面色稍白，呼吸平，咽不红，双肺呼吸音稍粗，心脏无异征，腹部平软。舌质正红，苔薄白。守上法辅以健脾。上方去干姜、细辛，加太子参5g、黄芪8g。继服5剂，以善其后。

✎

　　按语：幼小婴孩，脏腑娇嫩，形气未充，卫表不固，稍有不慎，易为外邪所伤。时值寒冬，外邪袭表，肺卫失宣，则流涕、咳嗽；肺气不利则喘；小儿脾常不足，肺脏受邪，子病及母，脾运失健，痰湿内生，贮于气道则喉中痰鸣；痰壅气阻则喘息；寒痰为患，中阳受损，则纳差、便溏；舌质淡，苔白，指纹淡紫，均为寒痰犯肺、肺气失宣、肺脾不足之征，病位在肺脾。

（李海朋）

● 病案2

患儿，男，8岁。初诊时间：2015年9月11日。

【（代）主诉】频咳2天。

2天前患儿着凉后咳嗽频作，不发热，无流涕及鼻塞，微喘。静脉注射抗生素1天无效。现咳剧，夜间为甚，微喘，喉中痰鸣，大便干结，每日1行，纳可，平素汗多、尿多。今年5月曾患"支原体肺炎"，住院治疗半个月而愈。近2个月来稍着凉则咳嗽，不喘。神志清，精神疲乏，面黄无华。呼吸稍急，唇淡，咽红，扁桃体Ⅱ度肿大，颈软，浅表淋巴结无肿大，双肺可闻湿性啰音。舌质淡红，舌尖红，苔白根腻微黄，脉缓滑。

【中医诊断】肺炎喘嗽。

【辨证】痰湿闭肺证。

【西医诊断】支气管肺炎。

【治则】宣肺止咳，清热化痰，佐以益气。

【处方】炙麻黄3g，杏仁5g，前胡5g，枳壳5g，葶苈子5g，胆南星3g，青皮5g，陈皮5g，川芎5g，冬瓜仁5g，金银花5g，黄芪10g，黄芩5g，地龙5g，车前草9g。7剂，每日1剂，水煎服。

二诊：服上方1剂则喘平，3剂咳嗽大减，5剂基本不咳。现无咳喘，纳佳，大便软，每日1行，汗稍多。呼吸平，面黄有华，咽不红，双肺呼吸音稍粗，无湿性啰音。舌正红，苔薄白，根稍厚。现痰湿渐化，但脾胃仍虚，拟去利水、行气化痰之品，加强健脾化湿之力，使痰无化生之源。守上方去冬瓜仁、车前草、川芎，加石菖蒲5g、柏子仁5g、太子参9g。7剂而愈。

> ✏️ 按语：本案肺脾气虚，汗多、面黄少华可征。肺虚易感外邪，故近2个月常感冒、咳嗽；脾虚水液运化失司，痰湿内生。外邪夹痰闭阻肺气，肺失宣肃则咳喘、痰鸣，双肺可闻湿性啰音。小儿乃"纯阳"之体，感邪化热最速，故便干，舌尖红，苔根微黄，示有化热之势。舌淡红，苔白腻，脉缓滑均为痰湿之象。
>
> （李海朋）

● **病案3**

患儿，女，2岁。初诊时间：2016年5月9日。

【（代）主诉】发热咳嗽3天加重伴气喘1天。

患儿2天前无明显诱因出现发热，伴有咳嗽，予以西药静脉注射治疗2天，未见好转，发热咳嗽加重，同时伴有气喘。体温38.2℃，呼吸急促，咽红，心脏听诊正常，两肺哮鸣音，左下肺少量湿啰音。舌红苔薄腻。血常规示白细胞增高，胸片示支气管肺炎。

【中医诊断】肺炎喘嗽。

【辨证】风热闭肺。

【西医诊断】肺炎。

【治则】辛凉开肺，化痰平喘。

【处方】炙麻黄5g，杏仁10g，生石膏（先煎）15g，甘草3g，桑白皮10g，前胡10g，炙枇杷叶10g，桔梗10g，黄芩5g，法半夏5g，炙百部10g。3剂，每日1剂，水煎服。

二诊：3剂后患儿发热未作，咳嗽明显好转，气喘减轻，喉间时有痰鸣，小便正常，舌质红，苔薄黄，脉数。

【处方】炙麻黄5g，杏仁10g，莱菔子10g，葶苈子10g，桑白皮10g，前胡10g，丹参10g，黄芩5g，法半夏5g，炙百部10g。3剂，每日1剂，水煎服。3剂后患儿已不发热，不咳嗽，偶有痰鸣。舌质淡红，苔薄白，脉数。上方又服2剂后，症状完全消失。

✎——

按语：肺炎属中医"肺炎喘嗽"范畴，分为风寒、风热、痰热、阴虚肺热、肺脾气虚等，临床上最常见的为痰热闭肺证。治疗拟清热开肺、化痰平喘为主，上方中炙麻黄开肺宣闭，杏仁、前胡宣肺止咳，葶苈子、桑白皮泻肺降气，生石膏清宣肺热。临床上根据不同的症状同时配以养阴益气健脾之品。

（李海朋）

● 病案4

李某，女，4岁。初诊时间：2019年11月22日。

【（代）主诉】发热、咳嗽5天。

患儿5天前出现发热，热峰39.5℃，口服退热药后体温难以降至正常，咳嗽，偶有喘息，昼夜均作，呈阵发性连声咳嗽，痰不多，曾就诊于当地医院，予"头孢克洛、氨溴特罗口服溶液、小儿氨酚黄那敏颗粒、复方福尔可定"等，效欠佳。纳食欠佳，夜寐欠安，二便尚调。神志清，精神反应稍差，浅表淋巴结未见肿大，咽部充血，双侧扁桃体Ⅱ度肿大，双肺呼吸音粗，可闻及明显湿啰音及少许哮鸣音，心音有力，心律齐，未闻及明显杂音，腹部及神经系统查体未及异常。舌质红，苔黄腻。胸片示支气管肺炎。

【中医诊断】肺炎喘嗽。

【辨证】痰热闭肺证。

【西医诊断】急性喘息性支气管肺炎。

【治则】宣肺开闭，清热涤痰。

【处方】蜜麻黄3g，苦杏仁10g，瓜蒌皮10g，生石膏（先煎）15g，桑白皮10g，葶苈子10g，款冬花5g，薄荷（后下）10g，黄芩5g，莱菔子10g，枇杷叶10g，炙甘草5g。3剂，每日1剂，水煎服，分2～3次口服。

二诊：患儿服药3剂，发热已退，咳嗽较前好转，喘息已平，有痰，咳吐不出，咽部稍充血，双肺呼吸音粗，可闻及少许湿啰音，未闻及明显哮鸣音，舌质红，苔薄黄腻，邪热已退，痰热未消，继续予清肺化痰治疗。

【处方】蜜麻黄3g，苦杏仁10g，瓜蒌皮10g，桑白皮10g，葶苈子10g，款冬花5g，芦根10g，桔梗5g，黄芩5g，虎杖5g，枇杷叶10g，炙甘草5g。5剂，每日1剂，水煎服，分2～3次口服。

三诊：患儿服上药后发热、喘息已愈，咳嗽偶作，无痰，纳食稍差，夜间汗多，予以补肺固表调理。

> 按语：此患儿"热、咳、痰、喘"四症俱全，鼻煽不显，结合肺部听诊，考虑诊断"肺炎喘嗽"，四诊合参，考虑痰热闭肺证，予以麻杏石甘汤加味宣肺开闭、清肺化痰、止咳平喘治疗；热退喘平咳减，去大寒之石膏、发表之薄荷，增清肺之芦根、虎杖，后期予补肺固表调理体质。
>
> （陈争光）

● 病案5

患儿，女，3岁。初诊时间：2017年4月6日。

【（代）主诉】发热3天伴咳嗽。

近3天来患儿反复发热，体温在38.5～40℃，无汗，咳嗽、有痰，喘憋，曾口服药物，效果不佳。体温难退，且咳喘加重，精神欠佳。体温38.5℃，汗出热不解，口渴喜饮，大便3日未解，面红，鼻煽，口周发青，三凹征（＋），咽红肿，双肺可闻喘鸣音，右肺可闻细湿啰音。舌质红，苔白。胸片示两肺野纹理粗，两肺中内带可见散在斑片影，诊断为支气管肺炎。

【中医诊断】肺炎喘嗽。

【辨证】肺胃热盛，肺失清肃。

【西医诊断】支气管肺炎。

【治则】清泻肺胃，止咳平喘。

【处方】麻黄 3g，杏仁 9g，生石膏（先煎）30g，甘草 5g，鲜芦根 30g，黄芩 10g，竹茹 10g，大黄 3g。

二诊：服上药 2 剂，体温下降至 37.3℃，喘憋明显减轻，仍咳嗽，大便未通，舌质仍红，苔黄白厚，脉数。予前方去黄芩，加葶苈子 10g、桑白皮 10g 以宣肺止咳，大黄用量至 5g 以通便。

三诊：再服 2 剂，体温降至正常，大便通畅。上方加减，再服 7 剂，咳喘平，肺内湿啰音消失。

> 🖉 按语：此案病史较短，发热 3 天，汗出热不解，伴喘憋，口渴便干，说明热邪偏重，肺胃热盛，万教授采用麻杏石甘汤为主方，辛凉清热，宣肺平喘。配合黄芩、鲜芦根，加强清热止咳之功。因患儿 3 日未大便，腑气不通，根据"肺与大肠相表里"之意，加用大黄以通腑泄肺，故收效较速。
>
> （王静）

● 病案 6

患儿，女，5 岁。初诊时间：2016 年 6 月 12 日。

【（代）主诉】发热咳嗽 5 天。

5 天前出现咳嗽，伴发热，无寒战，咳嗽阵作，咳吐少量黄痰，不喘，喉中偶有痰鸣，二便调。咽红，双侧扁桃体 I 度肿大，双肺呼吸音粗，可闻及固定细湿啰音。舌质红，舌苔黄腻，脉数。血常规示白细胞 9.8×10^9/L，中性 65%，淋巴 35%，肺炎支原体 DNA 检测为阳性，X 线检查示肺部斑片状阴影。

【中医诊断】肺炎喘嗽。

【辨证】痰热闭肺。

【西医诊断】支原体肺炎。

【治则】清热开肺化痰。

【处方】麻黄 3g，桑白皮 10g，黄芩 10g，杏仁 10g，大贝母 10g，鱼腥草 10g，桔梗 10g，虎杖 10g，瓜蒌皮 10g，桃仁 10g，百部 10g，法半夏 5g，炙甘草 5g。7 剂，每日 1 剂，水煎服。并加用阿奇霉素口服。

二诊：患者症状明显好转，热退咳减，但咳嗽时作。上方加用枇杷叶 10g，又服 5 剂后，咳嗽已止，复查胸片正常。嘱服用阿奇霉素 3 个疗程。

> ✎ 按语：支原体肺炎由感染肺炎支原体引起，肺炎支原体可经血行播散到全身任何组织和器官。肺炎支原体抗原与人体某些组织存在共同抗原，感染后可产生相应组织的自身抗体，形成免疫复合物，导致多系统的损伤，部分患儿可出现全身多系统的损害。本案中医辨证多属邪热犯肺，集液成痰，痰阻气道，肺失宣降。治疗重在清热肃肺，化痰止咳。中药方中麻黄宣肺止咳平喘；桑白皮、鱼腥草、黄芩清泄肺热；桃仁、杏仁、虎杖活血化瘀，止咳化痰，润肠通便；瓜蒌皮、贝母清热化痰；炙甘草调和诸药。诸药合用，清、宣、降并行，使邪热得除，恢复肺之宣降功能。加用阿奇霉素对因治疗，中西医结合可明显提高治愈率，缩短疗程，减少不良反应。
>
> （李海朋）

● 病案 7

患儿，男，4岁。初诊时间：2016年5月23日。

【（代）主诉】咳嗽，喘息2月余。

患儿2个多月前因发热、咳嗽、喘息至当地医院入院治疗，诊断为"肺炎合并心衰"，抗感染、抗炎、支持治疗21天后好转出院。5天后咳嗽、喘息再作，入院1周后咳嗽减轻，出院1天后咳嗽、喘息加重，再次入院治疗，10余日未见明显缓解，转至深圳市儿童医院，诊断为"闭塞性细支气管炎"，经"甲泼尼龙"等系统治疗后，好转出院。刻下：患儿咳嗽，有痰，不能自行咳出，稍活动后喘息明显，喉间可闻及痰鸣音，揉鼻，流浊涕，喷嚏，无发热，无恶心呕吐，纳寐可，二便调，精神不振，语声低微。咽红，舌质淡，苔薄腻，指纹沉紫，两肺呼吸音粗糙，右肺广泛性细湿啰音，面部两耳湿疹，色偏红。胸部CT示闭塞性细支气管炎。

【中医诊断】肺炎喘嗽。

【辨证】痰热内阻，肺络闭郁。

【西医诊断】闭塞性细支气管炎。

【治则】开肺涤痰，清金通络。

【处方】炙麻黄3g，射干5g，杏仁5g，款冬花5g，丹参10g，葶苈子10g，苏子10g，胆南星5g，黄芩10g，虎杖10g，广地龙5g，生甘草3g。7剂，每日1剂，水煎服。

二诊：咳嗽，喘息减轻，剧烈活动后仍有，时有皮肤瘙痒。咽红，舌质干红，苔薄白，指纹沉紫。两肺呼吸音粗，右肺前部及后背底部湿啰音，全身散在湿疹，色红。遂在原方基础上去射干，加地肤子10g（包煎）。10剂，每日1剂，水煎服。

三诊：喘息减轻，精神好转，咳嗽伴少量黏痰，服药期间，复外感，出现咳嗽，呕吐，咽红，舌质红，苔薄白，指纹紫，肺呼吸音粗，可闻及哮鸣音，在原方基础上增化痰通络之品。

【处方】炙麻黄3g，射干5g，前胡5g，款冬花5g，丹参10g，葶苈子10g，苏子10g，胆南星5g，黄芩10g，虎杖10g，广地龙5g，制僵蚕5g，青礞石10g，生甘草3g。14剂，每日1剂，水煎服。

按语：闭塞性细支气管炎（Bronchiolitis Obliterans，BO）是一种不可逆的阻塞性肺病，以细小气道持续性慢性炎症和纤维化导致气管狭窄为主要病理特征。BO常因感染、异体移植等诱发，虽然小儿BO发病率不高，但预后较差，一个长达12年的随访表明，患BO的小儿因肺功能损伤、低氧血症、反复呼吸道感染入院等情况持续存在。

本案经过中药长期调治，患儿咳嗽、喘息症状及精神面容明显改善。目前病情稳定，精神食欲佳，偶尔咳嗽，仅活动较多后仍有气喘。本病属于儿科难治性疾病，当小儿患BO时，往往已经有细小气道增生、纤维化。治疗用药对证在缓解症状上往往效捷，但因小儿脏腑娇嫩、形气未充，加之患此病的小儿体质偏弱，易外感而致疾病反复，因此，中医药治疗本病需要一个长期的过程，同时应注重日常看护，不可骤然停药，否则容易加重病情。

（李海朋）

十、哮喘

● 病案1

患儿，男，6岁。初诊时间：2015年10月17日。

【（代）主诉】咳喘4天。

4天前患儿无明显原因咳嗽、喘促，夜甚，不能平卧，喉中鸡鸣音，无鼻塞、流涕，但鼻痒；纳可，大便软或稀糊状，每日1~2次，口不干，汗

49

多，不烧，不吐。曾用消炎药口服治疗无效。患儿自3个月起常患喘息性支气管炎，每因着凉引起。自去年开始常无原因咳喘，每月发作1次，用激素治疗有效。自幼有湿疹病史。家族中无哮喘病史。平素经常咳嗽。刻下：神志清，精神差，面黄少华，呼吸较急促，呼气延长，见抬肩撷肚，无鼻张；唇红，唇周发绀，咽红，扁桃体无肿大；颈软，双肺满布哮鸣音，无湿性啰音。心率100次/min，律齐有力，无杂音；腹软，无腹部压痛及痞块，四肢关节活动自如。舌质淡暗，苔白中滑，根部少许黄苔；脉滑数。

【中医诊断】哮喘。

【辨证】痰湿闭肺。

【西医诊断】支气管哮喘。

【治则】宣肺降气，化痰平喘。

【处方】炙麻黄3g，杏仁5g，前胡5g，枳壳5g，地龙5g，细辛3g，全瓜蒌10g，法半夏5g，黄连3g，白果5g，降香5g，石韦5g，葶苈子5g、乌梅10g。5剂，每日1剂，水煎服。

二诊：服上方1剂，咳喘大减，3剂则喘平。现少咳，痰少，时有腹部不适，纳差，口干喜饮，大便软，每日2~3次，无鼻痒，寐安。查体呼吸平，面色有华，咽稍红，双肺呼吸音粗，无哮鸣音。舌稍红，苔薄白，脉细滑。上方有效，现喘平，遂去降气敛肺之降香、乌梅、黄连，加炒莱菔子5g、神曲5g、山楂5g以健脾理气化痰。再进7剂病告愈。

> ✏️
>
> 按语：该儿自幼患湿疹，且长期咳喘，肺脾两虚，痰湿内伏，不慎遭风邪外侵，肺窍不利故鼻塞；外邪引动伏痰，阻塞气道，肺失宣降则咳嗽；痰随气升，气因痰阻，搏结有声故喘鸣，肺部哮鸣音；肺虚卫表不固则汗多；脾虚谷不化精荣面而见面黄少华。唇绀，舌淡暗、苔白滑为一派痰湿内盛，阻遏阳气，气滞血瘀之象；而唇红苔黄，脉滑数乃痰湿郁久化热之势。本病病位在肺，为本虚标实证。实在痰湿，虚在肺脾。
>
> （李海朋）

- **病案2**

患儿，男，6岁。初诊时间：2016年7月11日。

【（代）主诉】发热，咳喘3天。

患儿3天前开始发热，咳喘，曾服用多种中、西药无明显疗效，咳喘逐日加重。体温38.4℃，咳喘频作，喉中痰鸣，胸高气促，不能平卧。口唇轻度发绀，心率110次/min。双肺布满哮鸣音及痰鸣音。舌质红、舌苔薄黄少津，指纹紫滞达气关。血常规示白细胞增高。

【中医诊断】哮喘。

【辨证】痰热壅肺。

【西医诊断】支气管哮喘。

【治则】清热宣肺，化痰定喘。

【处方】定喘汤加味。

白果10g，麻黄5g，苏子10g，炙甘草3g，款冬花10g，杏仁5g，桑白皮10g，黄芩5g，法半夏10g，地龙10g，僵蚕10g，浙贝母10g。3剂，每日1剂，水煎服。

二诊：气喘已平，咳嗽明显减轻，但双肺仍可闻及痰鸣音。继服3剂。咳喘消失，病已痊愈。

> 按语：本案表现为一派热象，咳、痰、喘等邪实在急之候。治疗以清热宣肺、化痰定喘为主。选方定喘汤治疗，效果明显。
>
> （李海朋）

● 病案3

患儿，女，9岁。初诊时间：2017年12月25日。

【（代）主诉】咳喘1天。

患儿哮喘病史3年，每年发作，以冬春季节多发，经多种中西药治疗无效。近又发病1周，咳喘多痰，甚则不能平卧。面黄纳差，二便正常。口周无明显发绀，三凹征（+），咽不红，双肺可闻大量喘鸣音。舌苔白腻，脉弦滑。

【中医诊断】哮喘。

【辨证】寒哮。

【西医诊断】支气管哮喘。

【治则】化痰降浊，宣肺止咳，肃肺平喘。

【处方】炙麻黄5g，白果5g，杏仁10g，半夏10g，苏子10g，紫菀10g，前胡10g，厚朴10g，枳壳10g，六神曲5g，甘草5g。7剂，每日1剂，水煎服。

按语：万师认为哮喘之证，每因寒温失调，或某物刺激，引动伏痰，以致痰阻气道，失于宣肃，肺气上逆而发病。肺与大肠相表里，大肠的传导变化常可影响肺气肃降。小儿脾胃运化功能尚未健全，哮喘日久，每易引起夹痰夹湿夹食之征，以致胃浊不降，肺气难肃。小儿哮喘，以寒喘居多，热喘较少。本案痰湿阻闭，肺失宣肃。方中麻黄、紫菀、前胡、白果宣肃肺气，化痰平喘，厚朴、枳壳行气畅中，配合杏仁、苏子通降胃浊，浊降肺肃，其喘则平。

（李海朋）

● **病案4**

患儿，男，11岁。初诊时间：2018年1月18日。

【（代）主诉】间断咳喘2年，加重3天。

患儿2年前感冒后出现咳痰，喘促，呼吸困难，经治缓解（用药不详）。后反复发作。3天前复因感冒出现咳嗽有痰，喘憋，不发热，无胸痛，无恶心呕吐，无腹痛及腹泻。外院治无缓解，遂就诊于我院。精神反应较弱，呼吸稍促，面色少华，唇红，口周无明显发绀，咽充血，三凹征（＋），双肺可闻及较多干鸣音、喘鸣音。舌红苔黄，脉滑数。患儿咳嗽有痰，喘促，尚可平卧，纳可便调。胸片示双肺纹理增多。

【中医诊断】哮喘。

【辨证】痰热壅肺。

【西医诊断】支气管哮喘。

【治则】宣肺清热，化痰平喘。

【处方】炙麻黄10g，杏仁10g，枳壳10g，桔梗10g，黄芩10g，清半夏10g，陈皮10g，葶苈子10g，苏子10g，炒僵蚕5g，川朴10g，莱菔子10g，前胡10g，紫菀10g，瓜蒌10g，大贝10g，生石膏（先煎）25g，甘草5g。5剂，每日1剂，水煎服。其间配合阿奇霉素静脉注射治疗。

按语：万师认为本案患儿素体虚弱，脾失健运，不能运化水湿，聚而为痰，顽痰阻于膈间，每逢诱因如上呼吸道感染、受寒、劳累等因素，诱动顽痰，痰气上逆，交阻于气道，痰随气升，气因痰阻，相互搏击，气机升降不利，发为哮喘。据其咳嗽无发热及恶寒，咽充血，舌红苔黄脉滑数等症辨证属痰热壅肺，故治疗拟清热化痰，宣肺止咳平喘法，予麻杏石甘汤化裁为用。方中麻黄用炙，取其宣肺平喘作用，配合生石膏（先煎）清肺，杏仁降肺气，使宣中有清，宣中有降；桔梗、枳壳一升一降，陈皮理中焦之气，三者合用调畅气机；前胡、紫菀助宣肺止咳，苏子、莱菔子宗三子养亲汤之意以降气豁痰，消食定喘；半夏、瓜蒌宗小陷胸汤意，以开胸涤痰；葶苈子泻肺平喘，大贝清热散结。诸药合用，共奏宣肺、清热、止咳、化痰、平喘之功。

（李海朋）

● **病案 5**

患儿，男，5岁，2018年4月9日。

【（代）主诉】咳嗽4天，气喘2天。

患儿4天前始咳嗽，2天前始气喘，动则尤甚，曾服中药2剂，咳嗽略减。现咳嗽，夜间为剧，喉中痰多，气喘，喉间有声；无发热，流黄涕，夜间鼻塞，药后呕吐，露睛；纳差，小便调，大便先干后溏，每日1行。咽红，两肺可闻及哮鸣音，舌苔薄黄腻。

【中医诊断】哮喘。

【辨证】引动伏痰，肺失宣肃。

【西医诊断】支气管哮喘。

【治则】宣肃肺气，涤痰平喘。

【处方】炙麻黄3g，桑叶10g，桑白皮10g，杏仁10g，前胡10g，葶苈子10g，苏子10g，广地龙5g，代赭石（先煎）20g，细辛3g，黄芩10g，虎杖10g，野菊花10g，炙枇杷叶10g，生甘草3g。3剂，每日1剂，水煎服。

按语：哮喘发作多因外有非时之感，内有壅塞之气，膈有胶固之痰。本例患儿鼻塞流涕，即为外感风邪之象；咳嗽气喘、喉中痰盛，为肺失宣肃、伏痰壅盛、闭塞气道之候。治以祛邪利肺，以复肺气宣降之机为大法。方中麻黄、细辛宣肺解表平喘；桑白皮、杏仁、代赭石、枇杷叶肃肺降气平喘；肺气闭塞，极易郁而化热，故以黄芩、野菊花清肺之热，助广地龙清热平喘之功；葶苈子、苏子、虎杖清肺化痰，三药均有通利大便之效，引邪从大肠而出，亦"肺与大肠相表里""脏病治腑"之意。

（李海朋）

● 病案6

黄某，女，3岁4个月。初诊时间：2019年12月25日。

【（代）主诉】咳嗽、喘息2月余，加重3天。

患儿自8月龄始出现"喘息"，后反复发作至今。近2个月来反复咳嗽、喘息、气促，时轻时重，晨起明显，喉中痰鸣，无气促发绀，无发热，曾多次就诊于我院，门诊予"头孢克洛、罗红霉素、氨溴特罗口服溶液、丙卡特罗口服溶液、硫酸沙丁胺醇片，布地奈德＋异丙托溴铵＋特布他林雾化"等治疗，治疗后可缓解，但喘息未停，遇冷后加重。近3天喘息加剧，痰多，无发热，夜间睡眠不安，烦躁，汗多，纳食欠佳，夜寐尚安，二便尚调。神志清，精神反应稍差，浅表淋巴结未见肿大，咽部轻度充血，双侧扁桃体Ⅰ度肿大，双肺呼吸音粗，可闻及明显哮鸣音及少许湿啰音，心音有力，心律齐，未闻及明显杂音，腹部及神经系统查体未及异常。舌质红，苔白厚腻。

【中医诊断】哮喘。

【辨证】肺风伏痰，宣肃失司。

【西医诊断】婴幼儿喘息。

【治则】温肺散寒，祛风蠲饮。

【处方】蜜麻黄3g，苦杏仁5g，瓜蒌皮5g，款冬花5g，葶苈子5g，紫苏子5g，五味子5g，炒僵蚕5g，广地龙5g，枇杷叶5g，法半夏5g，广陈皮5g，射干5g，炙甘草5g。7剂，每日1剂，水煎服，分2～3次口服。

二诊：患儿服药3剂后喘息、咳嗽明显好转，目前咳嗽、喘息不显，无痰，汗出稍多，纳食欠佳，夜寐欠安，考虑肺脾不足，风痰内蕴，治以补益肺脾，祛风化痰。

【处方】炙黄芪15g，炒白术5g，太子参5g，枳壳10g，五味子5g，炒僵蚕5g，白芍5g，煅牡蛎10g，鸡内金10g，炒麦芽10g，净山楂10g，山茱萸5g，酸枣仁5g。7剂，每日1剂，水煎服，分2～3次口服。

先后予患儿上方调理月余，喘息未发，汗出减少，纳食尚可。

✎ 按语：此例患儿自8月始出现喘息，近2个月反复喘息难平，万师对哮喘诊治具有丰富经验，认为儿童哮喘其病机为"肺风伏痰"，予祛风蠲饮汤治疗。患儿祛风蠲饮汤后咳喘明显好转，辨证患儿缓解期证属肺脾气虚、风痰内蕴，治以补益肺脾，祛风化痰。万师多年研究认为儿童哮喘缓解期肺脾气虚多见，肺肾气虚者少，擅长从补益肺脾调理改善患儿体质。

（陈争光）

● **病案 7**

患儿，男，2岁。初诊时间：2016年6月18日。

【（代）主诉】咳嗽半月，加重伴喘促3天。

患儿半月前外感后咳嗽，鼻塞流涕，他院诊治后予"头孢克洛、消积止咳口服液"后未解。现患儿咳嗽以夜寐及晨起为著，咳剧时可闻及喘鸣音，喉中痰嘶，喷嚏，呃逆。纳食欠佳，二便调，寐安，汗出不多。咽红，心脏听诊正常，两肺哮鸣音，左下肺少量湿啰音。舌红，苔薄腻，指纹紫滞。胸片示支气管肺炎。

【中医诊断】肺炎喘嗽。

【辨证】痰热闭肺。

【西医诊断】支气管肺炎。

【治则】清肺化痰，止咳平喘。

【处方】炙麻黄3g，杏仁5g，生石膏（先煎）10g，前胡5g，桑白皮5g，地龙5g，葶苈子5g，苏子5g，丹参5g，黄芩5g，虎杖5g，炙枇杷叶5g，生甘草3g。6剂，每日1剂，水煎服。

二诊：患儿服上药后喘鸣平息，仍时有咳嗽，以晨起为主，纳食好转，二便调，咽红，舌苔薄黄腻，心肺听诊未见异常。证候较前好转，治以前法减涤痰降气平喘之品再进。

【处方】炙麻黄3g，桑叶5g，桑白皮5g，杏仁5g，前胡5g，丹参5g，黄芩5g，虎杖8g，炙枇杷叶5g，生甘草3g。7剂，每日1剂，水煎服。

三诊：患儿喘鸣未作，咳嗽偶作，纳食正常，二便调，寐安，汗出较多。舌红苔薄白，咽淡红，心肺听诊未及异常。患儿肺炎喘嗽已愈，转予补肺益气、温卫和营为主，予玉屏风散合桂枝龙骨牡蛎汤加减调理善后。

✎ 按语：肺炎喘嗽好发于婴幼儿，年龄越小，发病率越高，病情重者越多。其病因外责之于感受风寒风热，内责之于小儿肺气虚弱，卫外不固。病初多有表证，但在表为时短暂，很快入里化热。在临床上，证候多为风寒郁肺证、风热郁肺证、痰热闭肺证、毒热闭肺证、阴虚肺热证、肺脾气虚证，最常见的证候为痰热闭肺证。小儿肺炎喘嗽的病机证候可归纳为"热、郁、痰、瘀"，治疗上以开肺化痰、止咳平喘为主法，可增活血化瘀之品。万教授常以麻黄杏仁甘草石膏汤加清肺涤痰活血之品治疗肺炎喘嗽痰热闭肺证，本案中以炙麻黄解郁开闭，止咳平喘；杏仁、前胡、炙枇杷叶宣肺止咳；桑白皮、葶苈子、苏子泻肺涤痰；生石膏、黄芩清宣肺热；虎杖、丹参、地龙解毒活血，解痉平喘。诸药合用，共奏清肺化痰、止咳平喘之功。

（李海朋）

十一、肺胀

张某，男，6岁9个月。初诊时间：2019年7月20日。

患儿以"间断发热伴咳嗽2周"于2019年5月15日住院治疗。体温38.9℃，脉搏140次/min，呼吸46次/min，胆红素28.1 μmol/L，血氧饱和度94%（吸氧下），神志清，精神差，全身皮肤未见皮疹及发绀，咽部充血，扁桃体Ⅰ度肿大，呼吸急促，三凹征（+），双肺呼吸音粗，双下肺可闻及细湿啰音，右侧呼吸音低，心脏、腹部及神经系统查体未见异常。院外查肺炎支原体抗体（+），胸片回示右肺炎，入院诊断为重症肺炎。入院后予"红霉素抗感染、甲泼尼龙抗炎"等治疗，入院后查腺病毒、肺炎支原体、乙型流感病毒（+），当日病情加重，吸氧后血氧饱和度不能维持，遂转入儿科重症监护室，先后予呼吸机辅助通气、体外膜肺氧合支持治疗，先后住院1月余，于2019年6月22日出院。

患儿出院后反复咳嗽、喘息、气促、呼吸困难，不吸氧状态下血氧饱和度90%左右，难以脱氧，曾多次于我院呼吸内科就诊，复查胸部CT示：可见马赛克症，诊断"闭塞性细支气管炎"，予"布地奈德雾化、醋酸泼尼松、孟鲁司特、阿奇霉素口服"治疗，效欠佳，遂于2019年7月20日就诊于门诊，刻下偶有咳嗽，喘息不显，痰多，气促明显，须持续吸氧，纳食欠佳，大小便未见异常。神志清，精神反应可，面色可，咽红，呼吸稍促，两肺呼吸音粗，右肺可闻及中细湿啰音，心腹及神经系统查体未及异常。舌质红，苔白厚腻。

【中医诊断】肺胀。

【辨证】肺肾不足，痰瘀阻络。

【西医诊断】闭塞性细支气管炎。

【治则】补益肺肾，化痰祛瘀通络。

【处方】黄芪15g，黄精10g，五味子10g，女贞子10g，补骨脂10g，白茅根10g，丹参10g，桃仁10g，紫苏子10g，葶苈子10g，地龙10g，山药15g，山茱萸10g，仙鹤草10g，薏苡仁10g，山楂10g。

先后予此方加减调理3月余，患儿在此期间咳喘无发作，目前咳嗽、喘息已平，轻度气促，已完全脱氧。

2019年10月28日因外受风寒后出现"咳嗽5天"就诊于门诊，咳嗽、喘息明显，夜间明显，咳吐黄痰，气促明显，再次血氧降低难以维持，无鼻塞流涕，纳食欠佳，大小便尚可。神志清，精神反应可，咽红，双肺呼吸音粗，可闻及明显哮鸣音及湿啰音，心腹及神经系统查体未及异常。舌质红，苔白厚腻。

【处方】蜜麻黄5g，苦杏仁10g，桃仁10g，桑白皮10g，葶苈子10g，紫苏子10g，细辛2g，五味子10g，制僵蚕10g，地龙10g，厚朴10g，法半夏5g，款冬花10g，黄芩10g，虎杖10g，炙甘草5g。7剂，每日1剂，水煎服，分2~3次口服。

2019年11月9日再次就诊于门诊，咳嗽、喘息已平，无痰，活动后气促明显，夜间血氧仍不能维持，须持续吸氧，纳食尚可，夜寐尚安，二便尚调。神志清，精神反应可，咽不红，呼吸稍促，双肺呼吸音粗，未闻及明显干湿啰音，心腹及神经系统未及异常。舌质红，苔白厚腻。

【处方】黄芪15g，黄精10g，五味子10g，女贞子10g，补骨脂10g，丹参10g，桃仁10g，山药15g，紫苏子10g，葶苈子10g，地龙10g，制僵蚕10g，山茱萸10g，红花5g，莱菔子10g，槟榔10g，生磁石（先煎）15g。

服上药至今，近期病情稳定，咳喘无发作，气促好转，目前已不须再吸氧，继续予补益肺肾以调理。

> ✎ 按语：近年来，我国中医儿科专家学者逐渐重视儿童闭塞性细支气管炎（BO）的中医药治疗，万力生对该病进行了深入研究，认为BO的病因包括两个方面：外因责之疫疠或六淫邪毒，内因责之于肺脾肾三脏亏虚。本病初期多因感受疫疠邪气，内犯于肺、脾，影响肺气宣发肃降，脾之运化，同时邪热灼津为痰，痰热互结，内阻于肺，而见咳嗽、喘息、痰壅、呼吸困难；日久不愈，痰浊不去，内阻肺络，痰阻气滞而生瘀，痰瘀互结，阻于肺络，成为本病之宿根，而见持续咳嗽、喘息、气促，经久难愈；同时日久伤及肾气，肾不纳气而见呼吸表浅、运动耐受较差。同时，肺、脾、肾三脏亏虚，卫外功能不足，平素易感，易于

引动内伏肺络之痰瘀而见反复发作。万力生教授针对本病多采用分期辨证论治，分为发作期、持续期、缓解期。痰瘀阻于肺络是BO的重要病理因素，也是其发病宿根，贯穿BO疾病始终，因此在各期辨证论治的基础上，注意增加化痰、活血、通络之品。

此例患儿病初系腺病毒、肺炎支原体、乙型流感病毒等多种病原混合感染，肺部感染严重，病情危重，经抗感染、激素抗炎、丙球支持，以及呼吸支持、体外膜肺氧合支持等治疗，好转出院。出院后持续咳嗽、喘息、气促、呼吸困难，难以脱氧，反复就诊于呼吸内科，予以复查胸部CT回示：肺气肿、肺不张、马赛克症，予以诊断"闭塞性细支气管炎"。患儿确系感染毛细支气管炎，初次就诊于门诊，处于持续期，虚实夹杂，肺肾气虚，痰瘀阻络。予以黄芪补气；黄精、山茱萸、女贞子、五味子、仙鹤草、山药补益肺肾，收敛元气；葶苈子、紫苏子、薏苡仁祛湿化痰，肃降肺气；桃仁、丹参、地龙以化瘀通络；取白茅根，为仿张锡纯之意，"色白中空，宁嗽定喘"。经调理3月余，其间咳喘无发作，服药2周后即可脱氧，尚存气促未平。但因调护不慎，受凉后出现咳喘又作，气促难平，呼吸困难，血氧降低等，应属急性发作期，四诊合参辨证当属痰热闭肺证，但患儿无发热，予以万力生教授"祛风蠲饮汤"加减祛痰平喘治疗，经治疗1周后病情缓解，诸症不显，仍有气促，考虑处于缓解期，予以补益肺肾治疗。

（陈争光）

第二节
脾系疾病

一、口疮

● 病案 1

患儿，女，7岁。初诊时间：2015年10月7日。

【（代）主诉】口角糜烂1周。

患儿1周前出现口角糜烂，且逐渐加重，甚则疼痛难忍，时有流涎。并伴有阵发性胃脘痛，疼痛拒按。患儿无发热，口角糜烂，疼痛拒食，烦躁，口臭，涎多，口中异味，大便稍干，小便黄。有过食肥甘病史。神志清，烦躁，咽红，扁桃体无肿大，口腔及舌体、齿龈未见溃疡，两口角糜烂，周围色红，心肺未闻异常。舌红苔黄厚腻，脉滑数。

【中医诊断】口疮。

【辨证】脾胃积热。

【西医诊断】口腔溃疡。

【治则】清热泻脾，消食导滞。

【处方】薄荷（后下）5g，川连1.5g，连翘10g，知母5g，法半夏10g，厚朴10g，莱菔子10g，陈皮5g，炒山楂5g，炒黄芩5g，甘草5g。4剂，每日1剂，水煎服。

二诊：药后口角糜烂已愈，偶有胃脘痛，纳呆，口中异味，大便稍干，舌红，苔薄黄，脉滑。上方去川连、知母，加藿香10g、枳壳10g、桔梗10g。4剂。药后胃脘痛症除，纳增，便调，舌红苔薄，脉滑。予保和散调理脾胃。

按语：万师认为小儿口腔溃疡多责之于风热乘脾，心火上炎或虚火上浮，而反复发作的口腔溃疡其病机多为热壅血滞，脾虚湿困。本案患儿有过食炙煿病史，脾胃受损，积滞内停，郁而化热。而口角为足阳明胃经循过之处，脾胃积热熏发上蒸于口角，则发为口角糜烂；积滞郁热阻滞中焦，气机不畅，不通则痛，故发胃脘痛。治疗关键在于泻脾清胃，化郁热，消食化滞，理气机。方中川连、连翘、黄芩、知母清胃泻脾化郁热，半夏、厚朴、莱菔子、陈皮、炒山楂消积化滞，理气畅中，薄荷辛散，为"火郁发之"之意。方中清胃热，用知母不用生石膏，取其清热而护阴之性；黄芩用炒不用生，弃其苦寒之性，留其清热之功。因小儿为稚阴稚阳之体，脾常不足，用药过苦寒易伤脾胃，伤阴液，体现了时时注意顾护小儿正气的重要性。

（李海朋）

● **病案2**

黄某，女，6岁5个月。初诊时间：2019年8月19日。

【（代）主诉】口腔溃疡8天。

患儿8天前无明显诱因出现口腔下唇黏膜处有一处溃疡，疼痛，无发热，影响进食，患儿家属予活性银离子抗菌液、浓茶漱口，未见好转。昨日至今上唇黏膜又增溃疡一处，疼痛明显，纳食差，无明显流涎，夜寐尚安，二便尚调。神志清，精神反应可，全身皮肤弹性可，未见出血点，浅表淋巴结未见肿大，咽略红。舌质红，舌苔薄白。

【中医诊断】口疮。

【辨证】脾胃蕴热，循经上犯。

【西医诊断】口腔溃疡。

【治则】清脾泻热养阴。

【处方】生地黄10g，玄参10g，黄芩10g，生石膏（先煎）15g，栀子5g，川连2g，麦冬10g，牡丹皮10g，虎杖10g，生甘草3g，紫草10g。5剂，每日1剂，水煎服，分2~3次口服。

同时自购锡类散或绿袍散外涂口腔治疗。

患儿未再二诊，随访诉口服上药兼锡类散外用，患儿口腔溃疡基本痊愈。

✎

按语：小儿口疮发生的原因有外因及内因之分，内因责之于素体积热或阴虚，外因责之于感受外邪。其发病与风热乘脾、心脾积热上熏或阴虚火旺上攻口舌有关。由于脾开窍于口、舌为心之苗、肾脉连舌本、胃经齿龈，故本病病变部位在心、脾胃、肾，病机关键是火邪灼伤口舌。口疮的治疗，实证治以清热解毒，泻心脾积热；虚证治以滋阴降火，引火归原。本病可同时使用口腔局部外治法，轻症者单用外治法即可见效，重症者则应以内治法为主，配合外治法治疗。

万师认为该患儿为心脾积热上犯所致，治以清热泻脾，选清热泻脾散以治之；邪热易于灼伤阴津，故常用玄参、麦冬加强滋阴之力，喜用虎杖清热解毒，加牡丹皮、紫草凉血解毒。

（陈争光）

● **病案3**

郭某，女，7岁7个月。初诊时间：2019年11月19日。

【（代）主诉】口腔及口唇糜烂3天。

患儿3天前无明显诱因出现发热，热峰38.2℃，仅发热1次自行退至正常，口腔黏膜、口唇广泛糜烂，创面红赤，疼痛剧烈，不能进食，余无异常，曾就诊于当地医院予"口腔炎喷雾剂、复合维生素B"治疗1天，患儿口腔、口唇创面不断扩大，疼痛异常，遂就诊于我院中医科门诊，拒食，时有流涎，夜寐欠安，大便干结，3日未解，小便短赤。神志清，精神反应可，全身皮肤弹性可，未见出血点，口腔黏膜、口唇广泛糜烂，创面红赤，部分创面表面附有白色分泌物，颈部及颌下均可触及花生米大小肿大淋巴结，触痛明显，局部皮肤无明显潮红及波动感，其他部位浅表淋巴结未见肿大，咽红，咽峡部黏膜亦可见糜烂，未见疱疹及脓点。舌质红，舌尖红赤，舌面可见多个溃疡，舌苔薄黄腻。

【中医诊断】口疮。

【辨证】火毒炽盛，上犯清窍。

【西医诊断】口腔糜烂。

【治则】清热解毒敛疮。

【处方】黄连3g，黄芩10g，黄柏10g，大黄（后下）5g，栀子5g，五倍子10g，生地黄10g，薄荷（后下）10g。5剂，每日1剂，水煎服，分2~3次口服。

同时自购锡类散或绿袍散外涂口腔治疗。

二诊：患儿服药3剂后，疼痛明显减轻，创面红赤减轻，可进流食，大便每1~2日1次，质稍干，目前患儿火毒渐轻，继服上药5剂，加麦冬、玄参滋阴，继续使用绿袍散外用。嘱患儿少进食辛辣、油腻之品，以清淡为主。

后随访诉患儿溃疡已愈，饮食正常。

✎────────

按语：此患儿系火毒骤起，上犯于口，"诸痛疮疡皆属于火"，万师认为系火毒所致，治以清热解毒敛疮，方选"黄连解毒汤"加减治疗，黄连解毒汤主治三焦火盛，加大黄泻下邪热，生地黄养阴，薄荷疏风清热使在表之邪热得散。二诊火毒已溃败，火毒最易伤阴，增玄参、麦冬以养阴液。同时配合绿袍散外用，疗效显著。

关于口疮外用药物，万师多选用锡类散和绿袍散，此两药均具有敛疮生肌之功效，刺激性较小，儿童易于接受。锡类散具有清热解毒、化腐生肌之功效，绿袍散系《治疹全书》的效验方，具有清热消肿、化腐解毒之功效，用于唇舌腐烂，咽喉红肿，外用治疗口腔溃疡效果显著。

（陈争光）

二、滞颐

● 病案1

患儿，女，3岁。初诊时间：2018年4月11日。

【（代）主诉】平素易流涎。

患儿自幼易流涎，多为夜间睡眠时。每夜流涎浸湿枕头，口水清稀无味，眠欠安，磨牙，脾气大，易烦躁，胆小易惊，好动，纳可，二便调。形体瘦小，舌质红，苔薄白，脉细。

【中医诊断】滞颐。

【辨证】肝气不舒，心脾两虚。

【治则】疏肝健脾，宁心安神。

【处方】煅龙骨（先煎）、煅牡蛎（先煎）各20g，白芍10g，茯苓10g，益智仁10g，酸枣仁、柏子仁各15g，柴胡、枳壳、佛手、防风、蝉蜕、陈皮、法半夏各5g。7剂，水煎服，每日2次。

二诊：流涎明显改善，量减少，未打湿枕头。磨牙，脾气大。原方加香附、石菖蒲、防风各5g，灯心草3g，去枳壳、佛手。继服7剂。

三诊：流涎止，眠安，舌红，苔少。继以前方加减巩固治疗而愈。

按语：小儿流涎属中医学"滞颐"范畴。本病虽对患儿身体无明显大碍，但终日口水不断，湿衣皱肤，给患儿及家长增添困扰，影响日常生活及患儿心理健康。本病通常由脾虚不摄引起，常予补中健脾固摄之品。但本案患儿夜眠磨牙、脾气烦急、胆小易惊、多动，万主任临证辨证为心神不宁，肝气不舒，木旺克脾，脾虚不摄，故予疏肝健脾、宁心固摄之法。方中柴胡、枳壳、陈皮、佛手、香附疏肝行气运脾；石菖蒲化湿醒脾；煅龙骨、煅牡蛎、酸枣仁、柏子仁收敛固涩、平肝宁心；益智仁补脾摄涎，温涩为要，茯苓健脾渗湿、补益渗利为主，二药伍用，一利一涩，相互制约，相互促进，共奏健脾固摄之功。诸药合用，健脾疏肝，行气渗湿，宁心安神，摄涎固涩，故收良效。

（王静）

● **病案 2**

宋某，男，5岁7个月。初诊时间：2019年10月19日。

【（代）主诉】自幼流口水。

患儿自幼流口水，昼夜均作，可将衣物及枕头浸湿，无明显臭秽，偶有腥味，口角及下颌部可见潮红，曾多次在外院就诊，予中药口服，效欠佳。现纳食欠佳，口臭明显，夜寐尚安，二便尚调。神志清，精神反应可，全身皮肤弹性可，未见出血点，口角及下颌处可见潮红，咽红，双侧扁桃体未见明显肿大，未见疱疹及脓点。舌质淡红，苔白腻。

【中医诊断】滞颐。

【辨证】脾胃虚寒，兼有食积。

【西医诊断】流涎症。

【治则】健脾消食，温中化湿。

【处方】益智仁10g，山药10g，乌药10g，茯苓10g，芡实10g，诃子10g，五味子10g，陈皮10g，鸡内金10g，苍术5g，桂枝5g，炙甘草5g。7剂，每日1剂，水煎服，分2~3次口服。

二诊：患儿服上药后，口水减少，纳食好转，效不更方，加丁香5g后下，继服14剂。

患儿未再二诊，后因外感发热门诊就诊，诉服上药后流口水已痊愈。

> ✎ 按语：万师四诊合参，认为此例患儿当属脾胃虚寒，兼有食积，"缩泉丸"原治疗遗尿，具有补肾缩尿之效，万师据其临床经验认为其也具有温脾摄涎之力，加芡实、诃子、五味子加强摄涎之力，加茯苓、苍术、陈皮燥湿，桂枝温中，鸡内金健胃消食，炙甘草调和诸药，先后服药1月余，痼疾得除。
>
> （陈争光）

三、厌食

● **病案 1**

患儿，女，3岁。初诊时间：2018年5月12日。

【（代）主诉】纳差3月余。

近3个月来，患儿食量减少，厌主食、肉、菜等，奶量亦减，有时拒食，强喂则含饭，恶心反胃。零食稍好，但量亦不多。近期患儿脾气烦躁，易哭闹，不易安抚，腹胀，大便干燥，趴睡，眠欠安。形体瘦小，面色黄白，精神可。唇红，舌苔白腻，脉滑。

【中医诊断】厌食。

【辨证】饮食积滞。

【西医诊断】厌食症。

【治则】消食导滞。

【处方】炒苍术10g，炒山楂10g，炒麦芽10g，炒鸡内金10g，石斛5g，枳壳5g，陈皮3g，姜厚朴10g，地骨皮9g。共7剂，水煎服，每日1剂。

二诊：上述症状明显改善，食纳增加，无恶心反胃，脾气急躁好转。原方加灯心草3g，继服5剂，食纳佳，二便调，情绪稳定，夜寐安。

> 按语：本案为厌食证，患儿饮食不节，中伤脾胃，脾失健运，终以厌食为主要表现。予苍术健运醒脾，炒山楂、炒麦芽、炒鸡内金健胃消食，姜厚朴行气消胀，陈皮、枳壳消食积，石斛滋阴养胃，诸药相使，疗效立现。
>
> （王静）

● 病案2

患儿，男，7岁。初诊时间：2015年12月18日。

【（代）主诉】自幼食欲不振至今。

患儿混合喂养，长期厌食，进食量少，曾于南京市儿童医院诊断为"乳糖不耐受"。7个月断母乳，现已不喂配方奶，进食不多，大便日行，质偏干，无恶心呕吐，平素性情急躁，寐时易惊醒，刚寐时汗多。舌苔薄白中腻。

【中医诊断】厌食。

【辨证】湿困脾阳，运化失职。

【西医诊断】厌食症。

【治则】燥湿健脾助运。

【处方】佩兰5g，生薏苡仁10g，苍白术各5g，煅龙牡（先煎）各15g，炙鸡内金5g，茯苓5g，决明子5g，炒莱菔子10g，焦楂曲各10g，炒谷麦芽各10g。7剂，煎服，每日1剂。

二诊：患儿家长诉患儿进食有增，大便质调，入寐有好转，仍多汗。舌淡苔薄白中稍腻。证属同前。

【处方】苍白术各 5g，陈皮 3g，煅龙牡（先煎）各 15g，炙鸡内金 5g，苏梗 5g，枳实 5g，莱菔子 10g，太子参 4g，焦楂曲各 10g，炒谷麦芽各 10g。7 剂，煎服，每日 1 剂。

三诊：患儿进食量可，大便质又偏干，每日 1 行，寐尚安，汗出较前减少。舌淡苔薄。

【处方】苍白术各 5g，佩兰 5g，生薏苡仁 10g，炙鸡内金 5g，苏梗 5g，莱菔子 10g，太子参 4g，焦楂曲各 10g，炒谷麦芽各 10g，荷叶 10g，决明子 10g。14 剂，每日 1 剂，水煎服。

> 🖉
> 　　按语：万师认为"脾主困"所指实证往往由于湿热、食积或气滞等病理因素困遏脾阳，致脾之运化失健，故见厌食。此患儿厌食从舌象及其余证候表现看属湿邪困遏脾阳致脾失健运，治以燥湿助运，方中苍术、佩兰燥湿、化湿健脾，茯苓、生薏苡仁健脾渗湿，炙鸡内金、焦楂曲、炒谷麦芽消食助运，莱菔子理气健脾助运，决明子润肠通便，煅龙牡收涩敛汗。二诊中加苏梗、枳实、陈皮加强理气助运之功，增太子参少量以达补运共施之效。三诊中注意已当入暑之时，加荷叶清暑利湿止泻。
>
> 　　　　　　　　　　　　　　　　　　　　　　　　　　（李海朋）

● 病案 3

患儿，男，4 岁。初诊时间：2016 年 4 月 17 日。

【（代）主诉】纳差、厌食 2 月余。

患儿近 2 个月不思饮食，食少纳呆，面色少华，大便时干时稀，神倦，舌淡苔白厚腻，脉滑数。神志清，精神好，面黄形瘦；呼吸平，咽红，心肺无异征；腹软。

【中医诊断】厌食。

【辨证】脾虚食积。

【西医诊断】厌食症。

【治则】健脾化积。

【处方】山楂（炒焦）5g，六神曲（炒焦）5g，麦芽（炒焦）5g，白芍 5g，党参 5g，茯苓 10g，白术（炒）5g，苍术 5g，枳壳 5g，厚朴 5g。7 剂，每日 1 剂，水煎服。

二诊：服完上方，食欲较前稍增加，大便较前成形。咽稍红，心肺无异征。舌质淡，苔白稍厚，脉滑。脾气健复，食欲好转。现治宜健脾运化。

【处方】山楂（炒焦）5g，六神曲（炒焦）5g，麦芽（炒焦）5g，白芍5g，党参5g，茯苓10g，白术（炒）5g，苍术5g，枳壳5g，厚朴5g。7剂，每日1剂，水煎服。随访，食欲恢复。

> ✎
>
> 　　按语：方中以焦三仙为君药，即焦山楂酸甘温主消肉食，焦神曲主消面食，焦麦芽主消米食；白芍、党参、茯苓、白术共为臣药，白芍味酸性寒，敛阴益阴，配甘草更得酸甘化阴，且能缓急止痛，党参味甘、性平，补中益气，配合茯苓、白术、甘草健脾和胃，化源充实；又佐使理气止痛药。全方具有消食导滞、健脾益气、行气止痛之功能，主治小儿厌食证属脾虚食积型。
>
> （李海朋）

● **病案4**

患儿，男，6岁。初诊时间：2016年8月18日。

【（代）主诉】纳差2年余。

患儿出生后，食量较正常儿稍少。1岁开始纳差，食欲不振，进食时间长，至今每餐需喂服方能进食约25g，否则1天不进食，但嗜食香燥类零食；伴口干喜饮，口臭，易怒好动，夜寐不安，大便干结，2日1行，尿黄。神志清楚，精神较好，形体消瘦，面色无华；咽部红赤，心肺无异征，腹部平软，无压痛。舌质红稍暗，苔白，中部黄厚，脉滑。

【中医诊断】厌食。

【辨证】脾失健运，食积化热。

【西医诊断】厌食症。

【治则】清热泻脾，理气化积。

【处方】藿香10g，石膏10g，茵陈10g，熟大黄5g，栀子5g，厚朴10g，鸡内金15g，香附10g，防风15g，苍术10g，神曲5g，山楂5g，太子参10g。7剂，每日1剂，水煎服。

二诊：食欲好转，需喂服，每餐进食约100g，口臭减，大便软，每日1~2次，仍口干喜饮，较烦躁，夜寐不安。面色少华，咽稍红。舌暗红，苔白中厚，脉滑。积热稍减，继守上方去熟大黄、茵陈，加蝉蜕15g、钩藤30g

以疏肝助运。再进7剂。

三诊：服上方后食欲大有改善，可自行进食，每餐约150g，无口臭，口不干，二便调，无烦吵，寐好转，仅夜汗多。舌质红，苔薄白，脉缓稍滑。食积渐化，脾胃仍虚，宜运脾和胃消食。加味白术散调理之。

【处方】太子参10g，白术10g，茯苓10g，莲子10g，黄芪15g，苍术15g，鸡内金10g，扁豆10g，神曲5g，山楂5g，薏苡仁15g，炒二芽各10g，酸枣仁10g，煅龙牡（先煎）各30g。

此方稍作加减，半月而愈。

（李海朋）

● **病案5**

患儿，男，4岁。初诊时间：2017年9月16日。

【（代）主诉】厌食2年余。

患儿长期厌恶进食，每餐进食量少，进食慢，精神可，形体偏瘦，大便日行1次，质干，舌质淡，苔薄白。

【中医诊断】厌食。

【辨证】脾运失健。

【西医诊断】厌食症。

【治则】调脾助运。

【处方】苍术10g，白术10g，陈皮3g，炙鸡内金10g，莱菔子10g，佩兰10g，枳实5g，决明子10g，焦山楂10g，焦六神曲10g，炒谷芽10g，炒麦芽10g。9剂，每日1剂，水煎服。

并嘱家长尽量纠正其不良饮食习惯。小儿推拿及挑疳积各1次。

> 按语：厌食为脾胃运化失司所致，该患儿厌食日久，稍显脾弱之象，但仍以脾运失健为主，治以调脾助运，药用苍术、白术补运兼施；陈皮、莱菔子、枳实、决明子理气助运；炙鸡内金、焦山楂、焦六神曲、炒谷芽、炒麦芽消食助运。脾胃运化得复，虚象自除，饮食自增。
>
> （李海朋）

● **病案6**

莫某，男，4岁2个月。初诊时间：2019年12月15日。

【（代）主诉】纳食欠佳1年余。

患儿近1年来纳食量少，食欲欠佳，无恶心呕吐，无腹泻腹痛，形体略消瘦，无口渴多饮，夜寐尚安，二便尚调。舌质红，苔薄白腻。

【中医诊断】厌食。

【辨证】脾虚不运，饮食积滞。

【西医诊断】厌食症。

【治则】消食助运。

【处方】苍术5g，枳壳10g，厚朴5g，山药10g，茯苓10g，石斛10g，莱菔子10g，鸡内金10g，炒麦芽10g，净山楂10g，白扁豆10g。14剂，每日1剂，水煎服，分2～3次口服。

二诊：服药2周，食欲较前好转，可自己找食物，食量不大，略有挑食，口气重，大便干，上方加槟榔10g、火麻仁5g，继服2周；并嘱略控制患儿食量，减少油腻、甜腻、难消化食物。

患儿先后调理2月余，食欲佳，进食量与同龄儿童相仿。

> ✎　按语：万师继承江育仁教授及汪受传教授"脾不在补贵在运"的学术观点，并将该学术理论运用于临床。根据患儿厌食疾病特点，本着"脾不在补、贵在运"的理念，研制了消食助运方，该方苍术、枳壳、厚朴燥湿理气助运；山药平补脾胃；茯苓渗湿健脾；石斛补脾胃之阴；莱菔子、鸡内金、炒麦芽、净山楂消食化积。若口臭者加槟榔；若恶心呕吐，加姜半夏、砂仁；大便干者加火麻仁、郁李仁；大便秘结难通者加大黄；腹痛者加延胡索、香附。
>
> （陈争光）

● **病案 7**

韩某，男，5岁8个月。初诊时间：2019年11月10日。

【（代）主诉】纳差3年余。

患儿3年前进食过多后出现纳差、食欲差、食量少，自诉腹部有热感，无腹痛腹胀，曾多次就诊于医院，予消食健胃中药治疗，服后食欲好转，停用后食欲仍差。舌质红，舌苔花剥，舌体薄。

【中医诊断】厌食。

【辨证】气阴不足，运化失司。

【西医诊断】厌食症。

【治则】益胃养阴，调脾助运。

【处方】太子参10g，北沙参10g，麦冬10g，香橼皮3g，生地黄10g，白扁豆5g，佛手片3g，焦山楂10g，焦神曲10g，炒麦芽10g，鸡内金10g。14剂，每日1剂，水煎服，分2～3次口服。

二诊：患儿服用10剂后食量较前明显增加，仍有挑食，喜食白米饭、面条，汗出较前增多，患儿食量增多，前方加酸枣仁10g、白芍10g，继服14剂。

后先服用益胃养阴消食助运药物2月余，诸症痊愈。

> 🖊
> 　　按语：此患儿先由饮食不节损伤脾胃，厌食反复不愈，损伤脾胃气阴，纳运失常，治以益胃养阴，调脾助运，方选沙参麦冬汤益胃养阴，加香橼皮、佛手片、白扁豆醒脾助运，焦神曲、鸡内金、炒麦芽、焦山楂消食化积治疗，反复调理2月余。
>
> （陈争光）

● 病案8

邹某，男，4个月。初诊时间：2019年10月13日。

【（代）主诉】纳乳欠佳2月余，加重4天。

患儿自出生后即纳乳欠佳，纳乳量逐渐减少，近4天来纳乳明显减少，患儿目前纳乳量每天300ml，无发热，无腹泻哭闹，夜寐欠安，大便2～3日1次，基本成形，小便量少。患儿系足月儿，剖宫产，有"先天性喉喘鸣"，目前偶有咳嗽，喉中痰鸣。舌质淡红，舌苔白厚腻。

【中医诊断】厌食。

【辨证】脾胃薄弱，运化失健。

【西医诊断】厌食症。

【治则】消乳助运。

【处方】炒麦芽15g，炒谷芽10g，茯苓5g，砂仁（后下）2g，莱菔子5g，苍术5g，白术5g，焦神曲5g。7剂，每日1剂，水煎服，分2～3次口服。

同时配合小儿推拿，健胃消食治疗。

二诊：患儿服上药后，纳乳已基本正常，大便每日1次，质软，建议患儿母亲学习小儿推拿，平时顺时针摩腹、捏脊等保健治疗。

按语：此患儿先天脾胃薄弱，出生后即出现纳乳欠佳，后逐渐加重，万师针对进乳小儿，一般选用《婴童百问》的"消乳丸"以消乳食，同时增加苍术、白术燥湿健脾，增炒谷芽、莱菔子以加强消食助运，茯苓渗湿健脾等。

消乳丸由香附、陈皮、缩砂仁、神曲、炒麦芽、炙甘草组成，具有行气导滞、消食化乳的作用，常用于小儿乳食积滞，消化不良导致的厌食、呕吐、腹泻、腹痛等疾病。

（陈争光）

四、呕吐

● 病案1

患儿，男，7岁。初诊时间：2018年12月26日。

【（代）主诉】呕吐10天。

10天前患儿着凉后鼻塞流涕，呕吐，为胃内容物，非喷射状，不发热，无腹泻腹痛。自服药后，鼻塞等症缓解，但呕吐不止，每日1～2次，无明显酸腐，性状同前，吐后得舒，纳少，挑食，不吃肉，大便调。患儿自幼易呕吐，平素纳差，挑食。精神尚可，面色淡红，呼吸平稳，咽部红，双侧扁桃体Ⅱ度肿大，无脓栓，心肺无异征，腹软，无压痛，肠鸣音亢进。舌质红，苔薄黄，脉细缓。

【中医诊断】呕吐。

【辨证】疏风清胃止呕。

【西医诊断】胃炎。

【治则】疏风散寒，运脾化湿。

【处方】藿香正气散合泻黄散加减。

紫苏叶10g，藿香10g，白芷10g，石膏10g，防风10g，茯苓15g，栀子5g，陈皮5g，竹茹10g，胆南星5g，滑石30g，甘草5g，神曲5g，山楂15g，炒二芽各15g，代赭石10g。5剂，每日1剂，水煎服。

按语：小儿呕吐发生的原因多样，如乳食伤胃、外邪犯胃、胃中积热、脾胃虚寒、肝气犯胃等。其病变部位在胃，和肝脾密切相关。其病机总属胃失和降，胃气上逆，故和胃降逆止吐为本病治标主法，同时，应辨明病因，审因论治以治本。食积呕吐者宜消食导滞，胃热呕吐者宜清热和胃，胃寒呕吐者宜温中散寒，肝气犯胃呕吐者宜疏肝降气，各证均须治以和胃降逆，标本兼顾。该儿病起于受凉，外感风寒犯胃，胃失和降而呕吐。经治疗，表证虽解，但病邪入里化热，故呕不止，且舌红、咽红、苔黄均为胃热之象；该儿平素纳差，脾胃不足可知，此乃寒热夹杂证。

（李海朋）

● **病案 2**

患儿，男，5岁。初诊时间：2018年5月12日。

【（代）主诉】纳差泛恶3周，呕吐3天。

患儿纳差、泛恶3周，呕吐3天，泛恶前曾有过食冷饮、水果等物，经我院内科门诊治疗，诊为急性胃炎，服盐酸甲氧氯普胺、多潘立酮等无效，遂请万教授诊治。上腹部压痛，苔薄黄腻，脉滑数。

【中医诊断】呕吐。

【辨证】痰结心下，夹滞内阻。

【西医诊断】急性胃炎。

【治则】宽胸散结，和胃降逆。

【处方】小陷胸汤加味。

全瓜蒌15g，黄连3g，法半夏6g，厚朴10g，竹茹10g，枳实5g，生姜2片。3剂，每日1剂，水煎服。

按语：万师认为，本案患儿为饮食不节，食滞内阻，胃失和降而致浊气上逆发为呕吐，胃不腐熟，郁而化热则呕吐酸腐，脾失运化，津液失布，聚而为痰，痰食停滞中脘，气机不利则见胸脘满闷，嗳气不能饮食，舌苔薄黄腻，脉象滑数为痰滞内停之候。治以宽胸散结，清化痰浊，选方用小陷胸汤加味，方中全瓜蒌清热化痰，下气宽胸；黄连清热降火，半夏降逆消痰散结，除痞满，与黄连合用辛开苦降，二药配合既能消痰浊之积，又开气郁之痞；辅以枳实、厚朴理气导滞；佐以竹茹、生姜和胃降逆。药证相合，3剂病情大减。

（李海朋）

● 病案3

蔡某，男，9岁。初诊时间：2020年1月7日。

【（代）主诉】呕吐半天。

患儿自幼饮食不慎即出现呕吐，本次发病前无明显饮食不洁或不节史。患儿半天前无明显诱因出现呕吐2次，非喷射状，呕吐物为胃内容物，伴有头晕，无发热头痛，无腹胀、腹痛、腹泻，神志清，精神反应稍差，食欲欠佳，夜寐欠安，二便尚调。舌质红，苔白厚腻。

【中医诊断】呕吐。

【辨证】寒湿犯胃，胃失和降。

【西医诊断】急性胃炎。

【治则】温胃止呕，和胃降逆。

【处方】苍术5g，姜竹茹10g，紫苏叶10g，丁香3g，莱菔子10g，枇杷叶10g，炒麦芽5g，姜半夏5g，陈皮5g。4剂，每日1剂，水煎服，分2～3次口服。

随访患儿服药2剂呕吐未再发，饮食正常，药物未服完。

> 按语：此例患儿急性起病，四诊合参当属寒湿犯胃无疑，万师运用苍术、陈皮燥湿健脾和胃；紫苏叶、丁香温胃止呕；姜竹茹、枇杷叶、姜半夏化痰和胃止呕；炒麦芽、莱菔子消食化积降逆止呕。诸药合用温胃止呕，和胃降逆。
>
> （陈争光）

● 病案4

成某，男，14岁。初诊时间：2019年11月22日。

【（代）主诉】反复呕吐8年余。

患儿自8年前反复出现不明原因呕吐，每次持续时间较长，不经输液（具体药物不详）呕吐难止，每遇吹风、受凉，或闻及难闻气味时即有发作，曾就诊于当地医院住院治疗，诊断为慢性浅表性胃炎，予抑酸护胃治疗可好转，但易发作，患儿平素无泛酸、腹痛，挑食明显，口腔溃疡频发，近半个月来反复发作2次，与既往症状相似，进食后2小时出现，非喷射状，呕吐物为胃内容物。外院查幽门螺杆菌（－）。钡餐检查回示胃肠蠕动功能较差。无头晕、头痛，无腹痛、腹泻，口臭明显，目前神志清，精神反应尚可，纳食欠佳，夜寐欠安，二便尚调。舌质红，苔薄白。

【中医诊断】呕吐。

【辨证】脾虚湿盛，胃失和降。

【西医诊断】慢性胃炎。

【治则】健脾燥湿，降逆和胃。

【处方】藿香10g，法半夏5g，陈皮10g，砂仁5g，枳实10g，莱菔子10g，茯苓10g，党参10g，槟榔10g，焦山楂10g，焦神曲10g，紫苏子10g，炒麦芽10g。7剂，每日1剂，水煎服，分2～3次口服。

二诊：患儿近1周呕吐未发，无泛酸、腹痛，纳食一般，夜寐尚安，二便正常，目前呕吐暂稳定，上方去党参，加用公丁香（后下）3g、刀豆10g，服用14剂。

三诊：患儿近2周呕吐未再发作，服药期间未诉明显不适，家属诉患儿面色较前好转，但食量未见明显改善，无腹痛、腹泻，无发热、咳嗽，夜寐尚安，二便尚调，上方去公丁香、枳实、槟榔，加苍术10g、白术10g、紫苏梗10g，继服14剂。

患儿随访诉近3个月呕吐未再发作，纳食基本好转，体重增加。

> 按语：此患儿反复呕吐达8年之久，每遇吹风、受凉，或闻及难闻气味时即有发作，曾住院检查幽门螺杆菌（－），钡餐检查示胃肠蠕动功能较差，系脾胃气虚，运化失司，水湿蕴结中焦，阻止气机，胃气上逆，每遇刺激因素而发，万师采用六君子汤加减益气健脾、燥湿化饮。同时加用枳实、槟榔、紫苏子理气降气；莱菔子、焦山楂、焦神曲、炒麦芽消食化积；藿香芳香醒脾；后又加用公丁香、刀豆降胃气以治之。久病缓治，反复调治近2个月而愈。
>
> （陈争光）

● **病案5**

刘某，女，4岁7个月。初诊时间：2019年3月13日。

【（代）主诉】反复呕吐2月余。

患儿自幼易恶心呕吐，近2个月恶心呕吐加剧，患儿看见及闻及饭食气味呕吐即作，无腹痛腹泻。患儿2岁时曾患"幽门螺杆菌感染"，曾予西药规律治疗2周。2019年2月19日曾在我院复查幽门螺杆菌阴性。目前神志清，精神反应可，纳食欠佳，口臭明显，夜寐尚安，大便2～3天1次，质干，小便调。舌质红，苔薄黄腻。

【中医诊断】呕吐。

【辨证】胃热气滞，食滞不化。

【西医诊断】急性胃炎。

【治则】清胃降逆，消食导滞。

【处方】槟榔10g，枳实5g，陈皮5g，公丁香（后下）3g，莱菔子10g，川黄连2g，紫苏叶10g，姜半夏5g，瓜蒌仁10g，竹茹5g，焦山楂10g，炒麦芽10g。7剂，每日1剂，水煎服，分2～3次口服。

二诊：患儿服药期间，晨起进食时仍有恶心，但未呕吐，口臭仍作，未再诉腹部不适，食欲较前好转，大便仍干，1～2日1次，舌质红，苔薄黄腻。

【处方】槟榔10g，枳实5g，陈皮5g，公丁香（后下）3g，蒲公英10g，川黄连2g，紫苏梗10g，黄芩5g，瓜蒌仁10g，赤芍10g，姜竹茹5g，焦山楂10g。7剂，每日1剂，水煎服，分2～3次口服。

后随访诉患儿服上药后无明显恶心呕吐，晨起有口气，无腹痛腹泻，纳食正常。

按语：此患儿自幼脾胃不足，近2个月反复呕吐，闻及饭食气味即作，纳食欠佳，口臭明显，大便干，舌质红，苔黄腻，四诊合参，患儿证属胃热气逆，兼夹食积，选用《湿热病篇》黄连苏叶汤清胃止呕。槟榔、枳实、陈皮、公丁香理气降气；姜半夏、竹茹止呕，瓜蒌仁通便；莱菔子、焦山楂、炒麦芽消食化积等。二诊，患儿恶心呕吐好转，但胃热未除，加黄芩、蒲公英增强清胃热之功。患儿既往有"幽门螺杆菌感染"病史，现代研究证实"公丁香、蒲公英、黄连、黄芩"具有抗幽门螺杆菌的作用。

万师对黄连苏叶汤的临床应用具有丰富的经验，认为此方所治之病机当属湿热蕴阻于胃，肺胃不和，胃气上逆，症见呕吐，始恶寒，继则但热不寒，汗出胸痞，舌苔白或黄，口渴不引饮，四肢倦怠，肌肉烦痛，脉缓。黄连为主药，苦寒清热燥湿，泻降胃火，辅以紫苏叶，辛香芳化湿浊，宣肺理气。黄连体现清热与燥湿两法，紫苏叶体现芳香化湿与宣通气滞二法，一凉一温，一阴一阳，体现了"寒因热用，热因寒用，主辅相佐，阴阳相济，最得制方之妙"。本方临床除治疗湿热蕴结中焦，肺胃不和之外，还可治疗呃逆、妊娠恶阻、胃痛、失眠、眩晕、吐血、咳喘等。

（陈争光）

五、泄泻

● 病案 1

患儿，男，6个月。初诊时间：2016年6月13日。

【（代）主诉】反复腹泻半个月。

半月前，患儿无原因出现腹泻，日十余次，为黄色稀便，无黏液，不吐，不发热，喂服"抗生素"等西药无效，且日重。患儿3个月前因饮食不节患肠炎2次，余无特殊病史。来时泄泻不止，日近10次，量多质清，如蛋花样水便，伴肠鸣，纳差，口不干，尿少，无鼻塞流涕，无腹痛呕吐。神志清，精神疲乏，面色㿠白，目窠稍凹陷，前囟稍凹，约1.5cm×1.5cm，头稍方，无枕秃，唇淡欠润，咽不红，心肺无异征，腹软，无压痛及包块，皮肤弹性可，肛周稍红，双下肢不浮肿，四肢末欠温。舌质淡红，苔薄白，指纹淡红位气关。

【中医诊断】泄泻。

【辨证】肝郁脾虚，肾阳不足。

【西医诊断】腹泻病并轻度失水。

【治则】健脾益气，涩肠止泻，佐以疏肝。

【处方】附子理中汤合痛泻要方加减，重用防风。

太子参5g，干姜3g，白术10g，陈皮5g，白芍5g，防风10g，炙甘草3g，乌梅5g，诃子3g，神曲5g，山楂5g。5剂，每日1剂，水煎服。

二诊：服上方2剂，腹泻大减；再服3剂，现大便稀糊状，每日2~3次，纳增，口不干，尿多。精神好，面色淡黄少华，目窠及前囟平，唇淡，咽不红，心肺无异征，腹软，四肢末温。舌质淡红，苔薄白稍厚，指纹淡红。大便常规（－）。患儿阳气渐复，然脾气尚虚，水湿未化，宜健脾利湿止泻。

【处方】七味白术散加减。

炒白术10g，茯苓15g，太子参10g，木香5g，藿香10g，葛根10g，鸡内金15g，苍术10g，炙甘草5g，神曲15g，山楂15g，诃子8g。7剂，每日1剂，水煎服。服完上方泻止，仅食欲欠佳，上方去诃子继用5剂而愈。

按语：小儿脾常不足，该儿反复病泄泻，脾胃更虚，健运失职，水反为湿，谷反为滞，清阳不升，合污而下成泄泻；日久脾虚及肾，火不暖土，致脾肾阳虚，故见泄泻加重，泄下清稀量多，面色㿠白，四肢欠温；而脾虚则木郁乘土，可见肠鸣腹泻；舌淡，苔白，指纹淡红均为脾肾阳虚之象。本病在脾肾。

（李海朋）

● **病案 2**

患儿，男，1岁半。初诊时间：2017年1月5日。

【（代）主诉】反复腹泻5个月。

5个月前因受凉开始腹泻，日行大便十余次，黄色稀水便，夹黏液，经服抗生素有所缓解。后又反复腹泻，多时日行5~6次，黄稀便，无黏液，在外院做结肠镜检示滤泡性结肠炎。就诊时，大便日行6次，黄稀糊状，无黏冻，量不多，不吐，不发热，纳差，小便可。精神尚可，面黄形瘦；肛周不红，舌质淡红，苔白中部略厚，指纹淡紫位风关。大便常规（－）。

【中医诊断】泄泻。

【辨证】脾虚湿盛。

【西医诊断】腹泻病。

【治则】健脾升清，化湿止泻。

【处方】七味白术散加减。

太子参10g，葛根、藿香、诃子、车前草、茯苓、泽泻各10g，升麻、柴胡、白术各5g，谷芽、神曲、山楂、黄芪、马齿苋各15g，苍术、鸡内金各20g。7剂，每日1剂，水煎服。

二诊：服上方7剂，大便先干后稀，日行1~2次，便前哭闹，纳食稍增；舌稍红，苔薄白，指纹粗紫过风关。守前方去鸡内金、苍术、升麻、神曲、山楂，加防风、白芷各10g，山药15g，再进5剂而愈。

按语：本例患儿腹泻时间较长，反复发作达5个月之久，其脾胃必虚。"清气在下，则生飧泄"，脾虚日久，运化失职，水谷不能化生精微，水反为湿，谷反为滞，水谷不分，并走于下而致泄泻。万师以七味白术散调和脾胃之气，重用苍术燥湿运脾，配黄芪、升麻、柴胡益气升清，加谷芽、神曲、山楂、鸡内金消食化滞，马齿苋、车前草、泽泻清肠利湿，佐以一味诃子涩肠止泄。全方融补、升、消、清、渗、涩于一炉，杂而不乱。或曰：上症中并无明显食滞、湿热之征，为何加用消导、清利之品？殊不知此正是万师高明之处。盖脾胃虚岂无湿生、食滞之理？又"至虚之处，必为留邪之所"，食湿郁久，定会化热。患儿舌苔白中部厚，为食湿内滞之象；指纹淡紫为体虚有热之征，故其久病不愈，除了脾虚之外，还与湿、食、热邪内伏有关。

（李海朋）

● **病案3**

患儿，女，5岁。初诊时间：2018年4月6日。

【（代）主诉】腹泻2周。

患儿2周前开始腹泻，日行3～5次，稀糊状或偶呈水样，便中夹奶瓣，予"蒙脱石散""双歧杆菌三联活菌散"等口服，稍有好转，但未痊愈。近1周患儿食入即泻，日行5次以上，臭气不显，便前无明显哭闹，便中仍夹有少量奶瓣，小便正常，饮水如常，夜寐安和。混合喂养，以配方奶为主。舌苔薄白，脘腹不胀。粪常规：质稀，余（-）。

【中医诊断】泄泻。

【辨证】脾阳不足，运化失能。

【西医诊断】小儿腹泻。

【治则】温运脾阳，燥湿止泻。

【处方】苍术10g，茯苓10g，芡实10g，炮姜5g，煨益智仁10g，车前子15g，炒谷芽10g，生麦芽20g。5剂，每剂分服2日，每日3次，水煎服。小儿推拿7天。

✎

按语：脾虚泻的治疗需在运脾的同时及早温阳，往往能迅速起效。本例初诊，患儿虽未现明显脾阳虚之证候表现，但亦无湿热之象，用炮姜、煨益智仁温运脾阳，合苍术运脾燥湿，茯苓、车前子淡渗利湿兼健脾，芡实补脾收涩止泻，炒谷芽、生麦芽消积助运。患儿药后症情明显好转。诸药合用，达到泻止纳增，病情迅速痊愈的目的。可见，在治疗脾虚泻时，万教授尤其重视温阳运脾，健脾益气反可稍缓考虑用之。

（李海朋）

● **病案4**

患儿，女，9个月。初诊时间：2017年9月15日。

【（代）主诉】腹泻3月余。

患儿腹泻3月余，为淡黄色稀便，无明显臭气，每日5～7次。近1周来，病情逐渐加重，腹泻次数增多，每日10余次，食后即泻，为欠消化稀溏便，并伴发热，精神弱，食纳尚可，在当地用抗生素、益生菌等治疗，病情无好转，而来本院就诊。体温38.6℃，无汗，形体瘦小，面色略黄，腹软，手足欠温，舌质淡，苔白，脉沉细弱，指纹淡。大便常规：脓细胞1～3个/HP。

【中医诊断】泄泻。

【辨证】脾肾阳虚，兼感风寒。

【西医诊断】慢性腹泻病。

【治则】温补脾肾，散寒止泻。

【处方】附子5g，肉桂5g，干姜3g，太子参9g，芡实9g，木香3g，藿香5g，葛根5g。服药3剂后泻止热退，再进5剂病情平稳，复查大便常规未见异常。

> ✏️
> 按语：万师认为，患儿腹泻已3月有余，久病脾虚，易被湿困，脾虚及肾，肾阳不能温煦脾阳，则寒从内生，加之复感寒邪，则诸症加重，并伴发热之表证。治疗应以温肾健脾治本为主，兼用散寒解表治标。方中附子辛温大热，其性善走，为通行十二经脉纯阳之药，外通于皮毛、四肢而除表寒，里达于下焦而温痼冷，配干姜辛温，其性善守，暖脾胃而散寒，肉桂温补脾肾之阳，益火消阴，太子参健脾益气以助运化，芡实固肠止泻，配以藿香辛散表寒，芳香化湿，木香理气和中，葛根升发阳明之气，使表里和病自愈。
>
> （王静）

● 病案5

张某，女，5个月。初诊时间：2019年10月6日。

【（代）主诉】发热、腹泻、呕吐2天。

2天前无明显出现发热，热峰38.7℃，每日2～3次，口服退热药后汗出热退，大便每日6～8次，色黄质稀呈水样，可见黏液及血丝，伴有呕吐每日2～3次，多在纳乳后发生，便前哭闹明显，患儿家属自予"蒙脱石散、枯草杆菌二联活菌颗粒"等治疗，效欠佳，纳乳稍差，夜寐尚可，小便量少。舌质红，苔黄腻。粪便常规：白细胞（++），红细胞（++），余未见异常。

【中医诊断】泄泻。

【辨证】湿热泻。

【西医诊断】感染性腹泻。

【治则】清热利湿止泻。

【处方】葛根5g，黄芩3g，苍术5g，马齿苋5g，砂仁5g，车前草5g，茯苓5g，白头翁5g，白芍5g，炙甘草3g。3剂，每日1剂，水煎服，分2～3次口服。

二诊：患儿服药2剂未再发热，腹泻目前每日3～4次，以糊状为主，偶有水样便，近日大便未见血丝，可见少许黏液，未再呕吐，纳食稍差，舌质红，苔薄黄腻，患儿湿热邪气已除大半，予渗湿健脾为主。

【处方】苍术5g，砂仁5g，炒麦芽5g，葛根5g，车前草5g，陈皮5g，茯苓5g，山药5g。5剂，每日1剂，水煎服，分2～3次口服。

患儿未再复诊，后随访患儿腹泻已愈，目前纳食正常。

> ✎
>
> 按语：此患儿四诊合参属于湿热泻，多因饮食奶具不洁，湿热之邪由口而入犯及肠胃所致，湿热蕴结肠胃，脾胃运化失司，清浊不分，合污而下，出现发热、腹泻、呕吐等，中医治以清热利湿止泻。万师善用经方葛根芩连汤、黄芩汤、白头翁汤合方加减治疗湿热泻，因黄连苦寒较著，小儿脾胃薄弱，弃之不用，加用马齿苋、白头翁、车前草加强清肠止泻之力，苍术燥湿健脾，茯苓渗湿健脾，白芍、炙甘草缓急止痛，砂仁和胃止呕，患儿服用后热退呕泄止。后期予渗湿健脾止泻调理患儿脾胃，清解湿热余邪。
>
> （陈争光）

● 病案6

刘某，男，1岁7个月。初诊时间：2020年1月1日。

【（代）主诉】反复腹泻1月余。

1个月前因饮食不洁出现发热、腹泻，2019年11月27日就诊于我院门诊，查粪便常规：白细胞（++），红细胞（++），诊断为"急性胃肠炎"，予"头孢克肟、酪酸梭菌二联活菌散、蒙脱石散"等治疗3天，患儿热退，反复腹泻不愈，曾多次就诊于医院，予"消旋卡多曲、蒙脱石散、布拉氏酵母菌散、儿泻停颗粒"等治疗1月余，效欠佳。目前大便每日4～5次，色黄质稀糊状或水样，未见黏液及血丝，偶有便前哭闹，纳食欠佳，小便量少。全身皮肤略干，腹胀，无腹痛，无压痛及反跳痛。口唇干红，手足心烦热，舌质嫩红，苔薄白少而干。

【中医诊断】泄泻。

【辨证】脾虚泻，日久伤阴。

【西医诊断】腹泻病。

【治则】健脾止泻，益气养阴。

【处方】太子参5g，苍术5g，茯苓5g，炙甘草5g，葛根5g，山药10g，木香5g，炮姜3g，炒麦芽5g，砂仁5g，白芍5g，陈皮5g，乌梅10g。7剂，每日1剂，水煎服，分2~3次口服。

患儿未再二诊，随访患儿家属诉泄泻已愈，纳食正常，小便量可。

> ✎
>
> 按语：患儿因饮食不洁，湿热蕴结脾胃导致腹泻，因治疗失宜，日久损伤脾胃气阴，脾气虚以致运化失司，清浊不分，反复腹泻不止，泄泻伤阴，口唇干红、手足心发热、尿量少，舌质嫩红，苔薄白少而干，治以益气养阴、健脾止泻，选用七味白术散合人参乌梅汤加减治疗。
>
> 七味白术散源于北宋钱乙《小儿药证直诀》，由四君子汤加藿香叶、葛根、木香而成，具有健脾止泻、清热养阴之功，用于治疗脾胃虚弱、津虚内热证。自钱乙创制该方后，得到历代医家的赞誉，认为七味白术散是治疗小儿腹泻的经典方剂，明代万全《幼科发挥》云"白术散乃治泄泻作渴之神方"，清代陆以湉《冷庐医话》中"七味白术散，治小儿久泻脾虚最灵"，清代陈复正《幼幼集成》云"幼科之方，独推此为第一，后贤宜留意焉"，近代儿科医家王伯岳认为本方擅长治疗长期腹泻、脾胃损伤、虚实夹杂之证。
>
> 人参乌梅汤源于明代吴鞠通《温病条辨》，由人参、木瓜、乌梅、莲子、山药、炙甘草组成，原书述其主治云："久痢伤阴，口渴舌干，微热微咳，人参乌梅汤主之"，人参益气，乌梅、木瓜、甘草酸甘化饮，山药、莲米甘淡实脾，现代多用于久泻伤阴之证。
>
> （陈争光）

● 病案7

余某，男，2岁8个月。初诊时间：2020年1月1日。

【（代）主诉】自幼大便不成形。

患儿自幼大便不成形，每日1~3次不等，未见黏液及血丝，无腹胀腹泻，平素自诉腹部疼痛不适，脐周为主，无恶心呕吐，手足不温，无活动减少，神志清，精神反应可，纳食欠佳，夜寐欠安，小便量可。面色少华，舌质淡红，苔薄白腻。

【中医诊断】泄泻。

【辨证】脾阳虚泻。

【西医诊断】腹泻病。

【治则】温阳健脾，化湿止泻。

【处方】苍术10g，白扁豆10g，茯苓10g，山药10g，肉豆蔻5g，砂仁5g，炮姜3g，葛根10g，木香5g，陈皮10g，炙甘草5g。7剂，每日1剂，水煎服，分2~3次口服。

二诊：患儿服用4剂后大便较前好转，每日1次，便质基本成形，手足暖，未再诉腹痛，效不更方，继服14天。

患儿未再二诊，后随访诉患儿大便已正常，纳食尚可，建议平素服用健脾八珍糕以调理后天之不足。

> 按语：万师临床重视温阳法在临床的应用，小儿特殊的生理特点"肺常不足、脾常不足、肾常虚""稚阴稚阳"的特点，以及"易寒易热、易虚易实"的病理特点，腹泻日久不愈往往损及脾阳，脾阳受损，运化失司，导致腹泻迁延不愈，形成恶性循环。脾主运化，喜燥恶湿；湿为阴邪，脾为阴土，同气相召，故湿邪最易困遏脾阳，导致运化失职，水湿下趋大肠而致泄泻迁延。若见到病程迁延，大便次数虽然有减而仍多，便质异常，只要无发热、便下热臭气秽等明显热象，即使暂无阳虚表现，也可适当加用温运脾阳之品。尽早补益脾阳，还可以阻止病情向脾肾阳虚证发展。温运脾阳的基本方为理中丸，常用药潞党参、炮姜、炒白术、炙甘草。阳虚证候显著者加用煨益智仁、砂仁、肉豆蔻，必要时用制附片、炙诃子。气虚显著用生晒参，加茯苓、山药、芡实；兼阴伤口渴加麦冬、生地黄；便质稀薄加苍术、车前子；婴儿大便夹不消化乳块加炒麦芽、炒谷芽；食欲不振加鸡内金、焦山楂。
>
> 本例患儿腹泻日久，伤及脾阳，脾阳亏虚，水湿不得温化，水谷不分而致大便不成形，面色少华、手足不温、舌质淡红、苔薄白腻即为明征，治以温阳健脾、化湿止泻为主，方选肉豆蔻、炮姜、砂仁温补脾阳，苍术、白扁豆、陈皮、木香燥湿健脾，茯苓渗湿健脾止泻，山药平补中焦。久病缓治，疗效显著。
>
> （陈争光）

六、胃痛

● **病案 1**

何某，男，12岁，初诊时间：2019年12月12日初诊。

【（代）主诉】胃脘部疼痛、反酸2年余，加重1周。

患儿近2年反复出现胃脘部疼痛，发作无定时，与饮食关系不大，疼痛剧烈时有汗出、面色苍白，可自行缓解，反酸偶作，偶有恶心呕吐，纳食欠佳，曾多次就诊于外院予药物治疗（具体不详），可减轻，后反复。近1周胃脘部疼痛频繁发作，2019年12月11日我院内科门诊查胃镜示：慢性胃炎伴胆汁反流，食管炎伴增生。幽门螺杆菌快速法检测弱阳性。患儿为求中医治疗就诊于我科。

【中医诊断】胃脘痛。

【辨证】肝火犯胃，胃阴不足。

【西医诊断】慢性胃炎伴胆汁反流，食管炎伴增生，幽门螺杆菌感染。

【治则】清肝泻火，清胃养阴。

【处方】吴茱萸3g，川黄连3g，黄芩10g，败酱草15g，牡丹皮10g，瓦楞子10g，海螵蛸10g，槟榔10g，生大黄5g，竹茹5g，焦山楂10g，公丁香3g（后下）。7剂，每日1剂，水煎服，分2~3次口服。

二诊：患儿服上药后患儿胃脘疼痛明显减轻，偶有反酸，纳食仍欠佳，无腹胀腹泻，无恶心呕吐，夜寐欠安，二便尚调，肝胃火热未尽，阴伤难复，上方加石斛10g、炒麦芽10g，继服14剂。

三诊：患儿目前胃脘疼痛偶作，近1周无反酸，纳食稍好转，进食稍多自觉腹胀不适，舌质红稍暗，苔薄白腻，患儿胃热已除，脾胃气阴两虚未复，胃痛日久必见血瘀。

【处方】炙黄芪15g，川桂枝5g，白芍10g，石斛10g，麦冬10g，五灵脂10g，广郁金10g，延胡索10g，茯苓10g，陈皮10g，焦山楂10g，炒麦芽10g。14剂，每日1剂，水煎服，分2~3次口服。

患儿未再复诊，后随访诉自购服用上方药物14剂，停药2周，胃脘疼痛、反酸未再发作，纳食尚可。

按语：万师认为小儿幽门螺杆菌感染相关性胃炎应从寒热论治。认为湿热邪毒由口而入，侵犯脾胃是本病的外因；小儿脾胃虚弱，易招邪侵，肝郁气滞，乘脾犯胃为其内因；邪正交争，气机郁滞，发为胃痛是基本病机。根据小儿体质特点及本病的儿科发病规律，本病可以分为脾胃虚寒、胃热气滞、脾虚胃热三种主要证型，分别施以温脾建中、清胃理气、温脾清胃法，辅以健脾益气、理气活血、清肝和胃、消食开胃、清化湿热等治疗方法。体外抑菌实验表明，对幽门螺杆菌有抑制作用的中药有很多，其中不仅有苦寒药如黄连、黄芩、青黛、紫花地丁、大黄之类，也有温补药如桂枝、黄芪、高良姜、丁香、吴茱萸、甘草等。临床应用，当以中医学宏观辨证为主，辨清虚实寒热，以作为选方用药的主要依据。在使用有效处方的基础上，根据患儿的不同证情选用药物，适当考虑相关药物的药理学研究成果组方治疗。

此患儿系幽门螺杆菌感染引起的慢性胃炎伴胆汁反流、食管炎伴增生，中医属"胃脘痛"范畴，胃脘痛反复发作2年余，四诊合参，初诊证属肝火犯胃，胃阴不足，万师运用"左金丸"加减，黄芩、败酱草、牡丹皮、生大黄清热肝胃之火，瓦楞子、海螵蛸制酸止痛，竹茹和胃止呕，槟榔、焦山楂行气消积。服用3周后肝胃火热已祛，脾胃气阴两虚之象显露，胃病日久兼见血瘀，万师采用"黄芪建中汤"加减益气补中，加石斛、麦冬以养胃阴，五灵脂、广郁金、延胡索、陈皮理气化瘀止痛，焦山楂、炒麦芽消食助运。患儿服用2月余，胃病得痊愈。

（陈争光）

● 病案2

患儿，女，9岁。初诊时间：2018年6月18日。

【（代）主诉】胃脘痛反复发作1年，加重1个月。

患儿1年前开始胃脘部疼痛，反复发作，近1个月来，每日均发作，每于进食后加重，大便偏软，食欲差，时有恶心，有口臭，舌质红，苔薄黄，脉滑。平时每2个月感冒发热1次，汗不多，胃痛时易心烦而汗出，形体偏瘦。幽门螺杆菌抗体弱阳性。其父有幽门螺杆菌感染慢性胃炎史，否认服用西药治疗。

【中医诊断】胃痛。

【辨证】胃热气滞。

【西医诊断】幽门螺杆菌相关性胃炎。

【治则】清胃理气。

【处方】蒲公英10g，黄芩10g，牡丹皮10g，槟榔10g，焦山楂10g，焦神曲10g，制香附3g，枳壳5g，升麻5g，川黄连3g，淡吴茱萸3g，公丁香2g。7剂。每日1剂，水煎服。

> 按语：胃为阳土，喜润恶燥，热毒犯胃，胃热内灼，郁而作痛，辨证属实。证见胃热气滞，胃气上逆及肠腑微结的表现，治以清胃和中，降逆止呕，理气导滞。药用左金丸为主清热和胃，理气止痛；加用制香附、枳壳增强理气止痛之功效，公丁香降逆止呕，槟榔理气导滞、润肠通便。药后2周患儿胃痛即未再发，诸症均有改善，食欲增；4周后，胃痛消失，食量较前增加1倍，大便日行，成条，体重增加1kg。疗效显著。
>
> （王静）

七、腹痛

● **病案1**

患儿，男，5岁。初诊时间：2016年5月18日。

【（代）主诉】腹痛5天。

5天前感冒，咳嗽。家长自予"阿莫西林""午时茶"等口服，咳减，但腹痛，呈阵发性，腹胀，呕吐，每日2～3次，为胃内容物，非喷射状；大便稀，无黏冻，伴流清涕，作嚏，尿多，纳食差。神志清楚，精神尚好，呼吸平稳，面色显白，咽红，双侧扁桃体Ⅱ度肿大，双肺呼吸音粗，无啰音，心无异征，腹软，无压痛，无包块。舌质稍红，苔薄白，脉滑。

【中医诊断】腹痛、感冒。

【辨证】寒邪直中，风寒外感。

【西医诊断】上呼吸道感染。

【治则】疏风散寒，运脾化湿。

【处方】藿香正气散加减。

藿香5g，紫苏叶5g，白芷5g，法半夏5g，陈皮5g，厚朴5g，茯苓15g，苍术10g，鸡内金5g，车前草10g，泽泻10g，神曲5g，马齿苋5g，白芍5g，黄芩5g，炒莱菔子5g，羌活3g。5剂，每日1剂，水煎服。

二诊：服上药后诸症缓解，腹痛、腹泻、呕吐消失。现偶咳，纳差，二便调。面色淡黄，咽红，双侧扁桃体Ⅱ度大，心肺（－），腹软。舌正红，苔中根部稍见白厚，脉滑。风寒已去，脾胃失健，故上方去紫苏叶、厚朴、羌活、马齿苋，加葛根10g，白术、薄荷（后下）、金银花各5g。5剂，每日1剂，水煎服。

（王静）

● 病案 2

患儿，男，6岁。初诊时间：2017年6月25日。

【（代）主诉】腹痛3天。

3天前患儿因外出活动进食较多冷饮，当晚出现阵发性上腹痛，每次持续3～5分钟，伴冷汗，无恶心呕吐，无发热，腹痛每日发作3～5次。四肢欠温，大便每日3～4次，小便清长。神志清，神情略疲惫，面色微白。腹软，剑突下轻压痛，无肌紧张及反跳痛，未及包块。舌淡红，苔白略腻，脉细沉。

【中医诊断】腹痛。

【辨证】饮食积滞，气滞寒凝。

【西医诊断】急性胃炎。

【治则】消食导滞，理气祛寒。

【处方】炒苍术10g，木香5g，丁香1.5g，延胡索10g，干姜5g，炒鸡内金10g，炒山楂10g，炒麦芽10g。共3剂，水煎服，每日1剂。

二诊：腹痛减轻，每日偶作。食纳好转，大便正常。上方加白芍10g，继服药7天。随访患儿，未再腹痛，食纳佳，二便调。腹痛治愈。

按语：本案小儿为食积腹痛。多因饮食不节、嗜食寒凉，或暴饮暴食，过食油甘厚味而致，中伤脾胃，脾胃运化传导失职，气机不畅，不通则痛，发生腹痛。此患儿因过食寒凉，寒伤中阳，寒凝气滞，气滞而经络不通，六腑以通为顺，故治疗应以理气为主。方中苍术、木香、丁香芳香化湿，健脾消食；干姜温散寒邪；延胡索理气止痛；鸡内金、山楂、麦芽健胃消食。诸药合用，其效立现。

（王静）

● 病案3

患儿，男，6岁。初诊时间：2018年10月30日。

【（代）主诉】脐周疼痛2月余。

患儿近2个月来无明显诱因出现反复发作脐周疼痛，持续时间不等，痛甚时伴面色发白、出冷汗，无恶心、呕吐等。外院曾做相关检查，腹部B超提示肠系膜淋巴结炎，胃镜示胃黏膜慢性病变，曾服抑酸、肠道菌群制剂、健胃中成药等治疗，无明显改善。现症见：腹痛，脐周痛为主，进食后多见，食欲差，食量小，进食慢，口气臭，大便黏滞，质溏，每日1行。平日喜冷饮。形体略瘦，面色略黄。剑下、脐周轻压痛，无反跳痛及肌紧张，腹部触之软，稍胀。舌质淡，苔白中心略厚，脉弱。

【中医诊断】腹痛。

【辨证】中阳不足，寒凝中脘。

【西医诊断】慢性胃炎。

【治则】温阳和胃止痛。

【处方】小建中汤加减。

炒白芍15g，桂枝10g，炙甘草5g，焦三仙各10g，生姜2片，大枣15g，饴糖1汤匙。

按语：本案万师根据小儿症状、舌脉及病史，辨证为中阳不足之虚寒腹痛。按《金匮要略》"虚劳里急，悸，衄，腹中痛……小建中汤主之"，临床选用温中补虚、和里缓急的小建中汤加减治之。小建中汤由桂枝、白芍、甘草、大枣、生姜、饴糖组成，方中加大量甘温补虚缓急的饴糖，更加强了缓急止痛的效果。患者服药1周后，腹痛大减，发作频率亦减，大便转成形，口臭消失，食欲已有明显改善，患儿有饥饿感，食量增加。后续以本方续服2周，患儿腹痛缓解，未再发作，食纳稳定，体重略增。回顾病史，该患者因自幼过食寒凉，戕害了脾胃中阳之气，导致脾胃虚寒。加之小儿脏腑娇嫩，脾胃不足，饮食失节，致使脾胃失受纳、健运之力，脾虚寒凝，积而为痛，用小建中汤加焦三仙调治，以温中补虚、益气建中为主，兼以消导，药虽简而效却著。

（王静）

● **病案 4**

钟某，女，7岁1个月。初诊时间：2019年11月2日。

【（代）主诉】腹痛20天。

患儿20天无明显诱因反复出现腹痛，呈阵发性，脐周为主，痛处喜暖，遇温则舒，遇寒加重，无恶心呕吐，无腹胀腹泻，神志清，精神反应正常，纳食稍差，夜寐欠安，二便尚调。腹平软，脐周有轻压痛，无反跳痛。舌质红，苔白腻。

【中医诊断】腹痛。

【辨证】寒邪中腹，气滞不通。

【西医诊断】腹痛查因。

【治则】温阳散寒，理气止痛。

【处方】太子参10g，干姜5g，炙甘草5g，枳壳10g，陈皮10g，延胡索10g，醋郁金10g，白芍10g，木香5g，北柴胡10g，法半夏5g，乌梅10g，川楝子5g。7剂，每日1剂，水煎服，分2～3次口服。

二诊：服上药后脐周疼痛好转，进食后偶诉不适，纳食基本正常，上药干姜改为炮姜5g，去川楝子，继服7剂。

随访诉患儿腹痛未再作，纳食正常。

> ✎
> 　　按语：患儿反复脐周腹痛20余日，喜暖怕寒，此多为进食寒凉或素体阳虚所致，寒邪凝滞气机，不通则痛，治以温阳散寒，理气止痛，方选理中汤，同时加入理气止痛之品。
>
> 　　　　　　　　　　　　　　　　　　　　　　　　　　　（陈争光）

● **病案 5**

吴某，女，6岁8个月。初诊时间：2019年12月9日。

【（代）主诉】反复脐周腹痛1年余，再发半天。

患儿1年前感冒后出现脐周腹痛，多于受凉、进食后发作，疼痛剧烈时冒冷汗，面色苍白，热敷不能缓解，可自行缓解，无嗳气呕吐，无腹泻，纳食欠佳。2019年6月10日曾因腹痛剧烈就诊于我院内科门诊行幽门螺杆菌检测（－），腹部超声检查示：肠系膜淋巴结肿大（最大12mm×10mm），予"头孢克洛、猴头菌提取物"等治疗，效欠佳。今日进食后腹痛加剧，求治于中医，目前神志清，精神反应可，纳食欠佳，夜寐尚安，二便尚调，咽稍红。舌质红，苔薄黄腻。

【中医诊断】腹痛。

【辨证】痰毒结于经络。

【西医诊断】肠系膜淋巴结肿大。

【治则】化痰解毒，活血通络。

【处方】浙贝母10g，虎杖10g，延胡索10g，煅牡蛎（先煎）20g，玄参10g，广郁金10g，蒲公英10g，荔枝核10g，川楝子10g，瓜蒌皮5g，陈皮10g，桃仁5g。14剂，每日1剂，水煎服，分2~3次口服。

二诊：患儿脐周腹痛近10天未再发作，纳食尚可，效不更方，继服上药14剂。

三诊：患儿近1个月腹痛未发，今日复查腹部超声，未见明显肿大淋巴结，暂不予中药，嘱其禁食寒凉、油腻、辛辣之物，预防感冒。

按语：急性肠系膜淋巴结炎多见于7岁以下的儿童，多属于病毒感染，腹痛可发生在腹部任何部位。西医对此病尚无有效的治疗方案，特别是反复腹痛。中医在治疗该病方面具有显著疗效，万师认为该病归属于中医"腹痛"范畴，小儿脏腑娇嫩，形气未充，易受外邪侵袭，护理失当，寒邪内侵，凝滞中焦，寒凝气滞，气血不通而为痛。脾常不足，饮食无度，久则脾失健运，气滞食积生痰蕴热，壅滞气机，不通则痛。小儿卫外不固，屡感外邪，邪毒易下趋大肠，大肠传导失司，糟粕滞留，久则湿热毒停聚。小儿肝常有余，气郁化热或疏泄失常可致气血阻滞，出现脐周或少腹疼痛。寒邪外袭、乳食积滞、脏腑虚冷、气滞血瘀等使脏腑经脉失调，气血运行不畅而为疼痛。

此患儿系因肠系膜淋巴结肿大导致脐周腹痛反复不愈，近年来此类疾病发生率逐年升高，许多门诊以"腹痛"就诊者多属此病，万师认为此患儿因感受风热邪毒，热毒内犯经络，灼津成痰，痰毒互结阻于经络而发，病机属痰毒互结，治当消痰软坚，解毒化瘀，方选"消瘰丸"加减消痰软坚，加荔枝核、川楝子理气散结止痛，加延胡索、桃仁化瘀通络，虎杖、蒲公英解毒，陈皮理气等。患儿服药1月余，疗效明显，临床症状消失，腹部超声复查亦不见肿大淋巴结。

（陈争光）

● 病案6

李某，男，10岁6个月。初诊时间：2019年12月13日。

【（代）主诉】阑尾周围脓肿20余天。

患儿20余天前因"腹痛"在我院外科住院治疗，诊断"阑尾周围脓肿"，予行"阑尾周围脓肿穿刺引流术"，目前术后2周，患儿仍诉右下腹腹痛，腹胀明显，无恶心呕吐，无腹泻。今日已在我院外科行超声检查，示"阑尾周围脓肿4cm×6cm"，建议其保守治疗，动态复查，患儿家属求治于我科门诊。现神志清，精神反应可，食欲稍差，夜寐尚安，二便尚调。腹平软，右下腹部有压痛，无明显反跳痛，神经系统查体未及异常。舌质红，苔白腻。

【中医诊断】肠痈。

【辨证】气滞血瘀，血腐成脓。

【西医诊断】阑尾周围脓肿。

【治则】化瘀行滞，清热解毒。

【处方】生大黄3g，川厚朴10g，炒枳壳10g，火麻仁10g，冬瓜仁10g，薏苡仁10g，败酱草10g，牡丹皮10g，赤芍10g，川芎10g，桃仁10g，炙甘草5g。7剂，每日1剂，水煎服，分2～3次口服。

二诊：患儿服用上药后疼痛明显好转，2019年12月20日复查阑尾超声，示脓肿较前明显缩小，建议继服上药14剂。

三诊：患儿近1周已无腹痛不适，再次复查阑尾超声，未见脓肿，继服上药7剂。

后未再复诊，随访诉后又在外科复诊，告知已痊愈。

按语："阑尾炎""阑尾周围脓肿"是小儿外科常见病，但外科手术后常出现腹痛不消、腹部不适等症状，辨证属气滞血瘀，血腐成脓，治以化瘀行滞，清热解毒，万师多选用大黄牡丹皮汤合薏苡附子败酱散加减，效果明显。

（陈争光）

八、地图舌

李某，男，4岁4个月。初诊时间：2019年11月8日。

【（代）主诉】地图舌2年余。

患儿2年前高热后出现地图舌，可自行出现白苔，后无明显诱因再次出现剥脱。近期舌苔剥脱明显，目前舌面红赤无苔，患儿自诉进食热食及辛辣食物时，舌部疼痛不适，曾多次就诊于外院及我院门诊，曾予"锌剂、微量元素、维生素"等治疗，效欠佳。目前神志清，精神反应可，夜寐尚安，但汗多，纳食尚可，二便尚调。舌质红赤，无苔。

【中医诊断】地图舌。

【辨证】气阴不足。

【西医诊断】舌炎。

【治则】益气养阴清热。

【处方】太子参10g，北沙参10g，麦冬10g，知母10g，天花粉5g，石斛10g，酸枣仁10g，黄精10g，生地黄10g，制乌梅10g，白芍10g，地骨皮10g，炙甘草5g。14剂，每日1剂，水煎服，分2～3次口服。

患儿未再二诊，随访诉服药后目前舌苔薄白，未见剥脱，进食热食及辛辣食物时无舌体疼痛，盗汗不显。

> 按语：地图舌是小儿比较常见的疾病，西医认为属于舌炎，可能与锌缺乏、微量元素缺乏相关，目前缺乏有效治疗药物。中医认为地图舌是胃气阴不足的表现，此例患儿在高热后出现地图舌，因高热伤津，余热未清，气阴两伤所致，万师采用沙参麦冬汤加减，加太子参补气，加知母、石斛、黄精、生地黄以养胃阴，加地骨皮以清虚热，增乌梅、白芍合甘草以酸甘化阴。万师针对治疗难愈者，多加丹参、桃仁以化瘀通络改善循环，往往取效明显。
>
> （陈争光）

九、便秘

李某，男，4岁3个月。初诊时间：2020年1月5日。

【（代）主诉】大便困难1年余。

患儿近1年来大便苦难，5～7天1次，质干如羊粪，偶有便后带血，稍腹胀，无腹痛，无恶心呕吐，神志清，精神反应可，纳食略欠佳，夜寐尚安，小便少黄。舌质红，苔黄白腻。

【中医诊断】便秘。

【辨证】胃热津伤，肠燥失润。

【西医诊断】便秘。

【治则】润肠泻热通便。

【处方】南沙参10g，生地黄10g，麦冬10g，火麻仁10g，瓜蒌子10g，冬瓜子10g，莱菔子10g，当归10g，生大黄5g，枳实10g，厚朴10g。7剂，每日1剂，水煎服，分2~3次口服。

二诊：患儿服上药后，大便每日1次，便质稍硬，纳食仍欠佳，上方加炒麦芽10g，继服14剂。

后随访患儿大便1~2天1次，便质尚可，纳食好转，嘱其注意多食蔬菜水果，少食肥甘。

> 按语：万师临床擅用经方加减治疗便秘。本例患儿证属胃热津伤，肠燥失润，治以润肠泻热通便，方选麻子仁丸、增液汤、小承气汤合方加减，南沙参、生地黄、麦冬滋阴增液，火麻仁、瓜蒌子、冬瓜子、当归润肠通便，生大黄泻下通便，莱菔子、枳实、厚朴降气。
>
> （陈争光）

十、疳证

● 病案1

患儿，男，8岁。初诊时间：2016年11月20日。

【（代）主诉】纳差2年。

患儿2年前开始纳差，无食欲，不吐，不思食，睡中磨牙，汗多，大便1~2日1行，成形，尿可。既往常感冒发热，经常腹泻，无肝炎史。神志清楚，精神尚好。形体偏瘦，毛发稀疏，面色黄，呼吸平，咽喉红，扁桃体Ⅰ度肿大；肋缘外翻，漏斗胸，心肺无异征；腹软，无压痛；臀部及大腿肌肉松弛。舌质红，苔白厚。脉细。

【中医诊断】疳证（疳气）。

【辨证】脾虚食滞，土壅木郁。

【西医诊断】营养不良。

【治则】运脾化滞，疏肝理脾。

【处方】七味白术散加减。

葛根10g，藿香10g，太子参15g，白术10g，茯苓10g，山药10g，扁豆15g，神曲10g，鸡内金20g，山楂10g，香橼10g，佛手10g，炒二芽各10g。5剂，每日1剂，水煎服。

二诊：服完上方，诸症均有好转。纳食增强，想吃肉类，精神好转，服药后恶心欲呕，大便每日1行，尿可。咽稍红，扁桃体不大，面色好转，舌稍红，苔白，指纹青紫，脉缓。继守原方，去白术、山药，加陈皮10g、木香3g、姜半夏5g以健脾理气降逆。再进7剂。

三诊：自己欲食，不吐，但进食量少，每餐50~75g，近日时腹痛，今呕吐酸腐1次，为胃内容物，大便2日1行，不干。面色淡黄，较前有华，咽红，心肺无异征，腹软无压痛。舌红苔薄白，脉细滑。脾气渐强，但胃中积热未解，宜运脾清胃。

> 🖊
>
> 按语：万师临床擅用七味白术散治疗小儿疳证。方中太子参、白术、茯苓、山药、扁豆甘温益脾；辅以藿香、木香、香橼、佛手、葛根疏肝行气、醒脾助运；神曲、鸡内金、山楂、炒二芽消食化滞，诸药合用，共奏运脾化滞，疏肝理脾之功效。
>
> （李海朋）

● **病案2**

患儿，男，1岁5个月。初诊时间：2018年7月30日。

【（代）主诉】纳差数月。

患儿为早产儿，胎龄35周，出生体重2.3kg，身长46cm，8~12月时体重未增，至某中医院诊断为"疳积"，服药后有好转，后病情又反复。现纳差，体重9kg，身长77cm，大便干结，2~3日1行，夜寐盗汗甚，寐差，脾气急躁，易激惹，喜咬胳膊，每日饮乳150~200ml，近2日有晚间声咳，已服止咳糖浆。方颅，枕秃，肋骨外翻，咽红，舌苔薄腻。

【中医诊断】疳证。

【辨证】脾胃失运，化源不足，气血不足。

【西医诊断】营养不良。

【治则】健脾益气，调脾助运。

【处方】太子参10g，茯苓10g，苍术5g，炒白术5g，鸡内金5g，莱菔子

10g，连翘10g，焦山楂10g，焦六神曲10g，炒谷芽10g，炒麦芽10g。14剂，每日1剂，水煎服。

> 按语：本例患儿先天脾肾不足，反复纳差，是脾胃虚弱，不能运化之象，而咽红，舌苔薄腻，是近期有外邪侵犯表现。所以，认证为病邪尚轻浅，脾虚不著，给予健脾益气，调脾助运治疗。方以资生健脾丸加减。
>
> （李海朋）

十一、积滞

患儿，男，3岁。初诊时间：2018年3月4日。

【（代）主诉】脘腹胀满6个月。

脘腹胀满6个月，夜间明显，矢气后舒，餐后脐周时痛，纳食不香，大便尚调，形体偏瘦，偶咳，舌质淡红，苔白微腻。

【中医诊断】积滞。

【辨证】积滞中焦，运化失司。

【西医诊断】消化功能紊乱症。

【治则】理气导滞，燥湿和中。

【处方】苍术5g，白术5g，枳实5g，川朴5g，槟榔10g，苏梗10g，大腹皮10g，桑白皮10g，莱菔子10g，炙鸡内金5g，焦山楂10g，焦六神曲10g。7剂，每日1剂，水煎服。

> 按语：本证以脘腹胀满为主症，因饮食不节，积滞胃脘，脾胃气机不利，升降失调，运化失司，故见腹胀矢气方舒，纳谷不香，积滞中脘则餐后腹痛，苔微腻。治以理气导滞，燥湿和中。方中苍术、白术补运兼施，枳实、川朴、槟榔、苏梗、大腹皮、莱菔子理气助运，炙鸡内金、焦山楂、焦六神曲导滞助运。药后积滞消减，脾胃升降功能恢复，诸症自除。
>
> （李海朋）

第三节
心肝疾病

一、抽动障碍

● 病案 1

患儿，男，12岁。初诊时间：2018年1月5日。

【（代）主诉】颜面、躯干抽搐5年余，喉中发声4年。

5年前患儿无明显原因出现眨眼，耸肩，因发作次数较少，家长未予重视。4年前患儿出现喉中发声，"咯咯"作响，清嗓，无痰，频繁发作，家长带至多家医院，以急性咽喉炎治疗，疗效不显。辗转多家医院，最终确诊为多发性抽动障碍。即以氟哌啶醇治疗，但患儿服药后出现流涎等锥体外系症状，后加用盐酸苯海索口服。维持治疗3年，患儿症状稍好转，但出现明显多动，注意力不集中，成绩倒退，家长遂停用该药物。后患儿症状加重，频繁眨眼、张口、扭脖、手足搐动，张口成句发声，但语句多无特殊意义，出现以手打头、捶墙等自伤行为，被迫停止上学。患儿家长无奈下再次服用氟哌啶醇、盐酸苯海索。经朋友介绍，家长转至中西医结合治疗。刻下舌质淡红，苔白腻，脉细滑。

【中医诊断】抽动症。

【辨证】脾虚痰聚，心血亏虚。

【西医诊断】多发性抽动障碍。

【治则】健脾化痰，宁心养血。

【处方】黄芪15g，党参10g，茯苓15g，当归10g，白术10g，远志8g，酸枣仁15g，煅龙骨（先煎）25g，煅牡蛎（先煎）25g，石菖蒲10g，法半夏10g，天竺黄10g，瓜蒌皮10g。15剂，每日1剂，水煎服。

> 按语：本案属于多发性抽动障碍之重症，已严重影响患儿的社会及学习能力。万师治疗本例患儿，前后年余，运筹帷幄，循序渐进，取得了满意的临床疗效。万师认为，抽动合并注意力缺陷障碍及喉间发声的

患儿，病机多为心脾两虚，心血不足。因心神不宁，故神无所安，思维涣散；脾失运化，湿聚成痰，风痰内扰而见面部、肢体抽动；因痰阻窍道则喉间作声，而口出秽语。本案其标在风痰，其本在心脾两脏，万师治以健脾化痰，宁心养血，方用归脾汤加减。以黄芪、党参、茯苓健脾益气；当归、白术养血缓急；茯苓、酸枣仁养心安神；远志、煅龙骨、煅牡蛎定志宁心；石菖蒲、法半夏、天竺黄、瓜蒌皮等豁痰宁神。万师还注意到肺脏与本病复发及加重有密切的关系，多数患儿感冒后抽动症状可再次加重，故主张合并外感时，以急则治其标为宜，急以疏风解表为法，表证缓解后再图缓治。而该例患儿通过解表治疗，病情得到迅速缓解，未至贻误病情。多发性抽动障碍属儿童疑难杂症，万师强调治疗应医患家长、社会的共同合作。重视心理治疗，建议家长避免责骂避免、过度纵容患儿，提倡家长及学校老师、同学共同关心爱护患儿。医务工作者应提高医疗水平，耐心细心对待患儿，准确辨证，掌握虚实关系，了解邪正进退，以求对证用药，以期获取良效。

（李海朋）

● 病案 2

患儿，男，8岁。初诊时间：2017年10月15日。

【（代）主诉】眨眼、耸鼻、肢体躯干抖动3年余，喉中发声2年。

3年前患儿无明显原因出现眨眼、耸鼻、耸肩等，因发作症状较轻微，家长未予特殊处理。2年前患儿出现喉中发声，高声或低声，伴清嗓子，无咳嗽咳痰，频繁发作，家长带至多家医院，以咽喉炎等治疗，疗效不显。后确诊为多发性抽动障碍。西医予"氟哌啶醇"治疗，控制不佳，后加用"盐酸苯海索"口服。约维持治疗近1年，患儿症状稍好转，但出现注意力不集中，成绩倒退，家长遂停用以上药物。近半年来患儿症状加重，频繁眨眼、耸鼻、张口，手足、躯干不自主动作，影响上学。今求至万教授处治疗。刻下见：精神疲倦，面色不华，多动不宁，喉中发声，含糊不清，眨眼、张口、手足扭动、腹肌抽动，频率高，患儿强制能控制症状1~2分钟，但随后加重，入睡后诸症减少，上课注意力不集中，课后不能完成作业，纳差，偶腹痛，眠欠安，二便正常。舌质淡红，苔白腻，脉细滑。

【中医诊断】抽动症。

【辨证】脾虚痰聚，心血亏虚。

【西医诊断】多发性抽动障碍。

【治则】健脾化痰，宁心养血。

【处方】党参10g，黄芪15g，茯苓10g，当归10g，炒白术10g，远志10g，酸枣仁15g，煅龙骨20g，煅牡蛎20g，石菖蒲10g，法半夏10g，竹茹10g，制远志10g。14剂，水煎服，每日1剂，分2次口服。

二诊：面色好转，抽动明显减少，但多动，脾气急，喉中发声，纳食转佳，舌质淡红，苔薄白，脉弦细。继以健脾化痰，平抑肝风。

【处方】党参10g，茯苓15g，黄芪15g，当归10g，炒白术10g，制远志10g，酸枣仁15g，煅龙骨20g，煅牡蛎20g，石菖蒲10g，法半夏10g，白芍10g，柴胡5g，郁金10g，钩藤（后下）10g，天麻10g。28剂。

三诊：抽动明显减少，眨眼、耸鼻、喉中发声等明显缓解，脾气急、多动改善，情绪较为平和，可正常上课，和同学相处。纳食佳，舌质较前红润，苔薄白，脉细稍弦。继予前方2个月，服药期间患儿病情明显好转，喉中无发声，偶眨眼，无张口耸鼻，无肢体抖动，学习成绩较前进步。

> 🖊 按语：万师认为，抽动合并注意力缺陷障碍及喉间发声的患儿，病机多为心脾两虚，心血不足。因心神不宁，故神无所安，思维涣散；脾失运化，湿聚成痰，风痰内扰而见面部、肢体抽动；因痰阻窍道则喉间作声，而口出秽语。本案其标在风痰，其本在心脾两脏，万师治以健脾化痰，宁心养血，方用归脾汤加减。二诊时患儿抽动明显较少，但性情急躁，脉弦，以肝风为患，故加用平肝柔肝息风药物，如天麻、钩藤、郁金、白芍等，其效立现。
>
> （王静）

● 病案3

邹某，男，7岁。初诊时间：2019年11月12日。

【（代）主诉】发作性眨眼、点头、努嘴1月余。

患儿1个月前无明显诱因出现发作性眨眼睛、点头、努嘴，情绪紧张时加重，入睡后消失，自我能短暂控制抽动动作，无喉中发声，易怒略烦躁。目前神志清，精神反应可，纳食正常，夜寐尚可，二便尚调。双侧克氏征、布氏征阴性，四肢肌力、肌张力正常，双侧巴氏征阴性。舌质红，舌苔薄黄腻，脉弦数。

【中医诊断】抽动症。

【辨证】肝亢风动，风痰内蕴。

【西医诊断】抽动障碍。

【治则】平肝息风，化痰降浊。

【处方】钩藤（后下）10g，石决明（先煎）10g，珍珠母（先煎）10g，煅牡蛎（先煎）15g，酸枣仁10g，合欢皮10g，茯苓15g，炒僵蚕10g，制远志10g，醋郁金10g，木瓜5g，白芍10g，谷精草10g。14剂，每日1剂，水煎服，分2~3次口服。

配合针灸治疗，每周3~4次。

二诊：患儿服药后眨眼、点头、努嘴明显好转，近1周新增手抖、耸肩，考虑肝风内动明显，上方加白蒺藜10g平肝祛风，葛根10g舒筋活络，继服14剂，配合针灸，每周3~4次。

三诊：患儿抽动症状明显好转，脾气及烦躁症状已平，继服上药予以巩固治疗。

> 按语：此例患儿初期以眨眼、点头、努嘴为主，舌质红，舌苔薄黄腻，脉弦数，万师辨证当属肝郁化火，肝阳亢盛，肝风内动，同时脾虚痰浊内生，风痰内蕴而发诸症，治以平肝息风，化痰降浊，所用之方为万师治疗多发性抽动障碍的经验方，钩藤平肝息风，石决明、煅牡蛎、珍珠母平肝潜阳安神，酸枣仁、合欢皮安神养心，茯苓、远志化痰安神，炒僵蚕祛风化痰，醋郁金疏肝解郁，木瓜、白芍养肝阴，缓急舒筋。针对不同临床表现选用不同药物，频繁眨眼者加谷精草、木贼草、菊花、白蒺藜、夏枯草；吸鼻子或耸鼻者加辛夷、苍耳子、白芷等；耸肩、摇头、扭头、点头者加用葛根、鸡血藤等；喉中发声明显者加桔梗、射干、山豆根、玄参、木蝴蝶等。
>
> （陈争光）

● **病案4**

刘某，男，11岁。初诊时间：2019年12月28日。

【（代）主诉】发作性清嗓子、眨眼睛、耸鼻子、耸肩5年余。

患儿5年前无明显诱因出现清嗓子、眨眼睛、耸鼻子、耸肩，发作时轻时重，情绪紧张时明显，晨起有喷嚏、流涕，曾多次就诊于我院神经内科、保健科等，予"硫必利、可乐定透皮贴剂、氟哌啶醇"等治疗，抽动症状可有好转，但患儿食欲欠佳、消瘦明显，患儿家属遂自行停药，患儿抽动症状反复，影响正常学习、生活、社交，就诊于中医门诊。目前清嗓子、眨眼睛、耸鼻子明显，偶有耸肩，神志清，精神反应可，纳食尚可，夜寐尚安，二便尚调。双侧克氏征、布氏征阴性，四肢肌力、肌张力正常，双侧巴氏征阴性。舌质红，舌苔薄白腻，脉弦。

【中医诊断】抽动症。

【辨证】风痰内蕴肝肺。

【西医诊断】抽动障碍。

【治则】祛风化痰，平肝清肺。

【处方】山豆根3g，夏枯草10g，苍耳子10g，芦根10g，板蓝根10g，玄参10g，蒲公英10g，鱼腥草10g，黄芩5g，炒僵蚕10g，白芷10g，蝉蜕10g，辛夷（包）10g，醋郁金10g，木蝴蝶5g，菊花10g。7剂，每日1剂，水煎服，分2～3次口服。配合针灸，每周2次。

二诊：患儿清嗓子、耸鼻子明显好转，眨眼仍明显，耸肩偶作，肺风稍伏，增平肝安神祛风之药。

【处方】钩藤（后下）10g，酸枣仁10g，炒僵蚕10g，煅牡蛎（先煎）15g，茯苓10g，合欢皮10g，制远志10g，珍珠母（先煎）10g，木瓜10g，白芍10g，玄参10g，石决明（先煎）10g，山豆根3g，木蝴蝶5g，牛蒡子10g。14剂，每日1剂，水煎服，分2～3次口服。

配合针灸，每周2次。

三诊：患儿抽动症状明显好转，唯情绪紧张时耸肩稍多，上方继服，增葛根15g升津舒筋，继服14剂。配合针灸，每周2次。

患儿目前诸症好转，偶有抽动症状波动，建议调理治疗3～6月。

按语：此例患儿反复发病多年，清嗓子、眨眼睛、耸鼻子、耸肩，四诊合参，万师辨证属风痰内蕴肝肺，风痰内动，治以祛风化痰，平肝清肺，选用清肺利咽通鼻窍为主，建议平肝祛风痰，待清嗓子、耸鼻子好转后，认为肺风暂伏，增平肝息风之力，选用其治疗抽动障碍的经验方以治之，疗效显著。

（陈争光）

● 病案 5

董某，男，9岁。初诊时间：2019年11月10日。

【（代）主诉】不自主张口3月余。

患儿3个月前无明显诱因出现口唇角糜烂、口唇皲裂，伴见不自主张口，后口唇角糜烂、口唇皲裂痊愈，不自主张口持续不愈，时轻时重，无其他抽动症状，无喉中发声，目前神志清，精神反应可，纳食尚可，夜寐尚安，大便1～2天1次，质干，小便尚调。双侧克氏征、布氏征阴性，四肢肌力、肌张力正常，双侧巴氏征阴性。舌质红，舌苔薄白腻，脉弦，口唇干。

【中医诊断】抽动症。

【辨证】脾阴不足，肝亢乘脾，虚风妄动。

【西医诊断】抽动障碍。

【治则】养阴消风。

【处方】北沙参10g，麦冬10g，玉竹10g，生地黄10g，黄芩10g，蝉蜕5g，防风5g，白蒺藜10g，知母10g，石斛10g，焦神曲10g，生石膏（先煎）20g。7剂，每日1剂，水煎服，分2～3次口服。

二诊：患儿服上药后不自主张口次数减少，口唇干燥，偶有皲裂出血，纳食尚可，二便尚调，证候如前，上药加减，继服7剂。

【处方】北沙参10g，麦冬10g，玉竹10g，生地黄10g，黄芩10g，制乌梅10g，白芍10g，白蒺藜10g，知母10g，玄参10g，炙甘草3g，生石膏（先煎）20g。

三诊：患儿张口仍作，频次减少，偶有耸肩，无其他抽动动作，纳食尚可，二便尚调，增平肝息风之品，继服7剂。

【处方】北沙参10g，麦冬10g，白芍10g，生石膏（先煎）20g，防风10g，蝉蜕5g，白蒺藜10g，天花粉10g，明天麻10g，钩藤（后下）10g，生甘草3g，生龙齿（先煎）20g。

四诊：患儿服上药后张口、耸肩明显好转，目前情绪紧张时偶作，口唇干裂基本痊愈，纳食尚可，二便尚调，继服上药14剂，同时配合针灸治疗。

> 按语：患儿病前曾有口角糜烂、口唇皲裂，就诊时仍有口唇干，四诊合参，万师考虑脾虚肝亢风动，治以养阴消风为主，但效欠佳，后期多次就诊，增平肝息风之品后患儿诸症明显好转。
>
> （陈争光）

● **病案 6**

患儿，男，9岁。初诊时间：2017年10月17日。

【（代）主诉】好动，注意力不集中3年余。

患儿2岁后家长发现其较易兴奋，睡眠时间少，上学后注意力不易集中，存在阅读和书写障碍，曾在当地医院查心理测试正常。现患儿好动少宁，注意力不易集中，学习成绩差，纳食欠佳，夜寐欠安，大便数日1行，质干，经常遗尿。舌苔白腻，脉弦数。

【中医诊断】多动症。

【辨证】痰浊内蕴，心神不宁。

【西医诊断】注意力缺陷多动症。

【治则】豁痰宁神。

【处方】石菖蒲10g，远志10g，郁金10g，茯苓10g，煅龙牡（先煎）各20g，合欢皮10g，煨益智仁10g，白术10g，灵磁石（先煎）20g，明天麻10g，钩藤（后下）10g，白芍10g，生甘草3g。28剂，每日1剂，水煎服。

> 📝 按语：万师认为，多动症的发病与风痰扰动关系密切，《素问·至真要大论》"诸风掉眩，皆属于肝"，《杂病源流犀烛》认为，怪病多责之于痰，而脾为生痰之源，故本病病位在肝和脾。肝脾两脏相互影响，脾虚易致肝旺，肝阳偏亢，故小儿冲动任性，烦躁易怒，多动；肝亢克伐脾土，土虚生痰，痰蒙清窍，化源不足，心神失养，故神思涣散，做事有头无尾，因此治疗本病还应谨记《难经·七十七难》所提出的"见肝之病，则知肝当传之于脾，故先实其脾气"，故临证取法多予平肝健脾化痰开窍为主。该例患儿除有多动症状外，可见舌苔白腻，脉弦数，正是痰浊蒙蔽清窍，心神失养的典型舌象，故以菖蒲郁金汤合天麻钩藤饮加减化裁治之，共奏平肝化痰，止动开窍之功。
>
> （李海朋）

● **病案 7**

朱某，男，13岁。初诊时间：2019年8月10日。

【（代）主诉】注意力不集中、学习成绩下降半年余。

患儿半年前无明显诱因出现注意力不集中，难以专心完成作业，上课时不能集中精神，小动作多，喜欢干扰别人，学习成绩明显下降，近1个月易与其他同学发生矛盾，脾气暴躁，易于发脾气，目前神志清，精神反应可，略烦躁，纳食尚可，夜寐欠安，二便尚调。舌质红，舌苔薄黄腻，脉弦细数。

【中医诊断】多动症。

【辨证】阴虚肝亢，痰火内扰。

【西医诊断】注意力缺陷多动障碍。

【治则】滋阴平肝，清热豁痰。

【处方】醋郁金10g，白芍10g，酸枣仁10g，枸杞子10g，生地黄10g，茯苓15g，首乌藤10g，钩藤（后下）10g，益智仁10g，石菖蒲10g，制远志10g，煅龙骨（先煎）15g，煅牡蛎（先煎）15g，龟甲（先煎）10g，珍珠母（先煎）15g。共14剂，每日1剂，水煎服，分2~3次口服。

二诊：患儿服药后注意力不集中、多动、冲动症状均有改善，仍易发脾气，略烦躁，大便干，上方加菊花10g，莱菔子10g，继服14剂。

患儿多次复诊，均以上方增加，目前注意力较前好转，无多动、冲动症状，学习成绩较前明显好转。

✐

　　按语：本例四诊合参，辨证当属"阴虚肝亢，痰火内扰"，治以滋阴平肝，清热豁痰，此方为万师治疗注意力缺陷多动障碍的经验方，煅龙骨、煅牡蛎、珍珠母、龟甲滋阴平肝潜阳，生地黄、枸杞子、白芍滋补肝肾之阴，酸枣仁、首乌藤、远志、茯苓安神，益智仁、郁金、远志、石菖蒲化痰开窍。

（陈争光）

二、夜啼

● **病案 1**

患儿，男，3岁。初诊时间：2018年5月15日。

【（代）主诉】夜间哭闹3年。

患儿3年来，夜寐欠安，常于夜间梦中哭闹，手舞足蹈，甚至坐起，白天饮食正常，大便偏干。神志清，精神反应可，皮肤弹性好，咽不红，心肺未闻异常。舌质红，苔薄黄，脉细数。

【中医诊断】夜啼。

【辨证】肝气失疏，肝火上扰。

【治则】疏肝理气，清热平肝。

【处方】柴胡5g，郁金10g，牡丹皮10g，生地黄10g，甘草5g，赤芍10g，酸枣仁10g，贝齿（先煎）15g，远志10g，煅龙牡（先煎）各15g，制大黄3g。5剂，每日1剂，水煎服。

> ✏
>
> 按语：万师认为，小儿生理上心气怯弱，肝气未充，易惊好动，病理上"肝常有余"，肝气失疏，易于化火、化风，扰动心神，致夜寐惊惕，甚而哭闹不安。本方以柴胡、郁金疏肝理气为主，生地黄、牡丹皮、赤芍、贝齿、煅龙牡清肝定惊为辅，佐以酸枣仁、远志清心安神，制大黄、甘草清热降火，诸药合用，共奏疏肝、平肝、清心安神之功，使夜惊得以解除。
>
> （李海朋）

● 病案2

梁某，男，5个月。初诊时间：2019年12月10日。

【（代）主诉】夜间哭闹1周余。

患儿1周前无明显诱因出现夜间0点至2点哭闹，难以安抚，持续哭闹1～2小时不等，喂食、抚触均不能安抚，其他时间均正常，奶量无减少，目前神志清，精神反应可，纳乳尚可，二便正常。舌质红，舌苔白厚腻，指纹紫滞。

【中医诊断】夜啼。

【辨证】心经伏热，心神不安。

【治则】清心安神。

【处方】淡竹叶5g，连翘5g，灯心草2g，煅龙骨（先煎）10g，酸枣仁5g，蝉蜕5g，钩藤5g，珍珠母（先煎）10g。5剂，每日1剂，水煎服，分2～3次口服。

同时配合小儿推拿治疗。

患儿未再复诊，随访诉口服中药3天，同时配合小儿推拿治疗，夜间哭闹明显好转，巩固2天，目前已痊愈。

> ✏
>
> 按语：此例患儿半夜哭闹，难以安抚，万师辨证"心经伏热"，治以清心安神，方选淡竹叶、连翘、灯心草清心除热，酸枣仁养心安神，

煅龙骨、珍珠母重镇安神，钩藤、蝉蜕祛风镇惊安神，为治疗夜惊常用药。此方为万师治疗夜惊的经验方，总以"清心安神"为主，疗效显著。

（陈争光）

三、不寐

● **病案 1**

患儿，女，2岁。初诊时间：2015年11月9日。

【（代）主诉】夜寐欠安1月余。

患儿夜睡欠安，夜醒数次，复睡困难，略烦躁，近1个月大便黏而酸臭，约1周1行，间或吐奶，汗多，小便可。舌质红，苔中根厚腻，稍黄，脉弦滑，指纹紫暗。

【中医诊断】不寐。

【辨证】乳食停滞证。

【西医诊断】消化不良。

【治则】消积导滞。

【处方】神曲3g，白术3g，砂仁（后下）2g，山楂3g，陈皮3g，茯苓5g，莱菔子3g，姜半夏3g，乌药3g，煅牡蛎（先煎）15g，白芍6g，钩藤3g。3剂，每日1剂，水煎服。

小儿推拿每日1次，共3日。

二诊：患儿烦躁明显好转，夜醒次数减少，较前容易入睡，大便1~2天1行，无酸臭，舌质红，苔薄黄，脉弦滑，指纹紫暗，前方去煅牡蛎、钩藤，加淡竹叶3g。再服3剂而痊愈。

按语：此为典型的"胃不和则卧不安"，大便黏而酸臭，约1周1行，间或吐奶，苔腻稍黄，脉弦滑，为胃腑宿食停滞之象；烦躁、脉弦为心肝火旺之象，故以保和丸消积导滞和胃，加钩藤、白芍、煅牡蛎以平肝。胃气和，肝旺去，则不寐自愈。

（李海朋）

● **病案 2**

患儿，女，2岁。初诊时间：2017年2月11日。

【（代）主诉】夜寐不安2月余。

患儿2个月前开始无明显诱因出现夜寐不安，一般晚9点后入睡，半夜2点到3点醒来，醒后难以入睡，伴有哭闹，常需反复辗转1小时以上才能入睡，家长难以安抚。白天精神尚可，午睡可，纳一般，大便稍干。平素日常活动正常，家长否认有精神刺激因素。舌红，苔薄白，脉缓。

【中医诊断】不寐。

【辨证】心脾两虚。

【治则】补益心脾，宁心安神。

【处方】归脾汤加减。

黄芪10g，当归5g，党参5g，白术5g，酸枣仁5g，柏子仁5g，郁金5g，石菖蒲5g，远志5g，合欢皮5g，茯神5g，木香5g，夜交藤5g，炙甘草5g。7剂，每日1剂，水煎服。3剂后患儿可安睡，7剂后患儿睡眠恢复如常，食纳、二便调。后随访未有夜寐不安现象。

> 按语：万师认为小儿"脾常不足"，幼儿脏腑娇嫩，气血多相对不足，若血虚心无所养，心神怯，可出现失眠。本例患儿起病2个月，纳食及精神尚可，无心慌，舌脉无明显异常，似无证可辨；然《景岳全书·不寐》中有记录"无邪不寐者，必营血之不足也"，营血不足，心神无所养，心虚则神不守舍，而《灵枢·决气》云："中焦受气，取汁变化而赤是谓血。"故老师从这个角度出发，再结合患儿年龄特点，排除情志因素的前提下，抓主证，依据患儿舌脉特点，辨此案属心脾两虚证，巧用归脾汤化裁治之。以补益心脾，养心安神。方中党参、黄芪、白术、炙甘草等甘温之品补脾益气以生血；当归补血养心；茯神、酸枣仁、远志宁心安神；木香辛香而散，理气醒脾防滋腻碍胃，使补而不滞，共奏益气补智力、健脾养心之功，故服药即效。
>
> （王静）

四、头痛

患儿，男，13岁。初诊时间：2018年4月11日。

【（代）主诉】头痛2年。

患儿2年前运动后出现头痛，以太阳穴为主，隐隐作痛，睡眠后好转，现平均每月发作3～4次，多在剧烈运动后发作，或以下午3时左右为主，与天气及情绪无密切关系。平素多动，上课注意力不集中，性情急躁易怒。现症见：面色青黄，目赤，纳食不佳，大便干，2～3日1次，小便调，夜寐安和。舌质淡红，苔薄白，脉弦。血压100/60mmHg。

【中医诊断】头痛。

【辨证】肝风痰火，脾运失健。

【西医诊断】神经性头痛。

【治则】平肝降火，健脾助运。

【处方】决明子10g，夏枯草10g，天麻10g，钩藤（后下）10g，白芍10g，瓜蒌子10g，合欢皮15g，茯苓10g，橘红4g，牛膝10g，焦山楂、焦神曲各10g，炒谷芽、炒麦芽15g。14剂，每日1剂，水煎服。

> 按语：本案患儿头痛时间较长，且隐隐作痛，看似当属肝肾阴虚所致，实则不然。小儿为稚阴稚阳之体，肝常有余而脾常不足，在小儿杂病的辨证论治中要充分注意这一点。患儿有目赤、性情急躁易怒、多动等症，为肝有余之征。其头痛2年，久治不愈，诸法不效。"百病多由痰作祟"，在久治不效病例中要充分考虑到痰这一致病因素。此证为痰火内蕴，肝风上扰所致之实证头痛。故用天麻、钩藤、夏枯草、决明子平肝降火化痰。而纳食不佳、面黄则是"脾常不足"之表现，本例患儿治疗中纳食不佳不可忽视。中医学认为"脾胃不和，百病丛生"，明代儿科医家万密斋提出"调理脾胃者，医中之王道也"，故在治疗中注意健脾助运，使脾运痰消而火无依附之处，此为治痰火之本，加入橘红、茯苓、焦山楂、焦神曲、炒谷芽、炒麦芽消食助运之品，不仅可以提高疗效，而且使脾健而痰不生，有效防止疾病复发。白芍、牛膝养阴柔肝，引火下行；瓜蒌子通便，引痰热从肠道下泄；合欢皮安神。此类患儿头痛多为学习负担重，精神紧张所致，故当减轻患儿学习负担，并减少对患儿训斥，多与患儿进行情感交流和鼓励安慰，可促进患儿痊愈。

（李海朋）

五、痫证

● 病案 1

患儿，男，6岁。初诊时间：2017年10月22日。

【（代）主诉】阵发性抽搐，伴意识丧失反复发作2年余。

患儿约2年前突发尖叫，意识丧失，倒地，喉间痰鸣，口角流涎，约5分钟后抽搐停止，继而昏睡，约1小时后神志清醒。对发病不能回忆。后间隔半月或1个月有类似发作，伴有短暂的意识障碍，持续约2分钟，经常夜间突然肢体和口角抽动，不能自控。外院诊断为癫痫，并先后予多种抗癫痫药物口服。目前患儿仍可见有夜间肢体及口角抽动，不能自控，面色白，精神一般，多动，平素多汗，大便溏。舌质淡，苔白腻，脉弦滑。脑电图检查显示每秒3次棘慢综合波。

【中医诊断】痫证。

【辨证】痰痫。

【西医诊断】癫痫（发作期）。

【治则】豁痰定痫。

【处方】石菖蒲10g，远志10g，陈皮5g，生龙牡（先煎）各30g，郁金10g，胆南星10g，僵蚕10g，法半夏5g，钩藤（后下）15g，磁石（先煎）30g，天麻10g，龙胆草3g，茯苓10g。每日1剂。

皮内针贴耳穴：神门、皮质下、肝、脾；每次保持5天，间隔1周贴1次；治疗3个月。

二诊：患儿近2周来癫痫未见发作，夜间肢体和口角抽动停止，仍面色㿠白，神疲乏力，纳呆，便溏，喉中痰鸣，舌淡，苔白，脉象无力。诊断为癫痫休止期，证属脾虚痰盛。予化痰断痫之法。

【处方】石菖蒲10g，陈皮5g，法半夏10g，郁金10g，胆南星10g，钩藤15g，浙贝母10g，茯苓10g。每日1剂，水煎服。

服药3月后，查脑电图恢复正常。随访1年未复发。

> 按语：癫痫发病常与风、痰、惊密切相关。万师认为痰是小儿癫痫发作本源因素，也是最主要因素。"百病怪病皆由痰作祟"。因此，发作期应豁痰定痫，急则治标，此外由于患儿禀赋各异，诱因不同，病机演

变也各有差异，故在临证时应根据患儿不同的临床表现，在豁痰定痫的同时配以平肝息风、镇惊宁心之品，或配以泻热降火，通腑导滞之品，常能使病情得到控制，收到意想不到的效果。癫痫休止期万师认为痰浊内伏，不能自消是小儿癫痫反复发作的宿因。休止期应化痰断痫缓图治本，使新痰难生而宿痰得化，终致痫断不复。

（王静）

● **病案2**

患儿，男，8岁。初诊时间：2017年9月12日。

【（代）主诉】诊断癫痫4年，要求调理。

患儿4年前因抽搐反复发作，于我院神经内科确诊"癫痫"。一直服药控制。起初发作较轻，3~4个月发作1次，后逐渐加重，少则1月一发，多则1周一发，发作时突然昏倒，两眼上翻，双拳紧握，手足抽搐强直，喉中痰鸣，平素精神委顿，食欲不振，稍微多食或进食少量生冷油腻后则大便稀溏。长期服用托吡酯等抗癫痫药，初起可控制病情，后多次调药效果不佳。面色少华，舌淡，有齿痕、苔白，脉细缓无力。

【中医诊断】痫证。

【辨证】脾虚痰壅。

【西医诊断】癫痫。

【治则】健脾益气，豁痰息风。

【处方】党参10g，白术10g，陈皮5g，茯苓15g，姜半夏10g，郁金5g，石菖蒲15g，朱砂（冲服）0.5g，琥珀（冲服）0.5g。水煎服，每日1剂。1个月后明显好转，共治疗3个月，6个月后随访病未再复发。

✎

按语：万师认为"无痰不作痫"，小儿癫痫主要病机应责之于痰。痰是造成痫证的主要因素，而脾虚不能运其津液，又为痰产生的根源，故"痫由痰致，痰自脾生，脾虚痰伏"是小儿痫证的主要病理基础。因此，理脾是治痰的根本之法，若能使脾气渐充，则痰将不治而去，而癫痫患儿大都反复发作，缠绵难愈，病久则伤正气，从而导致脾运不健，升降气化失司。临床表现为精神萎靡，食欲不振，病案中患儿的治法正是体现了这一点，应用《医学正传》经典方"六君子汤"化裁理脾以治痰，再佐以豁痰息风的郁金、石菖蒲；镇惊止搐安神的朱砂、琥珀等辈治其标，标本兼治可彰显其效。故遇此类病儿，虽有抽搐痰鸣，也不能一味以清热镇惊或镇肝息风论治，应在治标之时不忘治本，健脾扶正，以杜生痰之源。

（王静）

● 病案 3

张某，女，6岁3个月。初诊时间：2019年7月18日。

【（代）主诉】抽搐伴呕吐白沫1次。

患儿1周前在午睡时出现身体背曲，四肢强直抖动，双眼上翻，呕吐白沫，喉中发声，持续约1分钟，发作后疲劳、乏力，遂就诊于我院神经内科完善相关检查，诊断为"癫痫"，患儿家属为求中医治疗，就诊于我科门诊。患儿近1周抽搐未再发作，目前神志清，精神反应可，纳食欠佳，夜寐欠安，入睡困难，二便尚调。舌质红，舌苔薄黄腻，脉弦数。儿童异常脑电图：①右侧中、后颞区可见频发单发性的尖–慢复合波发放；②各导联可见大量低–中幅快波活动。

【中医诊断】癫痫。

【辨证】风痰内蕴，肝脾不和。

【西医诊断】癫痫（强直阵挛发作）。

【治则】平肝息风，豁痰助运。

【处方】石菖蒲10g，制远志10g，茯苓10g，钩藤（后下）10g，苍术10g，郁金10g，广地龙10g，明天麻10g，浙贝母10g，胆南星5g，广陈皮5g，石决明15g先煎。7剂，每日1剂，水煎服，分2～3次口服。

二诊：患儿近期抽搐未发，纳食仍欠佳，近期胆怯明显，睡眠好转，脾气稍急躁，易发脾气，舌质红，苔薄黄腻，证候如前，前方加减继服14剂。

【处方】石菖蒲10g，制远志10g，矾郁金10g，胆南星5g，茯苓10g，钩藤（后下）10g，制僵蚕10g，生龙齿（先煎）20g，明天麻10g，夏枯草10g，广陈皮5g，焦山楂10g。

反复调理3月余，近3个月抽搐未发，均以上方加减，目前未诉不适，睡眠、纳食均可。

按语：此患儿以"抽搐伴呕吐白沫1次"就诊，四诊合参，万师辨证当属风痰内蕴，肝脾不和，治以平肝息风，豁痰助运，方选"天麻钩藤汤""白金丸""聪明汤"合方加减而成，其中天麻钩藤汤平肝息风，白金丸燥湿化痰、行气解郁，聪明汤安神定志，疗效显著。

（陈争光）

第四节
肾系疾病

一、遗尿

● 病案 1

患儿，男，7岁。初诊时间：2017年4月5日。

【（代）主诉】平素遗尿。

平素遗尿，每日均遗，每晚1~2次，难以唤醒，小便遗出不自知。白天小便正常，无尿频、尿急、尿痛等，纳尚可，大便正常。舌红，苔略黄腻，脉滑。

【中医诊断】遗尿。

【辨证】肾虚夹湿。

【西医诊断】夜遗尿。

【治则】补肾固涩止遗。

【处方】益智仁15g，桑螵蛸10g，乌药10g，炙麻黄3g，盐菟丝子15g，金樱子15g，枸杞子15g，黄柏10g，滑石（包煎）15g，远志10g，石菖蒲15g。7剂，水煎服，每日2次。饭后半小时服药。

嘱白天徐徐饮水，不令过渴，回家后控制水量，睡前2小时内不喝水。临睡前提醒患儿排尿，入睡后按时唤醒1或2次，从而逐步养成自行排尿的习惯。

二诊：患儿药后舌苔转为薄黄，夜间遗尿频次减少，再服7剂，家长诉夜间唤醒患儿自行小便1次，再次入睡至天明不再遗尿。

三诊：加五味子5g，去滑石、黄柏，连服7天。

患儿遗尿病瘥，后随访未再复发。

✎

　　按语：万师认为遗尿病多为本虚标实，且以虚证居多。本案患儿病程已久当属本虚，而苔中部黄腻，脉滑乃实证之征象，故本案即为本虚标实之证，治当虚实兼顾。方取桑螵蛸散交通心肾之义，缩泉丸温肾止遗之要，桑螵蛸补肾助阳，固精缩尿；枸杞子滋补肝肾；金樱子固精缩尿；益智仁温肾暖脾，固精缩尿；乌药温振脾肾气化，使肾气足，膀胱固，气化复常；菟丝子补肾固精；远志、石菖蒲开心窍、安心神，与上列补肾药同用，有交通心肾的作用；黄柏、滑石清下焦湿热。全方共奏交通心肾、固肾止遗兼清湿热之效。

　　小儿遗尿属儿科常见病，万师认为小儿遗尿的发生与肺、脾、肾相关，又与心、肝有着密切的联系，其中小儿遗尿以肾为主导，这些也体现了小儿"三有余，四不足"的理论，故万教授临床在"小儿肺脾肾常不足，心肝有余"理论的指导下，根据每个患儿的具体病情，从健脾益肾兼顾调心疏肝之法，辨治遗尿，每获奇效。

（王静）

● 病案2

　　患儿，女，10岁。初诊时间：2016年4月17日。

　　【（代）主诉】自幼遗尿。

　　患儿自幼尿床，每晚尿床1~2次，尿时不知，不易叫醒，小便清长，患儿无发热、尿急、尿痛等症，无浮肿，纳呆，大便稀溏，平素神疲乏力，肢凉怕冷。智力尚可，形体消瘦，面色少华。舌质偏淡，苔薄腻，脉细濡。尿常规（-），X线摄片：第一骶椎隐性脊柱裂。

　　【中医诊断】遗尿。

　　【辨证】脾肾气虚，膀胱失约。

　　【西医诊断】遗尿症。

　　【治则】健脾益肾，固脬止遗。

　　【处方】炙黄芪20g，淮山药10g，党参10g，煨益智仁10g，茯苓10g，白术10g，桔梗10g，煅龙牡各30g，桑螵蛸10g，覆盆子10g，五味子10g，炙甘草10g。7剂，每日1剂，水煎服。醋酸去氨加压素片，每晚睡前1小时服用0.1mg。

　　二诊：药后遗尿明显好转，时能自醒排尿，上方巩固治疗3月余，醋酸去氨加压素片自治疗1月后逐渐减量至停药。

✎
按语：万师认为，小儿遗尿多属脾肾气虚，故治疗时一则健脾益肾以开源治其本，二则缩尿止遗以固脬治其标。但临床实践表明，中医过去治疗遗尿单纯使用中药辨证治疗，往往起效缓慢，甚至服药1月，患儿仍频繁遗尿，尤其是对于重症遗尿患儿来说，看不到治疗效果，往往难以坚持治疗，从而治疗失败。而西药抗利尿激素作用迅速，对于夜间抗利尿激素分泌不足的遗尿症患者，能起到非常迅速的疗效，但是该药存在一定耐药性、依赖性和不良反应，一段时间后药物作用减弱，或者减量甚至停药后再次遗尿从而丧失治疗信心。而中药通过温补脾肾，起到促进自身抗利尿激素分泌的作用，从而使其分泌维持在正常的水平。万教授通过抗利尿激素和中药联合治疗，过程中逐步撤减抗利尿激素的用量，这样既可以迅速起效，而且作用持久，避免了撤药后继续遗尿的问题。另外，在治疗遗尿的过程中，万师反复对患儿及家长强调行为治疗的重要性，严格夜间水分摄入，这是保证治疗效果的重要因素。

（李海朋）

● **病案3**

患儿，女，8岁。初诊时间：2016年8月5日。

【（代）主诉】自幼遗尿每晚1次。

患儿自幼尿床，每晚1次，睡眠不易唤醒，夜半有家长强行唤起，神识昏蒙，面色少华、纳差、神倦，舌淡苔白，脉细。

【中医诊断】遗尿。

【辨证】脾肾阳虚证。

【西医诊断】遗尿症。

【治则】温肾止遗。

【处方】黄芪10g，枸杞子5g，炙甘草3g，山茱萸10g，茯苓10g，白术10g，五味子5g，覆盆子10g，金樱子10g，益智仁10g。7剂，每天1剂，水煎服，3周为1疗程。

二诊：服完上方，两夜未遗尿，纳稍增加。一般可，咽稍红，心肺无异征。舌质稍红，苔白稍厚，脉滑。肾气得固，阳气得复，膀胱得约。现治宜调理脾肾，继服前方。

【处方】黄芪10g，枸杞子5g，炙甘草3g，山茱萸10g，茯苓10g，白术

10g，五味子5g，覆盆子10g，金樱子10g，益智仁10g。7剂，煎服法同前。随访。2周无遗尿。

✎

　　按语：中医认为遗尿症与元气不足，肺、脾、肾功能失调有关，万师认为病除与上述因素有关外还与心阳不振、心窍不开有关。该病的一个特征是夜睡深沉，不易唤醒，应归于心阳不振、心阳虚，夜卧则阳气内归、心窍不开，则出现睡眠深，不易唤醒，故从心论治可取良效。方中黄芪补气升阳，配白术兼暖脾土；白术、茯苓、甘草为五苓散化裁，促进膀胱气化，配山茱萸、覆盆子、五味子、金樱子补肾固本缩尿；益智仁温肾兼有固涩的作用。诸药共用，温心阳开窍，并肺脾肾兼顾，故治疗小儿遗尿常取得很好的效果。

（李海朋）

● 病案4

陈某，男，11岁。初诊时间：2019年8月12日。

【（代）主诉】遗尿5年余。

患儿自幼尿床，5岁后仍有反复夜间尿床，每天夜间1~2次，夜间睡眠较沉，不能控制排便，尿床后亦不能觉醒，清醒状态下可控制大小便，无尿急尿频尿痛，面上少华，曾就诊于外院及我院泌尿外科、肾内科，口服"醋酸去氨加压素"，口服药物时尿床减少，停药后仍反复，神志清，精神反应可，纳食欠佳，大小便正常。舌质红，舌苔薄白腻，脉弱。骶尾部DR正侧位片回示：第5腰椎、第1骶椎可见隐性脊柱裂。

【中医诊断】遗尿。

【辨证】肾气不足，固摄失司。

【西医诊断】遗尿症。

【治则】补肾益气，固涩止遗。

【处方】菟丝子10g，山茱萸10g，芡实10g，补骨脂10g，石菖蒲10g，金樱子10g，乌药10g，郁金5g，山药10g，桑螵蛸10g，益智仁10g，覆盆子10g，黄芪10g，枸杞子10g。共14剂，每日1剂，水煎服，分2~3次口服。

同时配合针灸、穴位注射等治疗，每周1~2次。

二诊：患儿尿床次数明显减少，近两周尿床3次，夜间仍不易觉醒，继服上药，加炙麻黄5g，继服14剂。继续针灸、穴位注射等治疗。

三诊：患儿近2周尿床2次，夜间自行醒来排尿1次，效不更方，上方继服14剂。

患儿反复门诊就诊3月余，目前已基本不尿床，建议继续巩固治疗1～2个月。

> ✎
>
> 　　按语：万师喜用"五子衍宗丸""水陆二仙丹""缩泉丸"合方加减，加用桑螵蛸固精缩尿，黄芪补气，石菖蒲合郁金豁痰醒神开窍，严重者增炙麻黄以促清醒，现代研究发现麻黄能提高网状上行激活系统的活性，此方疗效显著，但建议口服3个月以上以巩固疗效。
>
> （陈争光）

二、尿血

● **病案 1**

何某，女，2岁7个月。初诊时间：2019年10月10日。

【（代）主诉】发现血尿2周余。

患儿2周前因晨起眼睑浮肿就诊于我院肾内科门诊，尿常规回示：潜血（+++），蛋白（+），红细胞423个/μl，余未见异常，将其收住入院，完善相关检查均未见明显异常，建议予肾脏活检明确诊断，患儿家属拒绝，遂就诊于中医科门诊。目前无眼睑浮肿，神志清，精神反应可，纳食尚可，夜寐尚安，二便尚调。舌质红绛，舌苔薄白而少，指纹浮红。

【中医诊断】尿血。

【辨证】肾气不固，血热妄行。

【西医诊断】血尿。

【治则】补肾益气，凉血止血。

【处方】炙黄芪15g，生地黄10g，枸杞子10g，茯苓10g，大蓟10g，小蓟10g，仙鹤草10g，侧柏叶10g，墨旱莲10g，女贞子10g，山茱萸10g，白茅根10g。7剂，每日1剂，水煎服，分2～3次口服。

二诊：患儿近期未诉明显不适，晨起眼睑未见浮肿，未见肉眼血尿。复查尿常规回示：潜血（+），蛋白（-），红细胞122个/μl。上方加太子参10g，继服14剂。

三诊：患儿复查尿常规未见明显异常，建议继服上方2周，定期复查尿常规。

患儿后未再复诊，随访诉1个月内复查4次尿常规，均未见异常，现已停药。建议患儿仍定期复查尿常规，必要时门诊随诊。

> 按语：血尿是儿童临床常见问题，病因复杂，涉及肾实质疾病、泌尿系感染、结核、结石等，亦可见于全身疾病。中医在诊治此疾病前亦须明确病因，同时按照中医理论辨证论治，四诊合参。万师认为此患儿虚实夹杂，既有肾气阴不足，又有血分蕴热，一方面运用黄芪补气，二至丸、山茱萸、枸杞子滋肾阴，另一方面采用大蓟、小蓟、仙鹤草、侧柏叶、白茅根凉血止血，服用1月余，疗效显著。
>
> （陈争光）

● 病案2

患儿，男，11岁。初诊时间：2018年1月8日。

【（代）主诉】双眼睑浮肿、尿血1个月。

患儿1个月前因双眼睑浮肿及血尿，外院以"急性肾小球肾炎"住院治疗20余天。经抗感染及对症治疗3周，未见明显好转，自动出院。遂来我院诊治。血压105/75mmHg，血清补体C3降低，尿相差镜检查示：红细胞均为肾小球性。乙肝全项各项均（－），血沉34mm/h，血抗链球菌溶血素（＋），尿培养（－）。尿常规示：蛋白（＋＋），潜血（＋＋＋），红细胞（＋＋＋＋），白细胞（＋＋＋），管型1~2个/HP。神志清，精神可，眼睑浮肿，巩膜无黄染。心肺未闻异常。腹水征（－），阴囊无水肿。双下肢无水肿。舌淡红，苔黄腻，脉滑数。

【中医诊断】尿血。

【辨证】脾肾不足，湿热下注。

【西医诊断】急性肾小球肾炎。

【治则】益肾清热凉血。

【处方】小蓟饮子合归芍地黄汤加减。

大小蓟各10g，生地黄20g，白茅根15g，藕节炭10g，牡丹皮10g，泽泻10g，茯苓10g，白术10g，山药10g，炒枳壳10g，藿香5g，厚朴10g，莱菔子10g，当归10g，炙甘草10g。7剂，每日1剂，水煎服。

按语：万师认为，本案肾炎患儿脾肾不足，复因湿热内蕴，内归于脾，脾失内渍，脾虚不能制肾，肾不能行五液之水，水与邪毒并走于内，泛于肌肤，发为水肿。湿热下注于膀胱，膀胱血络受损，则见尿血。故治疗应标本兼治，清热利湿、凉血止血同时宜健脾益肾。方中大小蓟、藕节炭、白茅根凉血止血；当归养血活血；藿香、厚朴芳香化浊；炒枳壳、莱菔子行气化食消积，健运中焦；泽泻清热利湿泻肾浊，使湿热由小便而去；牡丹皮清血分之热；生地黄清热凉血益阴；配以山药、茯苓、白术益肾健脾以固其本。诸药合用，共奏益肾清热凉血之功。待湿热已除，则转为固本为主，拟知柏地黄丸加味滋养肾阴，兼清湿热凉血止血。

（李海朋）

● 病案3

患儿，男，9岁。初诊时间：2018年4月5日。

【（代）主诉】肉眼血尿1周，浮肿3天。

患儿于2周前因受凉流涕、喷嚏、咳嗽，不发热，口周水肿，于外院诊断为"感冒""血管神经性水肿"，经治病情好转。1周前发现患儿颜面及眼睑浮肿，尿血，小便如洗肉水样，伴腰痛，乏力，无尿痛尿急等不适，尿量可，有泡沫。查尿常规：红细胞（++++），诊为"急性肾炎"，予抗生素及肌苷等治疗，无明显疗效。近2日伴头晕头痛，纳少恶心，呕吐1次，为痰涎及胃内容物。今就诊于我院，转求万师诊治。血压108/60mmHg。尿常规：蛋白（+），红细胞（+++），白细胞1~2个/HP。颜面无明显水肿，咽充血，扁桃体Ⅱ度肿大，双肺呼吸音粗，未闻干湿啰音，心脏听诊正常，腹软，肝脾未触及，双下肢轻度浮肿。舌红苔黄，脉数。

【中医诊断】尿血。

【辨证】风热伤络。

【西医诊断】急性肾小球肾炎。

【治则】清热凉血，宣肺疏表。

【处方】金银花10g，连翘10g，茯苓10g，赤芍10g，柴胡10g，桔梗10g，枳壳10g，三七粉0.5g，白茅根15g，牡丹皮10g，大小蓟各10g，薄荷（后下）5g，荆芥5g，甘草5g。3剂，每日1剂，水煎服。配合抗生素抗感染。

> 🖊
> 　　按语：万师认为，本案患儿素体湿热内盛，复感风热之邪，郁而不解，风遏水阻，泛溢肌肤，发为水肿；热毒内攻，下移膀胱，损伤血络，致小便尿血。辨证为风热伤络型尿血。治以清热凉血、宣肺疏表为主。方中薄荷、荆芥轻宣疏表，桔梗宣肺止咳，金银花、连翘清热解毒，茯苓健脾利湿，牡丹皮、赤芍凉血清热，白茅根、三七、大蓟、小蓟凉血活血止血，柴胡疏利三焦，配以桔梗、枳壳一升一降，使气机得畅，阴阳得和。
>
> （李海朋）

三、水肿

患儿，女，5岁。初诊时间：2017年2月25日。

【（代）主诉】浮肿、尿少1周，发现尿检异常3天。

患儿7天前逐渐出现眼睑、颜面浮肿，尿量减少，尿色深如茶色，曾在外院检查，血压125/70mmHg，尿常规：蛋白（++），红细胞（++++），白细胞2～3个/HP。诊为"急性肾炎"，予阿莫西林静脉滴注抗感染及对症支持治疗。近2日浮肿逐渐加重，伴呕吐、小便短赤。至我院就诊。尿常规：外观茶色尿，蛋白（++），红细胞（++），白细胞（+），门诊以"急性肾小球肾炎"收入住院。发病前10天，患儿曾有发热，咽痛史。体温37.5℃，血压115/75mmHg，颜面、双眼睑浮肿，双下肢肿胀，按之凹陷，咽红，舌质淡红，苔薄白，脉浮数。

【中医诊断】水肿（风水）。

【辨证】风邪犯肺，风遏水阻。

【西医诊断】急性肾小球肾炎。

【治则】疏风宣肺，利水消肿，佐以止血。

【处方】麻黄连翘赤小豆汤加减。

麻黄3g，连翘9g，赤小豆30g，车前子15g，泽泻9g，猪苓15g，茯苓15g，小蓟15g，甘草5g。7剂，每日1剂，分2～3次，水煎服。

服药3剂，患儿体温正常，浮肿、肉眼血尿消失，尿蛋白转为微量，潜血（++），红细胞3～5个/HP，白细胞0～1个/HP。继服7剂，复查尿常规正常，血压正常，痊愈出院。

✎
　　　按语：本案为典型的小儿急性肾小球肾炎，中医属风水，不但浮肿、尿少，且伴有发热之表证，万教授治以中药麻黄连翘赤小豆汤加减，用麻黄开宣肺气，以提壶揭盖；连翘清热解表；赤小豆利湿清热，配车前子、猪苓、泽泻、茯苓通调水道，下利膀胱；佐以小蓟凉血止血，使其水肿消、血尿止。

（王静）

四、尿频

　　患儿，男，4岁。初诊时间：2018年5月16日。

　　【（代）主诉】尿频3周。患儿3周前无明显诱因出现尿频点滴，色清或黄，一日小便数十次，寐时安然无羌，纳差，大便可。面黄形瘦，心肺（-），未见包茎，尿道口不红。舌质淡，苔薄黄，脉滑。

　　【中医诊断】尿频。

　　【辨证】肾虚湿阻，气化失宣。

　　【西医诊断】神经性尿频。

　　【治则】温肾固涩，利湿化浊。

　　【处方】萆薢、益智仁、补骨脂各10g，乌药、泽泻、猪苓各5g，黄柏5g，煅龙牡（先煎）各15g。7剂，每日1剂，水煎服。

✎
　　　按语：万师认为，本案为小儿体质羸弱，肾气不足，下元失固，膀胱约束无能，气化失宣，故见尿频。治疗上突出虚实并治、攻补兼施的特点，拟补肾利湿法为主，常用补骨脂、乌药、益智仁温补肾阳，萆薢、猪苓、泽泻利湿化浊，配以龙牡收敛固涩。

（李海朋）

五、淋证

● 病案1

　　患儿，女，5岁。初诊时间：2015年12月24日。

　　【（代）主诉】尿频、尿痛1天。

1天前出现尿痛，伴尿频、尿急，尿色黄，无发热，大便秘结，纳可，大便偏干。体温正常，双肾叩击痛（－），尿道口红，尿常规：白细胞（＋）。舌红，苔黄厚腻，脉滑数

【中医诊断】淋证。

【辨证】膀胱湿热。

【西医诊断】泌尿道感染。

【治则】清热解毒，利湿通淋。

【处方】萆薢5g，车前子5g，淡竹叶5g，金钱草10g，生地黄5g，甘草5g，郁金5g，柴胡5g，黄柏5g，泽泻5g。7剂，每日1剂，水煎服。

二诊：尿痛、尿频、尿急消失，尿色淡黄，无发热，大便正常，纳可。复查尿常规阴性，嘱多饮水，注意外阴卫生，1个月后随访未再出现上述症状。

> ✎
>
> 　　按语：泌尿道感染的发生，多因嗜食肥甘，脾失健运，酿湿生热，或病后湿热余邪未清，蕴结膀胱，清浊不分，而成淋证。本案为膀胱湿热，治疗应以清热利湿为主。方中萆薢、黄柏、泽泻、车前子清热利湿，淡竹叶清心利尿，柴胡、郁金疏肝解郁，诸药合用，使清浊分，湿热去，络脉通，脂液重归其道。
>
> 　　　　　　　　　　　　　　　　　　　　　　　　　（李海朋）

● 病案2

患儿，女，3岁。初诊时间：2016年12月12日。

【（代）主诉】尿频1周。

1周前患儿无明显原因出现尿频，1小时数次，伴有外阴部瘙痒，不痛，不发热，无尿痛，尿量不多，色黄；大便干结，日一次。纳食可，未予治疗。平素爱清洁，喜食辛辣之品。外阴部潮红，尿道口红，周围可见少许白色分泌物。尿常规：蛋白（＋），潜血（＋），红细胞（＋），白细胞（＋＋）。

【中医诊断】淋证。

【辨证】湿热下注。

【西医诊断】下尿道感染。

【治则】清热利湿通淋。

【处方】八正散加减。

萹蓄10g，瞿麦10g，车前草10g，通草3g，滑石（包煎）10g，生大黄

（后下）5g，土茯苓10g，白茅根10g，猪苓20g，黄柏5g，生蒲黄（包煎）5g，白鲜皮10g。3天，每天1剂，水煎服。

二诊：服完上方，诸症消失。纳食增加，大便软，每日1次。外阴稍红，无分泌物。舌淡暗，苔白腻，脉滑。尿检（－）。效不更方。再进5剂。随访，服完上方即愈。

> ✎
> 　　按语：患儿平素喜食辛辣之品，致脾胃积热。而小儿脾常不足，水湿内生，与热相合，下注肾与膀胱。而肾开窍于前后二阴，故见外阴瘙痒、潮红。舌红，苔淡黄厚为湿热内蕴之象。
>
> （李海朋）

六、性早熟

● **病案1**

患儿，女，6岁。初诊时间：2018年8月4日。

【（代）主诉】发现双侧乳核增大2个月。

2个月前洗澡时发现左侧乳核增大伴触痛，无阴道分泌物，无月经来潮，潮热汗出，性情急躁，小便黄，大便干结。双侧乳房发育B2期，可触及硬结，约直径2cm，乳晕无色素沉着，A1；PH1；幼女外阴，阴唇无色素沉着，未见明显分泌物。X线：骨龄9.5岁。盆腔B超：子宫大小1.9cm×1.2cm×0.8cm，子宫内膜未见，卵巢左侧1.9cm×0.8cm×0.7cm，右侧1.8cm×0.8cm×1.0cm，可见3~5枚卵泡，最大5mm。内分泌性激素五项：促黄体生成素0.35mIU/ml，促卵泡成熟激素 3.34mIU/ml，雌二醇＜10pg/ml，催乳素 4.35ng/ml，睾酮0.6nmol/L。肾上腺皮质激素六项、17-α羟基孕酮、甲状腺功能、肝肾功能、电解质、肿瘤标志物未见异常。头颅磁共振正常。舌红，少苔，脉细数。患儿足月顺产，出生体重3000g，身长50cm。平素喜甜食，每天喝奶1瓶，否认进补品类，否认接触避孕药等药品。

【中医诊断】性早熟。

【辨证】阴虚火旺。

【西医诊断】性早熟。

【治则】滋阴补肾，清泻相火。

【处方】醋鳖甲（先煎）15g，知母9g，生地黄9g，黄柏9g，菊花10g，牡丹皮5g，龙胆3g，玄参9g，地骨皮9g，夏枯草10g。28剂。

二诊：双侧乳核较前回缩，变软，无触痛，无阴道分泌物，潮热汗出缓解，性情急躁有改善，小便淡黄，大便正常。原方再服1～2个月巩固疗效。

> 　　按语：本病近年发病率逐年增多，饮食、生活习惯、环境变化等为相关因素。小儿常因偏食、喜甜食、奶类、含激素食物作用下，易出现肾之阴阳失衡，表现为肾阴不足，不能制阳，相火偏亢，第二性征提早出现。小儿时期肝气未充，肝常有余，若肝气郁结，郁而化火，肝火上炎除可致"天癸"早至，出现性早熟；因气机升降失司，阻遏于胸，则为痛为聚，而出现乳房胀痛，胸闷不适。治疗以养阴泻火、疏肝解郁为主。本病的治疗贵在持久，并须定期复查B超、骨龄及血液指标以评估病情，不能仅见临床症状消失而过早停药，导致疾病控制不佳或复发，一般须服药3～6个月以巩固疗效。此外，饮食必须要注意清淡，不食用含有激素的食物，多做跳绳等促进长骨生长的运动，有利身高增长。
>
> （王静）

● 病案2

患儿，女，6岁。初诊时间：2018年5月1日。

【（代）主诉】发现右侧乳核增大2周余。

2周前家长发现患儿右侧乳核增大，伴压痛。无外伤磕碰，无阴道分泌物，形体偏瘦，烦躁易怒，眠差多梦，小便黄，大便干硬，咽干。舌红、苔黄，脉弦数。右侧乳房发育B2期，可触及硬结，约直径1cm，左侧乳房发育B1期，未触及硬结。A1；PH1；幼女外阴，阴唇无色素沉着，未见明显分泌物。X线：骨龄8.5岁。盆腔B超：子宫大小1.2cm×1.0cm×0.8cm，子宫内膜未见，卵巢左侧1.0cm×1.2cm×0.7cm，右侧1.3cm×1.0cm×1.1cm，可见2～5枚卵泡，最大5mm。内分泌性激素五项：促黄体生成素0.20mIU/ml，促卵泡成熟激素2.35mIU/ml，雌二醇＜10pg/ml，催乳素3.30ng/ml。肾上腺皮质激素六项、17-α羟基孕酮、甲状腺功能、肝肾功能、电解质、肿瘤标志记物未见异常。头颅磁共振正常。

【中医诊断】性早熟。

【辨证】肝郁化火。

【西医诊断】性早熟。

【治则】滋阴降火。

【处方】龙胆草3g，黄芩5g，栀子5g，醋鳖甲（先煎）10g，知母9g，生地黄9g，黄柏9g，菊花10g，牡丹皮5g，玄参9g，地骨皮9g，夏枯草10g。28剂。

二诊：右侧乳核回缩，查体未触及硬结。无触痛，无阴道分泌物，咽干、眠差得以改善，小便淡黄，大便调。原方再服2个月巩固疗效。复查子宫、卵巢、卵泡体积较前缩小，性激素正常。继续服药3个月，满6个月复查，骨龄8.9岁，骨龄和年龄差缩小，半年身高增长4cm，预测成人身高改善。

> 🖋 按语：本病女童多见，饮食、生活习惯、环境改变及遗传易感性等，为诱发因素。小儿平时过食油炸煎食，或辛热药食，热助肝旺，易出现阴虚火旺，肝郁化火表现。治疗以滋阴降火、疏肝解郁为主。本病的治疗贵在持久，并须定期复查B超、骨龄及血液指标以评估病情，治疗关键点一要控制乳房、子宫、卵巢等的发育速度，二要控制骨龄进展，达到改善患儿预测成人身高（PAH）的目的。须根据临床表现、生长速率及B超、骨龄等，定期做评估，及时调整用药，监测生长发育情况。此外，饮食必须要注意清淡，不食用含有激素的食物，多做跳绳等促进长骨生长的运动，并要注意早睡觉，促进生长激素分泌，有利长高。
>
> （王静）

第五节
皮肤疾病

一、湿疮

● 病案1

患儿，男，7岁。初诊时间：2017年6月15日。

【（代）主诉】全身皮肤皮疹及瘙痒渗出1年余。

外院诊断为湿疹，予"复方醋酸地塞米松乳膏"等多种西药治疗不验，转中医诊治。舌质红，苔黄厚腻，脉数。

【中医诊断】湿疮。

【辨证】湿热浸淫。

【西医诊断】特应性皮炎（急性期）。

【治则】清热利湿。

【处方】苍术10g，忍冬藤15g，板蓝根15g，紫草10g，生地黄10g，薏苡仁15g，乌梢蛇10g，土茯苓10g，白鲜皮10g，地肤子（包）10g，苦参10g，碧玉散（包）10g。10剂，每日1剂，水煎服。

> ✏️
> 　　按语：万师认为本病多呈家族性，与遗传因素有关，患儿多先天禀赋不足，素体虚弱或湿热偏盛，反复搔抓后复感染湿热之邪，导致湿热浸淫。治当分清标本缓急，急性期以清热泻火除湿为主，以分消湿热，合并感染时佐以清热解毒；恢复期应以健脾益气除湿为主，增强体质，同时注意去除病因，避免接触过敏物质，保护患儿皮肤免受刺激。忌食鱼、虾、海鲜、辛辣刺激等"发物"。
>
> （李海朋）

● **病案2**

患儿，女，5岁。初诊时间：2017年1月12日。

【（代）主诉】四肢皮肤皮疹伴痒2个月。

2个月前患儿无明显诱因出现四肢伸侧皮肤红疹伴瘙痒，抓挠后部分皮疹可见小水疱。外院诊断为湿疹，予"复方醋酸地塞米松乳膏"等多种西药治疗，疗效不佳。现患儿皮肤瘙痒难耐，夜寐不安，食纳一般，口渴思饮，大便干，小便短黄。四肢伸侧皮肤红疹并局部湿烂流水，上结黄痂，可见抓痕。咽稍红，舌质红，苔黄厚腻，脉数。

【中医诊断】湿疮。

【辨证】湿热浸淫。

【西医诊断】特应性皮炎。

【治则】清热利湿，收敛止痒。

【处方】生地黄10g，牡丹皮10g，黄芩10g，黄柏10g，茵陈10g，鸡血藤10g，茯苓10g，车前子10g，蒲公英10g，紫花地丁10g，白鲜皮15g，地肤子10g，青黛3g，紫草10g。7剂。

二诊：瘙痒明显改善，夜间可安静入睡。皮肤局部湿烂处全部结痂，食纳欠佳，大便稀溏，小便正常，舌质淡红，苔黄不厚，脉数。证属脾虚湿困，治以健脾利湿。

【处方】生黄芪10g，苍术10g，茯苓10g，泽泻10g，六一散10g，蒲公英10g，白鲜皮15g，薏苡仁15g，地肤子15g，炒鸡内金10g。

三诊：服上药后，皮损处结痂基本脱落，不痒，无新皮疹出现。食纳、二便正常，舌质淡红，苔薄黄，脉数。诊断为特应性皮炎恢复期。证属脾胃虚弱，气血不足。治以健脾益气。予六君子汤加味。

【处方】苍术10g，党参10g，茯苓10g，陈皮5g，山药10g，甘草5g，旱莲草10g，白芍10g。7剂痊愈。随访未复发。

> 按语：万师认为小儿特应性皮炎与先天禀赋密切相关，属异禀质，有一定遗传因素。此患儿先天禀赋不足，素体虚弱，易于感受湿热之邪，导致湿热浸淫。急性期宜予清热凉血，祛湿止痒。方中生地黄、牡丹皮清热凉血，祛血分虚热；黄芩、黄柏合用，同清上下焦之火；茵陈、茯苓、车前子清热利水，使湿热从下焦而走；白鲜皮、地肤子清热除湿止痒；蒲公英、紫花地丁清热解毒止痒；青黛、紫草辅助清热凉血；诸药共用，清血分湿热，使皮肤红疹、水疱自然消退。须注意本病易反复，恢复期应继予健脾益气之品，同时增强体质，调节免疫力，同时注意去除病因，避免接触过敏物质，保湿护肤，保护患儿皮肤免受刺激。
>
> （王静）

二、瘾疹

患儿，男，7岁。初诊时间：2018年2月13日。

【（代）主诉】反复发作周身风团5年。

患儿5年前出现周身"风团块"，反复发作，痒甚，揉眼睛，耳朵痒，有时口唇肿、痒。曾予西替利嗪糖浆服用2个月，未见效。就诊时见患儿胸背部皮肤有"风团块"，瘙痒，揉眼，揉耳。自幼过敏体质，幼时有湿疹病史。咽稍红，扁桃体Ⅲ度肿大，舌苔薄黄腻。皮肤过敏原测试：屋尘螨（+），菠菜（+）。

【中医诊断】瘾疹。

【辨证】伏风肺热。

【西医诊断】荨麻疹。

【治则】清肺消风。

【处方】金银花10g，野菊花10g，防风10g，蒺藜10g，地龙5g，紫草10g，牡丹皮10g，黄芩10g，乌梢蛇10g，地肤子（包煎）10g，生地黄10g，甘草3g。14剂，每日1剂，水煎服。

> ✎
> 　　按语：本例患儿自幼为过敏体质，幼时有湿疹病史，平素周身易起"风团块"，是伏风内蕴之象，而咽稍红，扁桃体Ⅲ度肿大，舌苔薄黄腻，是外邪犯于肺咽表现。所以，辨证为肺热引发内蕴之伏风，给予清肺消风治疗，方以消风散加减。服用之后，1周显效，2周后已无新发瘾疹。
>
> 　　　　　　　　　　　　　　　　　　　　　　　　　（李海朋）

三、紫癜

● **病案1**

患儿，女，8岁。初诊时间：2018年10月21日。

【（代）主诉】反复皮疹3个月，尿检异常2个月余。

患儿3个月前感冒后出现双下肢皮疹，按压不褪色，不痒。伴膝、踝关节肿痛，阵发性腹痛，无恶心呕吐、头痛、血尿、尿少、浮肿等。于当地医院就诊，查血常规、尿常规、体液免疫、抗链球菌溶血酶O、抗核抗体均正常，免疫球蛋白IgE 600IU/ml，鸡蛋白（＋）、牛奶（＋），余（－）。予"维生素C、芦丁片、复方甘草酸苷片"等治疗，皮疹逐渐消退，但时有小反复。定期验尿，近2个月来出现尿检异常，尿常规：潜血（＋），红细胞30~80个/μl，蛋白（＋），予加用"马来酸依那普利片、双嘧达莫片"治疗，复查无明显改善，遂来我门诊就诊。刻下见：患儿双下肢少量皮疹，无腹痛、关节肿痛，食欲可，小便略黄，大便干。双下肢散在黯红色皮疹，对称分布，压不褪色，稍高于皮面。咽红，双下肢不肿。舌质红，苔薄少苔，脉细数。

【中医诊断】紫癜。

【辨证】血热伤络。

【西医诊断】过敏性紫癜；紫癜性肾炎。

【治则】清热凉血，滋阴护肾。

【处方】青黛3g，紫草10g，生地黄10g，牡丹皮10g，茯苓10g，白芍

10g，赤芍5g，旱莲草10g，女贞子10g，小蓟5g，山药30g，芡实10g，白鲜皮10g，甘草5g。7剂，每日1剂，分2～3次，水煎服。

服药7剂，患儿皮疹基本消退，复查尿常规：蛋白（－），潜血（＋＋），红细胞23个/μl。患儿食纳可，二便正常。继服14剂，复查尿常规正常。随访尿检阴性，皮疹未再反复，正常上学。

> ✒
> 按语：本案为典型的过敏性紫癜合并紫癜性肾炎。过敏性紫癜，中医又叫"紫斑""葡萄疫"，急性期以血热伤络、血热妄行为主，易累及肾脏，至肾阴虚或阴阳两虚。本案万教授治以清热凉血、滋阴护肾之法，予青黛、紫草、白鲜皮清热解毒、凉血止血；白鲜皮引药达皮，改善紫癜皮疹症状，清热透疹消斑；予生地黄、牡丹皮、白芍、赤芍凉血、滋阴、活血；茯苓利水渗湿；旱莲草、女贞子为对药，滋肝肾之阴，改善肾脏血流微循环；山药、芡实、小蓟固涩利水，有散有收，补肾利尿。共奏清热凉血、滋阴补肾之功。
>
> （王静）

● **病案2**

杨某，女，7岁，初诊时间：2019年8月12日。

【（代）主诉】反复双下肢红色皮疹1月余，再发伴2天。

患儿1个月前无明显诱因出现双下肢红色皮疹，略高出皮面，大小不等，部分融合成片，压之不褪色，无明显瘙痒及疼痛，伴有脐周腹痛，可自行缓解，双踝关节疼痛，时轻时重，遂于我院肾内科住院治疗，诊断为"过敏性紫癜"，予"盐酸西替利嗪、醋酸泼尼松、维生素C"等治疗，患儿病情明显好转予以出院，出院后间断服用"盐酸西替利嗪、维生素C"等治疗，皮疹无反复发作。2天前无明显诱因再次出现双下肢红色皮疹，对称分布，略高出皮面，大小不等，部分融合成片，压之不褪色。伴腹痛、踝关节疼痛，脐周部有轻压痛，无反跳痛，呕吐1次，非喷射状，呕吐物为胃内容物。双侧踝关节轻度红肿，活动受限。神志清，精神反应可，纳食欠佳，夜寐欠安，二便尚调。舌质红绛，舌苔薄白，脉滑数。尿常规示：隐血（＋＋），蛋白（±），红细胞153个/μl，余未见异常。

【中医诊断】紫癜。

【辨证】邪热内犯，血热妄行。

【西医诊断】过敏性紫癜；紫癜性肾炎。

【治则】凉血止血，通络止痛。

【处方】生地黄10g，赤芍10g，牡丹皮10g，水牛角（先煎）15g，紫草10g，茜草10g，旱莲草10g，丹参10g，延胡索10g，香附10g，羌活10g，薏苡仁10g，鸡血藤10g，地肤子10g，白鲜皮10g，炙甘草5g。7剂，每日1剂，水煎服，分2～3次口服。

二诊：患儿双下肢红色皮疹已明显消退，腹痛、踝关节疼痛已止，复查尿常规示隐血（+++），蛋白（-），红细胞302个/μl，治以凉血止血。

【处方】生地黄10g，赤芍10g，牡丹皮10g，水牛角（先煎）15g，大蓟10g，小蓟10g，仙鹤草10g，侧柏叶10g，墨旱莲10g，女贞子10g，山茱萸10g，白茅根10g。14剂，每日1剂，水煎服，分2～3次口服。

三诊：患儿无皮疹，无腹痛、踝关节疼痛，复查尿常规示隐血（+），蛋白（-），红细胞87个/μl，治以补肾益气，凉血止血。

【处方】炙黄芪15g，生地黄10g，枸杞子10g，茯苓10g，大蓟10g，小蓟10g，仙鹤草10g，山茱萸10g，墨旱莲10g，女贞子10g，山药15g，芡实10g。共14剂，每日1剂，水煎服，分2～3次口服。

患儿未再复诊，随访诉目前诸症已消，复查尿常规未见异常，建议患儿清淡饮食，定期复查尿常规。

按语：证属血热妄行，伴湿热伤络，治以凉血止血，通络止痛，方选"犀角地黄汤"凉血止血；加延胡索、香附理气止痛；羌活、薏苡仁、鸡血藤祛风除湿通络止痛。治疗后皮疹、腹痛、踝关节疼痛已消，但尿中红细胞仍较高，考虑肾脏损伤，中医证属肾阴亏虚，阴虚火旺，内犯营血，血热妄行，故继续予"犀角地黄汤"凉血止血；加小蓟、大蓟、仙鹤草、侧柏叶、白茅根清利下焦，凉血止血；女贞子、墨旱莲滋补肾阴。服用2周后，诸症已消，尿中红细胞已减少，继续予补肾益气、凉血止血治疗，患儿服用2周后诸症消退，疗效显著。

（陈争光）

第六节
传染病

一、丹痧

齐某，女，9岁。初诊时间：2019年10月23日。

【（代）主诉】发热、咽痛、皮疹2天。

患儿2天前无明显诱因出现发热，热峰39.8℃，口服退热药可降至正常，易反复，咽痛明显，无鼻塞流涕，无咳喘，面部、腹部、双足面部皮肤潮红，可见细小皮疹，皮肤褶皱处明显，瘙痒不显，刻下：神志清，精神反应可，纳食欠佳，夜寐尚安，二便尚调。面部、腹部、双足皮肤潮红，可见少许皮疹，未见出血点，颈部可触及黄豆大小肿大淋巴结，其他浅表淋巴结未见肿大，咽部充血，双侧扁桃体Ⅱ度肿大，可见少许脓点。心肺腹未及异常。舌质红，舌苔黄腻，脉滑数。血常规示：白细胞 15.7×10^9/L，中性79.7%，淋巴13.6%，C-反应蛋白38mg/L，余未见异常。

【中医诊断】丹痧。

【辨证】风温邪毒，犯及肺卫。

【西医诊断】猩红热。

【治则】疏风散热，解毒利咽。

【处方】金银花10g，连翘10g，蝉蜕10g，薄荷（后下）10g，紫草10g，蒲公英15g，败酱草15g，牛蒡子10g，荆芥穗10g，芦根15g，炙甘草3g。5剂，每日1剂，水煎服，分2～3次口服。

二诊：患儿服3剂后热退，服药后咽痛减轻，全身皮肤潮红及皮疹明显消退，纳食尚可，舌质红，苔薄黄腻，上方去薄荷，加板蓝根10g，继服5剂。

患儿未再复诊，后随访诉服上药诸症已愈。

按语：猩红热是小儿常见的传染病，多因风温邪毒外袭所致，此例患儿证属风温邪毒，犯及肺卫，万师选用"银翘散"疏风散热，加紫草

清热凉血消疹，蒲公英、败酱草、牛蒡子清热解毒利咽。二诊，退热，皮疹消退，去薄荷，加板蓝根加强凉血解毒之力，疗效显著。

（陈争光）

二、手足口病

患儿，男，3岁。初诊时间：2017年8月5日。

【（代）主诉】发热3天，手足口腔疱疹2天。

3天前患儿出现发热，体温最高39.5℃，家长予布洛芬溶液口服后体温可降。但药后体温复升，发热以夜间为主。2天前手足见淡红色疱疹，无发热，轻度瘙痒，口腔疼痛，不欲进食。精神可，手足、手腕、双踝附近见淡红色疱疹，摸之触手，唇红，舌面及口腔黏膜见多个疱疹、溃疡。舌红，苔黄腻，指纹紫滞于风关。

【中医诊断】手足口病。

【辨证】风热夹湿，热重于湿。

【西医诊断】手足口病。

【治则】疏风清热化湿。

【处方】金银花10g，连翘10g，板蓝根15g，蝉蜕5g，淡豆豉10g，仙鹤草10g，黄芩10g，牡丹皮10g，六一散（包煎）10g，桔梗5g，桑叶10g，桑白皮10g，焦山楂10g，焦神曲10g。3剂，每日1剂，水煎服。

🖉　按语：万师认为手足口病主要因外感风热或时邪疫毒，入里与内湿相搏，外发肌表而出疹。主要病位为肺脾，肺主表，风热疫邪首犯肺卫，故出现鼻塞流涕、发热等症状；脾主肌肉，湿热困脾，外泄体表，则手足疱疹；咽喉为肺胃之门户，脾开窍于口，肺脾湿热上熏咽喉，故见咽喉红肿、口腔破溃。根据湿热程度，万教授将本病分为热重于湿、湿重于热。热重于湿者，则疱疹色红，疱疹周围红晕明显，口腔溃疡较多，热势较高，舌红苔黄，治疗应以清热解毒为主；湿重于热者，丘疹淡红，疱疹周围红晕不显，口腔疼痛不剧，热势不著，舌淡红苔黄或白，治疗应以利湿解毒为主。本病初期多表现为风热夹湿，部分患儿高热持续，表现为热毒炽盛，疾病后期可出现肺胃阴虚或脾胃气虚证。该患儿发病时间短，反复高热，夹有鼻塞流涕等外感症状，舌苔黄腻，纳差，大便稀溏、臭秽，故辨证为风热夹湿证，以疏风清热解毒为法。处方中加用六一散利湿，焦山楂、焦神曲运脾化湿，旨在分消湿热，有湿去而热孤之意。治疗切中病机，本病后期以清解余毒、益气养阴为治法，方选沙参麦冬汤合竹叶石膏汤加减。

（李海朋）

三、春温

患儿，男，8岁。初诊时间：2017年12月6日。

【（代）主诉】持续发热20天。

患儿于20天前受风后出现发热，体温37～39.5℃，发热以下午及夜间为重，少汗，时恶寒，伴咽痛，偶有轻咳，无呕吐，无头痛头晕。在外院曾用头孢唑林钠抗感染治疗，未见好转。心率115次/min，呼吸24次/min，咽充血，双侧扁桃体Ⅱ度肿大，颌下及颈部可及黄豆至蚕豆大小淋巴结20余枚，呈串珠样，质中等，具压痛，局部皮肤不红。周身皮肤及黏膜无黄染及出血点。心肺（－）。腹软，肝脾未触及。舌质红，苔黄厚腻，脉数稍浮。血常规：血红蛋白103 g/L，红细胞3.41×10^{12}/L，白细胞4.3×10^{9}/L。尿常规：蛋白（±），潜血（＋）。肥达试验（－）阴性；嗜异性凝集试验1：28；异淋巴细胞9%；ASO（－）。

【中医诊断】春温。

【辨证】湿热内伏，复感时邪。

【西医诊断】传染性单核细胞增多症。

【治则】葱豉桔梗汤合达原饮加减。

【处方】薄荷（后下）5g，荆芥穗10g，连翘10g，豆豉10g，桔梗10g，炒栀子5g，枳壳10g，炒黄芩10g，川朴10g，槟榔10g，赤芍10g，大黄（后下）5g，鲜芦根20g，茵陈10g，甘草5g。5剂，每日1剂，水煎服。

按语：万师认为，传染性单核细胞增多症是由EB病毒所致的急性传染病，中医属"温病"及"瘟疫"范畴。本案患儿根据其发病时间、发病特点，辨证属春温，为湿热之邪伏于膜原，由外感时邪引发。湿热之邪内伏，故可见舌苔黄厚腻，时邪未祛，故可见脉浮，发热时恶寒、咽痛、轻咳等症。故治疗以达原饮清热除湿，开达膜原，避秽化浊以除内伏之邪，同时以葱豉桔梗汤疏风宣肺解表以祛外感时邪，内伏湿热得清，外感时邪得解，则诸症可愈。这里须注意，小儿为"稚阴稚阳之体"，热邪久郁易灼津耗液，清热利湿久用亦易伤阴，故待时邪已祛，余热未完全消除之际，应不忘顾护阴液，及时予以养阴清热、清补并用之法，使邪祛而不伤正。

（李海朋）

四、百日咳案

朱某，男，1岁3个月。初诊时间：2019年12月5日。

【（代）主诉】咳嗽2周余。

患儿2周前接触咳嗽姐姐后出现咳嗽，夜间剧烈，呈阵发性痉挛性咳嗽，咳嗽剧烈伴有呕吐痰涎，咳嗽时面上潮红，涕泪俱出，无鸡鸣样回声，白天几无咳嗽，无发热，无喘息气促，曾多次就诊于当地医院予"止咳化痰药（具体不详）"，疗效欠佳。神志清，精神反应可，纳食欠佳，咳嗽严重影响睡眠，二便尚可。咽部充血，双侧扁桃体未见肿大，双肺呼吸音粗，可闻及少许痰鸣音，未闻及明显湿啰音，心音有力，心律齐，未闻及明显杂音。舌质红，苔黄厚腻。近期患儿姐姐及姑姑均有咳嗽，症状与患儿相似。

【中医诊断】顿咳。

【辨证】痰热内阻，肝火犯肺。

【西医诊断】百日咳。

【治则】清肺化痰，平肝降火。

【处方】蜜麻黄3g，桑白皮5g，地骨皮5g，苦杏仁5g，防风5g，葶苈子5g，炙百部5g，青黛（包煎）2g，柴胡5g，白芍5g，炒僵蚕5g，侧柏叶5g，炙甘草5g。5剂，每日1剂，水煎服，分2~3次口服。

二诊：患儿已服药2剂，效果不显，初诊百日咳DNA阳性，诊断明确，建议继续服用上药。

三诊：患儿5剂服尽痉咳明显好转，夜间次数减轻，仅1~2次，建议继续服用上药5剂，后随诊咳嗽已平。

✎ 按语：百日咳，中医学称为顿咳，又称顿嗽，在中医古代文献中还称为鹭鸶咳、时行顿呛、天哮、天哮呛、疫咳等。因其咳时颈项伸引，状如鹭鸶，故称为鹭鸶咳；因其具有传染性，故称为时行顿呛、天哮、天哮呛、疫咳；因其咳声连连，一阵一阵发作，故称为顿咳、顿嗽。顿咳的治疗，一般取分期辨证论治。前驱期以宣肺化痰、疏风散邪为主。痉咳期着重泻肺涤痰降逆，痰火者清热化痰，痰浊者温化痰浊，同时根据所犯诸脏分别予以降胃、平肝、泻火、凉血、利尿。恢复期宜健脾益肺或润肺养阴为主，兼以肃肺化痰。变证者，痰热闭肺宜清热解毒，宣肺化痰；痰热内陷心肝则宜清热化痰，开窍息风。

该患儿典型痉咳，且家中多人有类似咳嗽，因此高度怀疑百日咳，予行百日咳DNA确诊。四诊合参，万师辨证此患儿当属痰热内蕴，肝火犯肺，治以清肺平肝，化痰止咳。蜜麻黄、苦杏仁、葶苈子、桑白皮、地骨皮等宣肺化痰止咳，百部有抗百日咳杆菌作用；并用青黛、柴胡清肝疏肝，白芍柔肝缓急，侧柏叶清肺平肝等治疗，单用中药治疗痉咳，疗效显著。

（陈争光）

第七节
其他病症

一、睑废

患儿，男，10岁。初诊时间：2016年3月29日。

【（代）主诉】眼睑无力1个月。

患儿1个月前左眼睑下垂，我院神经内科诊为"重症肌无力"，给予泼尼松治疗效果不显，目前使用新斯的明治疗，减量症状即加重，要求中医治疗。挑食，无咳喘，无发热，夜寐可，二便调。形体偏瘦，精神好，左眼睑下垂遮盖瞳孔2mm，复视，心肺听诊（－），舌苔薄白，脉软。

【中医诊断】睑废。

【辨证】中阳不振，升提无力。

【西医诊断】重症肌无力眼肌型。

【治则】温脾升阳。

【处方】炙黄芪20g，党参15g，茯苓、白术、黄精、薏苡仁、当归各10g，升麻5g，陈皮、炙甘草各3g。7剂，每日1剂，水煎服。

✎
　　按语：脾为后天之本，气血津液生化之源，主肌肉、四肢。脾胃虚弱，运化不及，气血津液生化乏源，肌肉、筋脉失养，可致肌肉痿软无力而患本病。该病起病缓慢，儿科最常见症状为眼肌无力而下垂不举。治疗当以健脾升阳、温经通络为主。

（李海朋）

二、针眼

胡某，女，3岁2个月。初诊时间：2018年5月10日。

【（代）主诉】左眼睑缘红肿疼痛5天。

患儿5天前无明显诱因出现左侧眼睑缘局部红肿疼痛，结膜稍充血，晨起眼部分泌物较多，无发热，无咳喘，3天前曾就诊于我院眼科门诊予"左氧氟沙星滴眼液、红霉素眼膏"治疗，效欠佳。刻下：神志清，精神反应可，纳食尚可，夜寐欠安，二便尚调。左侧眼睑缘局部可见红肿疼痛，结膜轻度充血，咽部不红，双侧扁桃体Ⅰ度肿大，未见脓点及疱疹。舌质红，舌苔薄黄腻，脉滑数。

【中医诊断】针眼。

【辨证】风热外袭，兼有脾胃积热。

【西医诊断】睑腺炎。

【治则】疏风散热，凉血消肿。

【处方】金银花10g，连翘10g，菊花10g，灯心草3g，夏枯草10g，生地黄10g，赤芍10g，牡丹皮10g，枳实10g，火麻仁10g，冬瓜仁10g，白茅根10g，黄芩5g，炙甘草5g。5剂，每日1剂，水煎服，分2～3次口服。同时，配合双侧耳尖放血治疗1次。

二诊：患儿服上药5天，目前左侧眼睑缘局部红肿疼痛明显减轻，无白色脓点，眼结膜充血不显，眼部分泌物明显减少，舌质红，舌苔薄黄微腻，脉数，余热未清，继续予上方，加谷精草10g，继服5剂，继续予双侧耳尖放血疗法1次。

患儿未再复诊，后随访诉目前已痊愈，建议平素清淡饮食，注意眼部卫生。

按语：此例患儿，万师辨证当属风热外袭，兼有脾胃积热，治以疏风散热，凉血消肿。选用银翘散加减，加菊花、夏枯草清肝泻火，灯心草清心火，生地黄、赤芍、牡丹皮清热凉血，黄芩清中焦之火，枳实、火麻仁、冬瓜仁通腑泻热，炙甘草调和诸药。此方为万师治疗睑腺炎的效验方，疗效显著。

（陈争光）

三、暑热

患儿，女，1岁。初诊时间：2018年7月19日。

【（代）主诉】发热1月余。

1个月前患儿受凉后出现发热，体温最高40.2℃，轻咳，少痰，少许鼻塞流涕，至外医院就诊，考虑为上呼吸道感染，予布洛芬口服，头孢菌素静脉滴注，发热可暂退。但药后发热复起，咳嗽转密，先后在多家医院就诊。查血常规、胸片、抗链球菌溶血酶O、肺炎支原体抗体、血沉等检查均无明显异常，多次予头孢类药物口服或静脉滴注，利巴韦林静脉滴注，患儿咳嗽好转，但仍有反复发热。发热以夜间居多，体温波动，1日内最高达39℃以上。精神烦躁，消瘦，面色偏黄，心肺（－）。舌红，苔少，指纹紫滞于风关。白细胞7.0×10^9/L，淋巴细胞64%，中性粒细胞25%，血红蛋白119g/L，血小板计数203×10^9/L。

【中医诊断】暑热。

【辨证】暑伤肺胃，气阴两伤。

【西医诊断】夏季热。

【治则】清暑益气，养阴生津。

【处方】藿香5g，佩兰5g，鸡苏散（包煎）10g，淡豆豉10g，太子参10g，青蒿5g，沙参10g，芦根15g，知母5g，淡竹叶5g，麦冬10g，荷叶10g。3剂，每日1剂，水煎服。

按语：夏季热多见于3岁以内的婴幼儿，发病集中在六月至八月，与气候炎热、气温升高密切关联，可随气温升高而病情加重。本病实验室检查多无明显异常，多数患儿秋凉后症状可自行缓解。万师认为夏季热病因主要与小儿体质因素有关，或因小儿先天禀赋不足，肾气不充；或因后天调护失宜，脾肾虚弱；或因病后体虚，气阴两伤等。该患儿外感高热后发病，加之时逢炎夏，暑热内蕴，灼伤肺胃之津，故发热、口渴多饮；小儿脾胃虚弱，感受暑湿之邪，中阳不振，故小便增多。万师认为本病重在清肺胃、泄内热，宜用辛凉清暑之品，不可过用苦寒，以免化燥伤阴；益气生津当以养肺胃、助中气，甘润之品滋腻，不可多用，以防碍脾；切不可峻补气阳，以免助热伤津。临床万教授多选用王氏清暑益气汤加减，并常在清暑益气药方中，加用薄荷、淡豆豉二味，虽然二药有耗气伤津之嫌，但万教授于益气生津方药中，用此二药，取其宣发肺气，开通腠理之功效，因立意精巧，故屡获良效，并未尝有伤阴之弊。

（李海朋）

四、汗证

● **病案 1**

刘某，男，9岁。初诊时间：2019年12月20日。

【（代）主诉】汗出过多3年余。

3年前患儿反复感冒发热后出现汗多，夜间为主，头项背部较多，凉汗为主，白天汗出不显，运动后汗出稍多，偶有神疲乏力，面上红润，口渴，手足心热，纳食尚可，二便尚调。舌质红，苔薄白而少，脉细数。

【中医诊断】汗证。

【辨证】气阴两虚。

【治则】补气养阴，固表止汗。

【处方】玉屏风散加减。

炙黄芪15g，太子参10g，炒白术5g，煅龙骨（先煎）30g，五味子5g，酸枣仁10g，山茱萸10g，煅牡蛎（先煎）30g，白芍10g，浮小麦15g，炙甘草5g。共7剂，每日1剂，水煎服，分2~3次口服。

二诊：汗出较前明显减少，纳食稍差，口臭，舌苔稍厚腻，兼有食积，续用上方，加炒麦芽10g、槟榔5g。

后调理月余，汗出已不多，纳食尚可。

按语：此患儿多汗源于反复发热及多次服用退热药，伤及气阴，致使气阴两虚，症见多汗，夜间为主，以凉汗为主，头颈背部为主，舌质红苔薄白而少，补气养阴以治之。选用玉屏风散加减，加太子参以增加补气之功，去宣散之防风，加用酸收之五味子、白芍、山茱萸，取酸甘化阴以补阴液；汗为心之液，加酸枣仁补心安神；加浮小麦、煅龙骨、煅牡蛎以收敛止汗。万师不喜用麻黄根止汗，源于目前麻黄根炮制欠佳，用之反汗多。二诊汗出亦减少，却增积滞，继续用上方加消食药予以治之，反复调治月余，体质康健。

（陈争光）

● 病案2

徐某，女，6岁。初诊时间：2019年11月7日。

【（代）主诉】出汗过多1年余。

患儿1年前感冒后出现汗多，以夜间及运动后为主，头颈部尤显，汗湿衣被，热汗为主，无发热恶寒，无神疲乏力，面色少华，无口渴，无五心烦热，纳食尚可，二便尚调。神志清，精神反应可。触之头颈部及背部有暖汗出，四肢暖，心肺腹及神经系统检查未及异常。舌质淡红，苔薄白，脉浮缓。

【中医诊断】汗证。

【辨证】营卫不和，卫表不固。

【治则】补气固表，调和营卫。

【处方】玉屏风散合桂枝汤加减。

炙黄芪15g，防风5g，炒白术10g，煅龙骨（先煎）20g，桂枝10g，白芍10g，浮小麦10g，煅牡蛎（先煎）30g，酸枣仁10g，炙甘草5g。共7剂，每日1剂，水煎服，分2~3次口服。

患儿服上药后明显好转，后复诊3次，均以上方为主，略有加减，服用1月余，汗出已止。

按语：此多汗患儿亦源于感冒，但非汗多伤及气阴，而是风寒外感致使营卫失和，其风寒外感余症已消，却遗留汗多之症，日久汗多致使肺气不固。营卫为水谷之精气，行于经隧之中者为营气，其不循经络而直达肌表，充实于皮毛分肉之间者为卫气，故有营行脉中，卫行脉外之论述。若小儿营卫之气生成不足，或受疾病影响，或病后护理不当，营卫不和，致营气不能内守敛藏，卫气不能卫外固密，则津液从皮毛外泄，发为汗证。其辨证要点在于汗出肤温，治以补气固表、调和营卫。方选玉屏风散合桂枝汤加减，同时加用浮小麦、煅龙骨、煅牡蛎收敛止汗，酸枣仁补心气以敛汗。1周后汗出减少，加减服用月余而康健。

（陈争光）

● **病案3**

王某，女，15岁。初诊时间：2019年11月12日。

【（代）主诉】自幼手汗多，加重2周。

患儿自幼手汗多，足心有少量汗，情绪紧张时明显，全身汗不多，受其困扰多年，双手冷汗为主，肢端发凉，无神疲乏力，无五心烦热，性格较内向，曾就诊于外院予中药口服，效欠佳。3个月前曾就诊于中山医科大学附属第一医院建议其手术治疗，患儿家属拒绝。近2周手汗加重，纳食尚可，夜寐尚安，二便尚调。舌质红嫩，苔薄白而少。

【中医诊断】汗证。

【辨证】气阴不足证。

【西医诊断】原发性手汗症。

【治则】益气养阴，固表止汗。

【处方】炙黄芪15g，炒白术10g，太子参10g，煅牡蛎（先煎）30g，酸枣仁10g，山茱萸10g，白芍10g，浮小麦10g，五味子10g，甘草片5g。共7剂，每日1剂，水煎服，分2~3次口服。

二诊：患儿服药后手汗减少不显，考虑汗为心之液，增加养阴之药。

【处方】炙黄芪15g，炒白术10g，太子参10g，煅牡蛎（先煎）30g，酸枣仁10g，麦冬10g，柏子仁10g，煅龙骨（先煎）30g，浮小麦10g，五味子10g，茯神10g，炙甘草5g。共7剂，每日1剂，水煎服，分2~3次口服。

患儿服上药后手汗明显好转，先后以上方加减服用1月余，手汗基本正常。

按语：原发性手汗症是指在温度升高、情绪激动等多种诱因下，引起手部出汗超过正常生理需要量的疾病。西医认为该病目前发病机制尚未明确，可能与中枢神经对正常情绪刺激产生异常的或放大的效应有关，也有专家研究发现该病患者交感神经纤维髓鞘增厚，导致交感神经传导速度、兴奋性增高，而神经调节蛋白-1在原发性手汗症患者中过度表达。现代医学采用外用氯化铝堵塞表面毛孔，口服抗胆碱能药、抗高血压药、抗焦虑药、抗抑郁药等，肉毒杆菌毒素注射；手术治疗采用胸腔镜下交感神经链切断术等治疗。

中医学针对本病尚未形成业界统一的诊疗规范，万师治疗该病具有丰富的经验，运用经络辨证、从心论治，手心为心经末端，"汗为心之液"，认为手心汗多是心阴阳失调的外征，采用补气养心敛汗治疗，疗效显著。

（陈争光）

● **病案 4**

患儿，女，3岁。初诊时间：2018年12月12日。

【（代）主诉】盗汗2年。

患儿近2年来夜寐汗出明显，刚入睡时满头大汗，近半月来汗多加重，刚入睡后头、背部汗出，湿枕、湿衣，持续1小时左右汗收。无黄疸，食欲佳，食量好，易饥饿，但形体偏瘦，口渴、口气臭，时诉腹痛，大便干硬，小便黄，夜寐不安，翻身多。舌质红，苔花剥，脉弦数。

【中医诊断】汗证。

【辨证】热盛津伤。

【治则】养阴清热。

【处方】太子参10g，石膏（先煎）20g，淡竹叶5g，制半夏10g，麦冬10g，炙甘草5g，川石斛10g，姜厚朴9g。7剂，水煎服，每日2次。

二诊：服药1周后，患儿汗出大减，大便干缓解，夜寐可安睡。

继以此方加减调理2周，患儿盗汗消失，食纳、二便调。

按语：本案万师结合四诊资料，诊断此例盗汗证绝非其家属所云之"虚汗"，而是阳明胃火太过迫津外泄之盗汗。其舌苔花剥、大便干结为热盛伤阴之象。故治疗当以清热养阴为法，方用仲景之竹叶石膏汤加减，疗效颇佳。本例患儿夜寐盗汗，其汗出特点为"目合则汗"，后半夜并无汗出，此乃阳明热盛的盗汗；而能食易饥一症，《灵枢·大惑论》有云"胃热则消谷，谷消故善饥"，也是胃热炽盛所致，故本例盗汗乃阳明热盛，迫津液外泄之盗汗。竹叶石膏汤方由竹叶、石膏、半夏、麦冬、人参、甘草、粳米组成，仲景原治"伤寒解后，虚羸少气，气逆欲吐"者，其功能清热生津，益气和胃，此处用之，以石膏、淡竹叶、麦冬清阳明实热，太子参、甘草、石斛补虚生津，加姜厚朴行气通便，方证相符，不用收涩之品而汗自收。此为万师用经方治疗小儿疾病之验案，从本案可以看出，经方不仅适用于外感疾病，临床只要辨证准确，亦能为儿科疾病所用，且能确实体现中医简便廉验的特点，值得我们好好深入学习，造福患者。

（王静）

● **病案5**

患儿，男，6岁。初诊时间：2016年2月28日。

【（代）主诉】夜间汗出1年余。

患儿1年前无明显原因开始夜间汗出，以头颈、背部为主，常常汗出湿衣。夜寐欠安，磨牙，不发热。曾服钙剂数月，仍汗多。在外院拍胸片，排除"肺结核"。现仍汗出湿衣，无涕，纳食欠佳，二便调。既往易感冒。神志清，精神尚可，形体消瘦，面白无华。呼吸平稳，咽部不红，胸廓对称，虚里搏动应手，腹部平软。舌质淡红，苔薄白，少许剥脱，脉弦细。

【中医诊断】汗证。

【辨证】肺脾气虚。

【治则】补肺固表。

【处方】黄芪10g，当归5g，白术5g，升麻5g，麻黄根10g，益智仁10g，覆盆子10g，苍术10g，鸡内金10g，煅龙牡（先煎）各30g。5剂，每日1剂，水煎服。

二诊：患儿服上方后，夜汗明显减轻，但白天汗出较多，动则汗出，仍睡中磨牙，睡眠欠安，纳增，二便调。面色少华，咽不红，心肺无异征。舌淡红，少苔，脉细数。上方加钩藤（后下）15g、神曲5g、山楂5g，以祛风健脾。7剂。

服完上方，白天汗减，夜微汗。病告愈。

按语：小儿腠理不密，卫外不固，易感外邪，故平素易感冒。肺失所卫，心失所养，津液外泄则汗多，夜寐欠安。日久津伤血亏，肝失濡养，肝风内动则睡中磨牙，脉细弦；脾运失司则纳差。其病位在肺脾，以虚为主。

（李海朋）

● 病案6

患儿，男，7岁。初诊时间：2016年4月8日。

【（代）主诉】自幼汗多、易感。

患儿平素体质虚弱，自幼多汗，白天稍动则汗出，夜卧初寐时头颈背部汗出如洗，四肢不温，手足冷，稍有不慎即感冒，纳食一般，口中时有异味，寐欠佳，翻身多，寐中时有磨牙，平时大便1～2日1次，质干，呈球状，小便调。咽稍红，舌苔薄黄。

【中医诊断】汗证。

【辨证】肺卫不固，营卫不和，食滞积热。

【治则】补肺固表，调和营卫，消积清热。

【处方】炙黄芪15g，白术10g，防风5g，煅龙牡（先煎）各20g，川桂枝3g，白芍10g，枳实5g，槟榔10g，虎杖10g，黄芩10g，炙甘草3g。14剂，每日1剂，水煎服。

二诊：服药2周后，患儿汗出较前明显好转，手足转温，大便已恢复正常。营卫渐和，食滞已消，但肺气尚虚，遂以原方去虎杖、槟榔、枳实、黄芩调治。

患儿经常感冒，家长要求调理之本，希望能够增强体质，减少感冒发作。连服上方2月余，随访半年，未见复发。

按语：小儿汗证为儿科常见病，内因责之为肺脏娇嫩，外因责之为感受外邪，主要病机"不在邪胜而在正虚"。本证患儿平素体质虚弱，易于感冒，日久损伤娇嫩肺脾之气，致肺虚不密，脾失健运，卫阳不固，阴阳失和，营阴外泄，故稍动则汗出明显，且四肢不温，手足冷是其征。患儿口中有异味，夜寐欠安，寐中时有磨牙，大便干系脾失健运、食滞积热所致，即《素问》云"胃不和则卧不安"，故治疗上补肺固表与消积清热并举。方以玉屏风散补肺固表止汗，桂枝甘草龙骨牡蛎汤调和营卫，固表摄阴，加虎杖、槟榔、枳实、黄芩清热消积除滞。二诊患儿汗出明显好转，大便基本正常，患儿营卫渐和，食滞已消，故以补肺固表、调和营卫为大法，以一诊方为基础去清热消滞之品继进。此后间断服用，巩固疗效，以达"治病求本"之效。

（李海朋）

● 病案7

患儿，男，5岁。初诊时间：2016年6月16日。

【（代）主诉】多汗3年。

患儿自幼多汗，白昼活动后汗出如雨，夜寐汗出湿衣。故经常感冒、咳嗽，纳差，大便1~2日1行。2岁时患"咳喘"。面黄少华，呼吸平稳，咽部红赤，扁桃体Ⅰ至Ⅱ度肿大，心肺无异征。舌质红偏暗，苔薄白，脉细滑。

【中医诊断】汗证。

【辨证】营卫不和，卫外不固。

【治则】调和营卫。

【处方】黄芪10g，桂枝10g，白芍10g，桑白皮10g，白芷5g，煅龙牡（先煎）各15g，桔梗5g，瓜蒌皮10g，黄芩5g，浮小麦30g，大枣5枚，生姜3片。5剂，每日1剂，水煎服。

（李海朋）

● 病案8

患儿，男，6岁。初诊时间：2017年4月8日。

【（代）主诉】多汗5天。

患儿近日进食过多肥甘厚味辛辣之品，5天前出现身热大汗，唇干舌燥，不思饮食。昨天腹胀加剧，腹痛呈阵发性发作。3天来大便未解。曾经西医诊治，未能奏效，大热大汗有增无减，入夜汗出更甚，湿透衣服，每天更换衣服3~4次。面红耳赤，肌肤灼热。舌红苔干，脉数。

【中医诊断】汗证。

【辨证】热结阳明。

【西医诊断】多汗症。

【治则】通腑泻热。

【处方】大黄（后下）3g，厚朴10g，薏苡仁10g，枳实10g，石膏15g，知母5g，麦冬10g，淡竹叶10g，玄参10g，五味子3g。2剂，每日1剂，水煎服。

> 按语：万师认为，本例患儿汗出是由于热积于阳明，食滞于胃腑，循经蒸腾于上，迫液外泄所致，属里证、热证。当务之急是泻下热结，以保存阴液，可谓邪祛正则安也。方中大黄，软坚破积，通便泻热；厚朴、枳实宽胸下气；麦冬、五味子养阴敛汗；石膏、知母、

玄参等清热养阴，生津止渴。诸药合用，攻邪不忘扶正，共奏标本并治之功。

（李海朋）

五、面瘫

● **病案1**

患儿，男，5岁。初诊时间：2018年6月1日。

【（代）主诉】口眼㖞斜3天。

3天前发现患儿右侧口眼稍㖞斜，昨日患儿说话漏气，饮水漏水，伴鼻塞、咳嗽。右眼闭合不全，口角㖞向左侧，右侧鼻唇沟变浅，右侧口角吹气时漏气、漏水，苔薄白，脉浮紧。

【中医诊断】面瘫。

【辨证】营卫不和，风邪入络。

【西医诊断】面神经炎。

【治则】解表和里，化痰通络。

【处方】葛根汤合牵正散加减。

葛根12g，炙麻黄3g，桂枝5g，白芍5g，甘草3g，杏仁5g，白附子5g，全蝎3只，僵蚕5g，生姜3片，大枣3枚。2剂，每日1剂，水煎服。

二诊：服药后，鼻通畅，咳嗽愈。口眼㖞斜存在，上方去杏仁，重用葛根30g，加生地黄10g、当归10g、川芎10g。

守方10剂，针灸治疗14天，病告痊愈。

> 按语：万师认为，小儿脏腑娇嫩，形气未充，在感受外邪情况下，致营卫不和，风邪乘虚入里，耗伤气血，血不养筋润脉，筋脉拘急而发本病。临床重用葛根发汗解肌，濡润筋脉，合四物汤养血活络，使表解里和，其病则愈。
>
> （李海朋）

● **病案2**

邱某，女，12岁。初诊时间：2020年1月7日。

【（代）主诉】口角㖞斜9天。

患儿9天前无明显诱因出现口角向右侧㖞斜，笑或哭时明显，时有流口水，左侧眼睑闭合不全，面部及耳部未见皮疹，皮肤感觉迟钝，无头晕头痛，无恶心呕吐，遂就诊于我院神经内科予完善相关检查诊断为"急性左侧周围面神经麻痹"，予"醋酸泼尼松、维生素B_1、维生素B_6、甲钴胺、阿昔洛韦"等治疗，面瘫未见明显好转，遂就诊于我科门诊，目前神志清，精神反应可，口角向右㖞斜，左侧鼻唇沟变浅，左侧眼睑不能闭合，纳食尚可，夜寐尚安，二便尚调。舌质红绛，舌苔薄白而少。面神经检查回示：左侧面神经损伤中–重度。

【中医诊断】面瘫。

【辨证】风痰阻络，兼有气虚血瘀。

【西医诊断】急性左侧周围面神经麻痹。

【治则】祛风化痰，补气化瘀。

【处方】炙黄芪15g，当归10g，地龙10g，川芎10g，炒僵蚕10g，防风10g，荆芥穗10g，紫苏叶10g，白芍10g，炙甘草5g。14剂，每日1剂，水煎服，分2~3次口服。

同时配合针灸疗法、电针疗法、穴位注射等，每日1次。

二诊：患儿眼睑已可闭合，左侧鼻唇沟稍浅，不笑或不哭时口角㖞斜不明显，余未诉明显异常，上方去紫苏叶，加蝉蜕10g，继服14剂，同时配合针灸疗法、电针疗法、穴位注射等，每日1次。

三诊：患儿基本康复，大笑时略有口角㖞斜，余无症状，建议继服上方1周，配合外治疗法。

患儿后未再复诊，随访诉目前已痊愈。

> ✎
>
> 按语：面瘫，俗称口眼㖞斜，本病多由脉络空虚，风寒风热之邪乘虚侵袭面部筋脉，以致气血阻滞，肌肉纵缓不收而成面瘫。面瘫是儿科常见病之一，中医认为多因起居不慎，外受风邪，风痰瘀邪阻络所致，治以祛风化痰通络，治疗面瘫经典方"牵正散"，但万师认为其中"白附子、全蝎"均有毒性，弃之不用，选用王清任之"补阳还五汤"补气化瘀通络，加僵蚕祛风化痰，荆芥穗、防风、紫苏叶祛风止痉，白芍合甘草缓急止痉，同时配合中医传统疗法针灸治疗，疗效显著。
>
> （陈争光）

第三章

学术经验

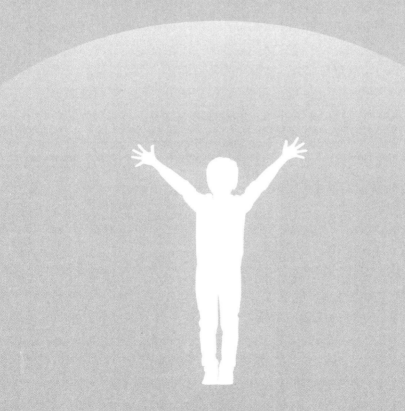

一、麻黄运用经验

（一）小儿不必禁用麻黄

小儿寒咳，初起咳嗽频作，喉痒声重，痰白稀薄，伴鼻塞流涕，恶寒无汗，发热头痛或全身酸痛，脉象浮紧，指纹深红，舌苔薄白等，治疗用散寒宣肺法。万力生教授在临床遇到小儿寒咳，每起手便是麻黄，配以杏仁、半夏之属，往往病随药除。小儿用药，掌握麻黄剂量不可过大即可。

风寒伤人肌表，毛窍闭塞，肺气不宣，卫气不得外达，营气涩而不畅，所以外见恶寒发热、头痛、身痛疼、无汗、脉浮，内见喘逆。此时，当发汗解表，宣肺平喘，使肺气宣，毛窍开，营卫通畅，汗出而在表之风寒得解，诸症悉除。麻黄味苦辛，性温，为肺经专药，能发越人体阳气，有发汗解表、宣肺平喘的作用，所以是方中的君药，再配降肺气、散风寒的杏仁为辅药，佐以姜、辛等。麻黄除了辛温发汗、解表散寒以外，并有明显的宣肺平喘作用。凡是风寒外侵、毛窍束闭而致肺气不得宣通的外感喘咳，都可用麻黄治疗，此时可改用炙麻黄，生麻黄发汗解表效力大，炙麻黄发汗力小而平喘止咳的效果较好。用麻黄治疗喘咳，最好配上杏仁，麻黄宣通肺气以平喘止咳，杏仁降气化痰以平喘止咳；麻黄性刚烈，杏仁性柔润，二药合用，可以增强平喘止咳的效果，所以临床上有"麻黄以杏仁为臂助"的说法。喘咳的病人，如出现肺热的证候（痰黄稠、喉燥咽干、口鼻气热，遇热则喘咳加重，苔黄、脉数等），则需加入生石膏（先煎），或黄芩、鱼腥草、知母等，以清肺热而平喘。

万师用麻黄治疗儿童哮喘，在扶正的基础上，使用麻黄3~5g，取得良好疗效。

麻黄治疗哮喘历史悠久。张仲景在《伤寒论》和《金匮要略》两书中，将麻黄治疗哮喘推上了一个高峰。麻黄汤、麻杏石甘汤、小青龙汤和射干麻黄汤等经方，更是历千载而不衰，并在这些经典方剂基础上衍生出众多方剂，如三拗汤、五虎汤等。清·陈复正《幼幼集成·哮喘证治》中说："盖哮喘为顽痰闭塞，非麻黄不足以开其肺窍，放胆用之，百发百中。"现代药理学研究发现，麻黄的主要成分是麻黄碱、伪麻黄碱和麻黄次碱等。这些成分主要是通过缓解平滑肌痉挛来发挥作用，其中麻黄碱对支气管平滑肌的解痉作用较持久，尤其在支气管处于持续痉挛状态时作用更显著。麻黄碱作为拟肾上腺素药治疗哮喘曾经在世界上被广泛使用，其最大优点是麻黄碱与抗组胺药合用，可以减少儿童夜间哮喘的发作次数，同时对一般性哮喘还有很好的预防作用。

（二）麻黄配伍与临床运用

1.麻黄与甘草　麻黄与甘草同归肺经，麻黄散寒宣肺降气，甘草化痰止咳和中，甘草炙用，还可以治疗心悸、惊痫，解麻黄之毒。甘草入散剂儿童量为5g，入煎为5~10g。

2.麻黄与杏仁　哮喘多由外感风寒，肺失宣降，津液凝聚，瘀浊内蕴所致。《本经疏证》言："麻黄汤、大青龙汤、麻黄杏仁甘草石膏汤，……皆麻黄杏仁并用，盖麻黄主开散，其力悉在毛窍，非藉杏仁伸其血络中气，则其行反濡缓而有所伤。"《长沙药解》言："杏仁疏利开通，破壅降逆，善于开痹而止喘，消肿而润燥，调理气分之郁，无以易此。"

3.麻黄与葶苈子　葶苈子辛苦寒，长于降泄，是降气平喘的药物。《本草正义》言："肺家痰火壅塞，及寒饮弥漫，喘急气促，或为肿胀等证，亦必赖此披坚执锐之才，以成捣穴犁庭之绩。麻黄与葶苈子相伍，不过开泻二字。"

4.麻黄与桂枝　麻黄宣肺畅气以平咳喘，桂枝行血通脉以治瘀滞，一入气分，一入血分，气行则血行，血通则气畅。若哮喘伴有明显面色青滞，口唇发绀，舌质紫暗之象者，说明哮喘非为痰之作祟一端，常常与络脉瘀痹有关，治疗如果不注意这一特点，则往往难以奏效。痰阻肺络，肺气闭塞，不能贯通心脉而行血，形成"痰夹瘀血，遂成窠囊"的病理表现。万力生主任认为麻黄和桂枝常用于风寒感冒发热。区别：麻黄祛寒散寒作用强，可宣通膀胱经及少阴心肾，尤其适宜风寒重者，如三拗汤，同时可振奋心阳，宣通肾阳；桂枝温阳作用强，如桂枝汤，且可温补中焦脾胃，如小建中汤，黄芪建中汤之类。

5.麻黄与地龙　地龙，性咸寒降泄，又善走窜。麻黄与地龙配伍，属于寒温并用之法。现代药理研究证实地龙的水、醇、丙酮提取成分有降压作用，从地龙中提得一种含氢的有效成分，对白鼠及家兔肺灌注具有显著的舒张支气管作用，并能拮抗组织胺对支气管的收缩作用。地龙尚有镇静、抗惊厥作用。还可以减轻麻黄升高血压和引起心悸的不良反应。

6.麻黄与石膏　麻黄辛苦温，宣肺解表平喘，石膏辛甘大寒，清泄肺胃之热，两药一辛寒，一辛温，相制为用，在麻杏石甘汤方中共为君药，有辛凉泻热、清肺平喘之功。

7.麻黄与射干 《本草经疏》言："射干，苦能下泄，故善降，兼辛，故善散。"《本草衍义补遗》言："射干，行太阴、厥阴之积痰。"张仲景《金匮要略》方治咳而上气，喉中有水鸡声，用射干麻黄汤。麻黄宣肺降气之力较强，但是祛瘀泄浊之功较弱，配伍射干之后，祛瘀泄浊之力大增。而且咽喉为肺之门户，射干为治疗咽喉之要药。

8.麻黄配五味子 既可宣肺平喘，又能敛肺降气，适用于肺虚气逆，肺失宣降之证。

9.炙麻黄与炙甘草 治疗小儿哮喘，一般不用生麻黄，多采用炙麻黄，因小儿哮喘发作之际，常有自汗出，炙麻黄不仅可减轻发汗之功，相对还可以增强止咳平喘之力。若与炙甘草相配，除有助于止咳平喘解痉作用外，具有减轻麻黄之毒及辛散之功，更可避免心悸之弊，从而增强止咳平喘的作用而提高疗效。

（王静、李海朋）

二、小儿鼻病的辨治经验

（一）鼻病独取于肺

小儿为稚阴稚阳之体，易受六淫之邪的侵袭，易寒易热。肺为娇脏，易虚易实。鼻为肺之外窍，故肺病表现于鼻，治肺即治鼻。

1.风寒犯肺 风寒束表，肺气失宣，故鼻塞，呈发作性，流清涕，打喷嚏，全身具风寒表证，治则疏风散寒通窍，处方辛夷散。风寒外感后期，常见小儿鼻衄，此多为风寒欲解之征。表证除，不必处理；若表证仍在，当发汗解表，方用麻黄汤。阴虚体质的小儿，则应结合临床，以养阴发汗解表，用麻黄人参芍药汤治疗。风寒兼湿邪者，当祛风散寒化湿并举，藿香正气散加减治之。

2.风热犯肺 风热上扰或风寒郁久化热，肺气失宣，故鼻塞，呈发作性，涕黄浊，或鼻酸、鼻痒、鼻肿、鼻痛、鼻衄、嗅觉减退，伴风热表证，法当疏风清热，方选桑菊饮或银翘散为主，合苍耳子散。疼痛明显者用银翘散加白芷、葛根。兼鼻衄者用桑菊饮加牡丹皮、白茅根、侧柏叶。

3.燥热伤肺 秋季燥气当令，肺属燥金，燥热最易伤肺，鼻涕黄黏、量少带血或脓血涕，鼻腔干痛不通，或鼻痒而干，嗅觉减退，鼻黏膜干燥结痂，全身具燥热伤津之症。热盛用凉膈散清泄肺热；燥甚以桑杏汤或清燥救肺汤清肺润燥；兼阴虚者，方选百合固金汤、沙参麦冬汤，滋阴润燥。

4.肺经热郁　本证由风热外感之邪逗留肺系所成，鼻塞日久，呈间隔或持续性，涕黏黄，嗅觉差，伴头涨闷，记忆力减退，舌红苔黄，脉弦数，治以苍耳子散疏风清热，排脓通窍。

5.热毒壅肺　由于鼻腔内皮损伤或脓涕浸渍，外受风邪热毒所惑，或恣食膏粱厚味香辣之物，肺胃积热，循经上扰鼻窍而致，多见鼻疔、疮、疖、疖，且全身热毒表现明显，法当清热解毒消肿，方选五味消毒饮或黄连解毒汤。

如鼻疔走黄，热毒内陷营血，症见鼻窍内肿胀，顶陷无脓，根脚散漫，疮头紫暗，甚则鼻肿如瓶，延及唇腮眼睑，疼痛热感剧烈，伴热入营血证，法当清营凉血解毒，用清营汤透热转气。神昏者加用安宫牛黄丸、紫雪丹。

6.瘀血阻肺　多因邪毒滞留鼻窍，迁延日久，或鼻受外伤，气滞血瘀，窍络阻塞，气血无以上荣，故嗅觉减退或消失，鼻塞或有鼻涕，方选当归芍药汤，调和气血，行滞化瘀。

7.肺虚感寒　肺开窍于鼻，主皮毛，肺气虚则卫气不固，腠理不密，风寒乘虚易犯鼻窍，正邪相搏，遇寒则痒而酸，清涕如水不断，或接触某些过敏物而发作，伴气虚表现，当以玉屏风散益肺固表治本；苍耳子散或辛夷、白芷、黄芩治标。

（二）治鼻兼治他脏

1.肺肝同清　《素问》云："胆移热于脑，则辛頞鼻渊。"此即肝肺同病，法当肝肺同清。

（1）肝胆湿热：肝胆湿热，移热于肺，则肺气失宣，鼻塞，涕黄绿而臭，缠绵日久，嗅觉障碍，记忆力减退，鼻孔压痛，兼有全身肝胆湿热见症，法当清泄肝胆，佐以解毒通窍，方选猪胆藿香丸或龙胆泻肝汤加金银花、蒲公英、紫花地丁、辛夷等清热解毒之品。

（2）肝火犯肺：情志不遂，肝郁化火，肝不藏血，则鼻出血量多，色鲜红，经常反复发作，全身具肝火灼肺见症，法当清肝泻火，方用犀角地黄汤加龙胆草。

2.心肺同治　心肺同居上焦，心属火，肺属金，火旺灼金，心病及肺，又心属血，肺属气，气血同源，互为阴阳，心病及肺，肺病及心。故心肺同病，主张同治。

（1）心火犯肺：多见鼻渊，涕浊而臭，伴心火亢旺见症，治先清肃上焦气道，继以镇坠心火。薄荷、荆芥、菊花、连翘、升麻、牛蒡子、天麻以清肃上焦；犀角、人参、天冬、五味子、甘草、怀山药、生地黄以镇坠心火，补养水源。

（2）心肺两虚：气血两虚，鼻窍失于濡养，经脉不充，嗅觉丧失，不闻香臭，鼻窍通气尚可，或微觉不利，少涕，全身气血两虚见症，治以八珍汤加减，补气养血。

3. 脾肺同调　肺主气，脾主运化，脾病则运化不利，湿聚成痰，填塞气道，影响肺之气机，肺不肃降，鼻病生焉。脾属土，肺属金，脾土旺则生肺金，脾病则土不生金。故脾肺同病，脾肺同调。

（1）湿热蕴阻：湿热之邪损伤脾胃，或脾虚失运，湿浊停聚，郁久化热，阻塞中焦，运化失司，则清阳不升，浊阴不降，湿热蕴阻鼻窍，蒸灼肌膜，故鼻涕黄浊且多，甚则倒流，气味腥臭，鼻塞，嗅觉差，不闻香臭，伴头重、头痛等脾胃湿热之症。湿重于热，方选加味四苓散或三仁汤加减；热重于湿，以黄芩滑石汤加减；脾虚湿重，鼻孔痒痛，常流黄水或糜烂红肿，方选除湿汤健脾利湿。鼻痛日久服药不应，时痛剧，时间安，伴两额紫赤，按湿热瘀阻治之，药用犀角、玄参、连翘、栀子、牡丹皮、赤芍、生甘草。

（2）胃热炽盛：过食香燥，助热生火，或外邪传里，化热伤胃，胃热上蒸，鼻窍被热邪熏灼，鼻干灼热、疼痛、出血、结痂，伴胃热见症，治当清胃散或调胃承气汤加减泄肺清胃。

（3）肺脾气虚：脾主运化，肺主输布，脾虚则湿浊停滞，气机升降失常，影响肺气肃降，浊阴不降则水谷精微不能上输于鼻，鼻失濡养，故鼻酸、鼻干而痒、结痂、嗅觉差、鼻塞，伴肺脾气虚的全身症状，方选四君子汤或参苓白术散、补中益气汤、金水六君煎。偏肺寒者，用温肺止流丹；偏肺燥，无涕鼻干者，以清燥救肺汤。

（4）脾不统血：脾虚不能统血，血不循经则外溢，鼻出血渗渗不止，血淡红，反复发作，易止易发，伴脾虚见症，法当健脾益气统血，方用归脾汤加减。

4. 肺肾两虚　肺主呼吸，肾主纳气。肺属金，肾属水，水金相生，金病及水，水病及金。肺肾同病，必须肺肾同补。

（1）肺肾两虚：肺开窍于鼻，肺气虚则鼻失荣养；肾气虚，则津气不得上承而虚燥生风，从而肌膜受灼损伤，鼻塞呈持续性，时轻时重，伴嗅觉减退，鼻干而痒，肾阴虚见症俱备，法当滋补肺肾，方选增液汤合百合固金汤。兼阴虚火旺者，鼻出血量多，色鲜红，时作时止，反复发作，口干渴者，用知柏地黄汤滋阴降火，加白茅根、旱莲草、阿胶等以治鼻衄。兼肾阳虚者，鼻涕清稀量少，遇冷增多，时清时黄，日久不愈，鼻塞，嗅觉减退，法遵益肾清肺，方用真武汤或肾气丸合苍耳子。

（2）阴竭阳脱：本证发生在鼻衄量多不止，气随血脱，为小儿鼻衄危急之证。回阳救逆，益气摄血，随症选用独参汤、参附龙牡汤合生脉散治之。

（三）局部辨证与整体辨证相结合

1.小儿鼻病，必须局部与整体相结合的方法进行辨证 局部症状明显的，可以局部辨证为主。如对鼻涕的辨别，色白清稀者多寒；色黄黏稠者多热；黄脓臭秽者多湿热；涕少夹血者属燥热。局部症状难以辨别的，必须结合全身症状进行辨别。如伴头痛、发热、恶风寒者属表；伴气短、乏力、纳呆、便溏属气虚；腰膝酸软，畏寒肢冷者属肾虚。又如鼻痒一症，虽说其病因不外乎风、热两端，以痒为主者属风；以痒而痛者属热。但也必须根据全身症状进行整体辨证，才能把小儿鼻病落到实处。

2.小儿鼻病的辨证要全面 如对鼻衄一症的诊断，先要排除伤寒表解的自衄与青春期少女的经期鼻衄，前者古人曰红汗，后者今人称代偿性月经。两者均属生理性情形，无需治疗，临床必须严加辨明。剩下来，鼻衄的辨别只要心细，分清表里。风寒风热属表，胃火肝火属里，脾虚肾虚属虚，大出血者属危急。有嗜香燥食物者多为胃火，有情志因素多属肝火，因劳累诱发的多脾虚肾虚，大出血者阴竭阳脱，万万不可麻痹。

（四）跟师临床体会

1.急性鼻炎初期一般以风寒多见，逐渐风寒郁热，最后变成风热型鼻炎。小儿饮食肥甘厚腻容易夹痰湿，吃肉多，容易湿热化燥热，因阴血不足，也容易燥热化，但一个本实，一个本虚。

2.慢性鼻炎与感冒治疗不及时、不合理、不彻底，以及体质偏虚，饮食不注意等有关。实性的多为湿热痰流连，虚性的多为气虚夹风寒，本虚标实的多见，注意攻补的比例及治疗先后顺序。

3.变应性鼻炎多为感冒后伏风，每到固定季节及遇冷风、刺激性气味等发作，一般都有虚，气虚多见，其次是阳虚、血虚、阴虚。

4.辨邪气需要分清楚是单纯表邪还是邪气来源于里。临床常常表里相兼，且有的在表之邪气性质不一样，或表里邪气性质不一样，前者如表有风寒湿兼有火热（葛根芩连加藿香、防风、白芷、佩兰），后者如表有风湿热夹痰，里有脾虚夹寒（葛根芩连加藿香、胆南星、鱼腥草、薄荷（后下）、鱼脑石、党参、白术、干姜），这些多病因、多病位杂合的类型在临床上并不罕见。

5.注意问清疾病的来源，交代好护理，以控制疾病的来源，好的护理非常关键！

（王静、李海朋、陈争光）

三、"祛风脱敏通窍法"治疗小儿变应性鼻炎的经验

（一）"体禀特异，外风引动"是其核心病机

小儿变应性鼻炎，中医学称为"小儿鼻鼽"，关于"鼻鼽"病名首见于《素问·脉解》"所谓客孙脉，则头痛鼻鼽腹肿者，阳明并于上，上者则其孙络太阴也，故头痛鼻鼽腹肿也"。后世医家对此病多有论述，关于本病病因，隋·巢元方《诸病源候论·鼻病诸候》"肺气通于鼻，其脏有冷，冷随气入乘于鼻，故使津液不能自收"，指出了肺气虚冷不能摄津，而致鼻清水不止。明·张介宾《景岳全书》卷二十七《鼻证》曰："鼻涕多者，多由于火。故曰肺热甚则鼻涕出。"认识到寒、热均可致本病。清·郑寿全《医法圆通·鼻流清涕》"鼻流清涕一证，有从外感而致者，有从内伤而致者……从内伤而得者，由心肺之阳不足，不能统摄津液，而清涕出……肾络通于肺，肾阳衰而阴寒内生，不能收束津液，而清涕亦出……"，说明本病病位主在肺，与心、脾、肾均有关系。金·刘完素《素问玄机原病式·六气为病·热类》"鼽者，鼻出清涕也""嚏，鼻中痒而气喷作于声也"，当时认为鼻中痒、喷嚏、鼻流清涕为鼻鼽的主要临床表现。

万力生教授认为本病的核心病机为"体禀特异，外风引动"。变应性鼻炎以"鼻痒、喷嚏、流清水涕、鼻塞"为主症，具有时发时止的特性，与"风邪之善行而数变"的致病特点相符合，因此"风"是该病的病理特点。中医学有"外风"与"内风"之分，外风者既包括传统意义上的六淫之一，也包含现代医学认为变应原，比如花粉、屋尘螨等易于致敏物质；内风主要包括各种原因引起的肝风内动，也包含特禀质之人，外受风邪之后，内风留着所致的内风。变应性鼻炎患儿体质多属特禀质，多因感受外风，导致风邪留着，并与痰饮胶固，成为变应性鼻炎之宿根，以后每因风邪外袭，引动内

风，肺气宣肃失司，津液输布障碍而见鼻痒、流清水鼻涕、喷嚏、鼻塞等症。变应性鼻炎反复发作，内风频动，加之小儿特殊的体质特点，常导致小儿肺脾肾之气阳不足，肺脾肾不足又导致易于感受风邪，致使小儿变应性鼻炎反复经久不愈，成为痼疾。

（二）祛风脱敏通窍，分期辨证论治

万力生教授认为小儿变应性鼻炎的核心病机为"体禀特异，外风引动"，立"祛风脱敏通窍"为基本治法，根据患儿疾病所处阶段不同，分期论治。

小儿变应性鼻炎发作期以鼻痒、喷嚏、流清水涕、鼻塞频繁发作为主要症状，多于接触变应原，或夜间、晨起明显，万力生教授根据其临床经验，创制了"祛风脱敏通窍汤"，该方由炙麻黄、防风、荆芥穗、辛夷、苍耳子、川芎、白芷、乌梅、五味子、柴胡、蝉蜕、僵蚕组成。其中炙麻黄宣肺通窍，现代研究麻黄所含伪麻黄碱具有减轻鼻腔黏膜水肿的作用；防风、荆芥穗祛风；辛夷、苍耳子、川芎、白芷仿"苍耳子散"之义，具有祛风散邪、宣通鼻窍之功；柴胡、五味子、乌梅、防风为近代验方"过敏煎"，防风祛风，五味子、乌梅酸涩收敛，柴胡清热，合用祛风脱敏，现代研究该方具有显著抗过敏作用，广泛用于治疗各种过敏性疾病；蝉蜕宣散祛风，僵蚕祛风化痰，散风痰之胶固。鼻流清水涕、难以自止者，加诃子、酸石榴皮、百合；鼻流黄脓涕者，加鱼腥草、黄芩、皂角刺、桔梗以清肺排脓；鼻塞明显者，加石菖蒲以加强通窍；鼻痒较剧、喷嚏不止者，加白蒺藜以祛风。

变应性鼻炎缓解期主要指罹患变应性鼻炎患儿经治疗后目前诸症暂消，但易反复发作，经久不愈。万力生教授临床发现此类患儿多为肺气不固，脾气亏虚，肾阳不足。症见鼻痒、流涕、鼻塞反复发作，遇风寒则发，汗多，易感，舌质淡红，苔薄白者，多为肺气不固，肺窍不利，选用玉屏风散合祛风脱敏通窍汤加减，一般去炙麻黄、荆芥穗祛风发散之品；症见鼻塞、流浊涕，经久不愈，面色少华，易疲劳，脘闷，纳食欠佳，大便稀溏者，多为脾气亏虚，清阳不升，浊阴不降，选用补中益气汤合祛风脱敏通窍汤加减；症见鼻流清涕不止，经久不愈，手足不温，夜尿清长或遗尿，甚者腰膝酸软者，多为肾阳不足，多选祛风脱敏通窍汤加用细辛、肉苁蓉、补骨脂以温肾益阳，或选用肾气丸合祛风脱敏通窍汤加减治疗。

（陈争光、罗卉、王静、李海朋）

四、小儿过敏性咳嗽经验

（一）病因病机

小儿过敏性咳嗽临床以咳嗽为主要症状，其临床表现和疾病性质类似哮喘，但是并不具备哮喘的所有发病症状，中医学将其归属于"咳嗽"范畴。该病与接触环境中的变应原、刺激性气味或有害气体及气候变化等有关，常有诱发因素，呈慢性阵发性刺激性干咳，或伴有少量白色泡沫样痰，以夜间或凌晨症状明显。部分患儿发作有一定的季节性，以春秋为多。小儿脏腑娇嫩，形气未充，肺为娇脏，不耐寒热，易受内外之邪侵袭而致病，肺气上逆，壅遏不宣，清肃失常而发为咳嗽。万师认为该病的发生，外感风邪为标，肺脾正虚为本。小儿肺脾不足，水液代谢失常，痰湿停滞，以致生痰内伏，外感风邪触发，引动伏痰，内外相引而发。临床如不明病机，失治误治，外邪不解，胶结痰湿阻于肺络，而致咳嗽难解、风痰难祛。

（二）治疗

万教授临床分急性期、缓解期、调理期3期。在急性期辨证较易，而在缓解期因其症状体征不明显，临床辨证较难。此外，万师认为反复受凉咳嗽、鼻塞、打喷嚏、咽痒难耐等具有风邪特点的过敏性症状，与患儿在婴儿阶段多有湿疹或家族有过敏史有关，并且该病的发生与患儿体质关系密切，故调理期的治疗应重视体质调理，以求标本兼治。

1.急性期　小儿过敏性咳嗽，急性期常以感受风寒外邪，引动伏痰，风痰交阻，肺气失宣而发为咳嗽，临床以阵发性咳嗽、气急声紧、痰多或不多、咽痒不适等为主要表现。万师认为风痰内伏、肺失宣肃是本病的主要病机，临证以祛风化痰、宣肃肺气为治则，自拟经验方祛风止嗽汤治疗。方药组成：苦杏仁、枳壳、前胡、紫苏子、葶苈子、僵蚕、蝉蜕、钩藤、蜜紫菀、陈皮、蜜麻黄、五味子等。该方从止嗽散、三拗汤化裁而来，其中苦杏仁降气止咳平喘；前胡、枳壳一升一降，调节气机，取前胡枳壳散之意；蜜紫菀温而润，宣畅肺气，止咳化痰；陈皮理气化痰，气顺则痰消；紫苏子重在降气，葶苈子重在泻肺中水气、痰涎，二者共奏肃肺气、化痰浊之功；僵蚕、钩藤、蝉蜕合用，加强疏外风、息内风、解痉挛之功效，治疗小儿过敏性咳嗽颇为适宜；蜜麻黄轻清上浮，疏解肺郁，为治疗咳嗽的要药，但由于蜜麻黄的发汗性强，特别是儿童，服用过久会出现体虚、出汗等症状，所以平常药用剂量不超过3g，用五味子敛肺止咳，佐制蜜麻黄致发汗过多之弊，是万教授使用蜜麻黄的重要经验。临证加减：咳声嘶哑，咽部干涩、痒伴有充血者，加射干、桔梗清热利咽；鼻塞、流清涕甚者，加石菖蒲、辛夷（包）花疏风通窍；头痛、流浊涕者，加苍耳子、白芷等清宣通窍；舌苔厚腻者，加苍术、厚朴燥湿化痰；痰多、色黄而黏稠者，加桑白皮、鱼腥草等清热排痰；干咳少痰，舌干红，少苔或苔花剥者，加天花粉、川贝母、麦冬等滋阴润肺止咳。

2.缓解期　小儿过敏性咳嗽缓解期临床表现为咳嗽持续及反复发作，常以夜间及清晨明显，痰少，无发热，运动及劳累后加重，多伴有多汗、乏力、纳少等。患儿体质敏感，食欲不佳，多汗、乏力等皆为脾胃虚弱不能化生营卫之象，痰湿滋生，一旦复感外邪，引动伏痰，更易触发咳嗽。万师认为该期应以益肺固表、调和营卫为主，辅以健脾化痰、扶正祛邪，以玉屏风散合桂枝汤加减。玉屏风散中黄芪补肺气，实卫气，固肌表；白术健脾益气，充养肺气，肺主卫气，肺气充则肌表坚；防风祛风散邪。桂枝汤中桂枝祛风，白芍和血，生姜发表，调和营卫，祛邪外出。诸药共奏益气固表、调和营卫的功效。

3.调理期　小儿脾胃虚弱，病程易缠绵，且小儿过敏性咳嗽的发病与患儿体质关系密切，故万教授重视体质调理，常选用六君子汤或（合）三子养亲汤加减，以健脾化痰、扶正祛邪。六君子汤中人参、甘草补气，缓急相合，共成平补之效；茯苓、白术皆能健脾助运。全方共奏补脾祛痰之效。脾虚易夹滞，故以三子养亲汤温肺化痰、降气消食，其中芥子长于豁痰，紫苏子长于降气，莱菔子长于消食，三药相伍，各有所长。二方合用，共奏补脾健脾、扶正化痰之功。脾虚食滞、因食生痰者，加焦三仙消食导滞；苗窍失养者，加石菖蒲、远志通窍化痰。此外，万师认为调理体质是治疗该病的关键，故在调理期，应避免患儿与变应原接触，注意自身防护，不要过度运动，忌食生冷油腻的食物，以免伤及脾胃，痰湿内生，成缠绵难愈之证。

（陈争光、王静、李海朋）

五、祛痰活血通络法治疗感染后闭塞性细支气管炎经验

闭塞性细支气管炎（BO）是一种细支气管炎性损伤所致的慢性气流受限综合征，临床以重症肺炎或其他原因引起的气道损伤后出现持续（6周以

上）咳嗽、喘息、呼吸急促、呼吸困难、运动耐受力差为主要表现。多因病毒感染诱发，儿童以感染后闭塞性细支气管炎（PBO）最为常见。

（一）闭塞性细支气管炎的病因病机

万力生教授据其临床诊治经验，认为BO的病因包括两个方面：外因责之疫疠或六淫邪毒，内因责之于肺脾肾三脏亏虚。

外因包括疫疠邪毒或六淫邪气。疫疠邪毒是一类具有强烈传染性的病邪，以起病急骤、病情较重、症状相似、易于流行为特点，早在《素问·刺法论》"余闻五疫之至，皆相染易，无问大小，病状相似"中明确了疫疠邪气的致病特点，疫疠邪毒在BO发病过程中起着重要作用，与现代医学所谓BO的诱发因素，比如腺病毒、麻疹病毒、肺炎支原体、百日咳杆菌等相对应。六淫邪气主要包括风、寒、暑、湿、燥、火，《素问·风论》"风者百病之长"，风邪多兼夹其他邪气内犯机体而致病。在闭塞性细支气管炎中，多见于疾病持续期或缓解期感受六淫邪气，导致发热、咳喘、气促、呼吸困难加剧，从而导致患儿病情加重。

内因主要包括肺、脾、肾三脏亏虚，《素问·评热病论》"邪之所凑，其气必虚"，《素问·百病始生》"邪不能独伤人"，因此肺、脾、肾三脏亏虚是疫疠邪气感染后发展成为BO的重要因素。同时，也是BO持续咳喘、气促、活动耐受力差，以及反复发作、缠绵难愈的根本原因。肺主气司呼吸，连于气道，外合皮毛，主宣发肃降，疫疠邪气或六淫邪气外袭肺卫，犯及肺气，影响其宣发肃降而发咳嗽、喘息，日久伤及肺之气阴，致使卫外不固，易感外邪，同时肺之气阴受损，则其宣发肃降失常，故见咳嗽、喘息持续难愈。脾为后天之本，主运化水谷精微，小儿素体脾常不足，邪气犯及机体，多内伤脾气，致使运化失常，积湿生痰，固有"脾为生痰之源，肺为贮痰之器"之说，BO患儿多见痰涎壅盛、舌苔厚腻，同时也可见患儿呼吸困难、难以脱氧，多与痰浊内阻于肺相关。肾主封藏，主纳气，具有保持呼吸深度之功，BO日久不愈，伤及肾气，肾主纳气失常，而见呼吸表浅、活动后气促明显。

痰浊、瘀血是BO的重要致病因素。痰浊多因邪犯肺脾，一方面邪热灼津为痰，痰热互结，内阻郁肺，另一方面邪伤脾气，运化失司，积湿生痰，上贮于肺。瘀血之成因，多因肺失宣肃、痰浊内阻，影响气机运行，气滞则血瘀，另一方面邪热之邪也可犯及营血，煎熬血液而成瘀。

本病初期多因感受疫疠邪气，内犯于肺、脾，影响肺气宣发肃降，脾之运化，同时邪热灼津为痰，痰热互结，内阻于肺，而见咳嗽、喘息、痰壅、呼吸困难；日久不愈，痰浊不去，内阻肺络，痰阻气滞而生瘀，痰瘀互结，阻于肺络，成为本病之宿根，而见持续咳嗽、喘息、气促，经久难愈；同时日久伤及肾气，肾不纳气而见呼吸表浅、运动耐受较差。同时，肺、脾、肾三脏亏虚，卫外功能不足，平素易感，易于引动内伏肺络之痰瘀而见反复发作。

（二）闭塞性细支气管炎的辨治规律

万力生教授针对本病多采用分期辨证论治，分为发作期、持续期、缓解期。

发作期多见于重症肺炎后出现持续喘息、咳嗽、呼吸困难，也见于明确诊断 BO 后处于缓解期的患儿再次感受邪气而见咳嗽、喘息、呼吸困难加重者。万力生教授根据患儿临床特点，认为其核心病机为"肺气郁闭"，按照"肺炎喘嗽"的辨证思路进行辨治。症见发热、咳嗽、喘息、痰壅、气促、鼻煽、呼吸困难、咳吐黄痰，舌质红，苔黄腻者，证属痰热闭肺证，治以宣肺开闭，清热化痰，多选用麻杏石甘汤合葶苈大枣泻肺汤加减，多加祛痰化瘀通络之品，如地龙、僵蚕、桃仁等。症见咳嗽、喘息、痰多，咳吐白痰或泡沫样痰，气促，呼吸困难，舌质红，苔白厚腻者，证属寒痰闭肺，治以温肺化痰，降气平喘，多选用"祛风蠲饮汤（自拟方）"加减，多加祛痰化瘀通络之品。

持续期多见于咳嗽、喘息偶作，但持续不愈，痰多难出，咳痰可见白或黄痰，运动后喘息明显，部分可见血氧饱和度较差，难以脱氧，舌质红或淡红，部分瘀斑或瘀点，舌苔白厚腻或黄厚腻，此期多为虚实夹杂、本虚标实之证，痰瘀阻肺为标，肺脾肾三脏不足为本，治疗时当衡量标本虚实，祛邪扶正以治之，万力生教授痰浊者常用二陈汤、三子养亲汤加减，痰热者清金化痰汤加减，同时据证增补益肺肾纳气之品，比如黄芪、太子参、山药、山茱萸、黄精、补骨脂、五味子等，加桃仁、丹参、红花、地龙等化瘀通络；中焦湿浊重者，加三仁汤清利中焦。

缓解期咳嗽、喘息、呼吸困难基本痊愈，平素易感、汗多，运动后气促，或呼吸表浅者，此期患儿多以虚证为主，当辨肺、脾、肾之虚以治之。症见平素易感外邪，气促汗多，偶有咳嗽、喘息，神疲懒言，纳食欠佳，面白少华，便溏，舌质淡红，苔薄白，脉缓弱，证属肺脾两虚，治以补肺固表，健脾益气，多选玉屏风散合四君子汤加减，注意适当增加祛痰化瘀通络之品，比如橘红、僵蚕、桃仁、地龙等，以祛本病之宿根。症见咳嗽不显、喘息偶作，运动后明显，气促，神疲乏力，夜间盗汗，手足心热，夜尿多，舌质红，苔薄白或有花剥，脉细弱，证属肺肾气虚，治以补益肺肾，纳气归元，方选麦味地黄丸加减。

痰瘀阻于肺络是BO的重要病理因素，也是其发病宿根，贯穿BO疾病始终，因此在各期辨证论治的基础上，注意增加化痰、活血、通络之品。

（三）总结

万力生教授认为BO应归属于"肺炎喘嗽、肺胀"范畴，其病因当分为外因、内因两个方面，外因为疫疠邪气或六淫邪气，内因为肺脾肾三脏不足。疫疠邪气内犯于肺脾，邪热灼津，痰热互结，内阻于肺，肺失宣肃，脾失运化而见咳嗽、喘息、气促、呼吸困难等。肺气闭郁，痰阻肺络，痰阻气滞而络瘀，痰瘀互结，阻于肺络，成为日久不愈、反复发作之宿根。素体肺、脾、肾三脏不足，邪毒内伤，三脏更虚，卫外不固，易感外邪，反复发作。万力生教授治疗本病，分期论治，发作期以邪实为主，按照"肺炎喘嗽"施以辨证论治；持续期虚实夹杂，扶正祛邪；缓解期当辨肺、脾、肾之虚，予补益肺脾肾。同时，痰瘀阻络既是本病重要的病理因素，也是本病之宿根，贯穿疾病始终，不论何期均须增用祛痰、活血、通络之品以治之。

（陈争光、万力生、罗卉）

六、运用祛风蠲饮法辨治小儿支气管哮喘经验

（一）"肺风伏痰"是哮喘核心病机

支气管哮喘是儿科临床的常见病、多发病、难治病，历代医家对"哮喘"的论述颇多，最早可追溯至《素问·通评虚实论》"乳子中风热，喘鸣肩息者，脉何如"，描述小儿哮喘发作时的证候。关于病名的记载最早见于《丹溪心法》，并提出了"哮喘专主于痰"，指出了哮喘的病机核心为"痰"。哮喘的病机主要包括两个方面，一方面认为是小儿素体肺、脾、肾三脏不足，痰饮留伏，另一方面，感受外邪，接触异物，导致肺之气机不利，引动伏痰而发。《证治汇补·哮病》将哮喘病机概括为"内有壅塞之气，外有非时之感，膈有胶固之痰，三者相合，闭拒气道，搏击有声"。

万力生教授根据哮喘患儿发病特点，将其核心病机概括为"肺风伏痰"。哮喘发作之时，喘息、哮鸣、咳嗽时发时止，喷嚏时作，符合"风邪"之特点，但大部分患儿无发热、恶风寒、脉浮之外风之象，故区别于外风，同时又与中医所谓之"内风"，即肝风不同，故将其称为"肺风"；哮喘患儿素体肺、脾、肾三脏不足，气化不利，水液代谢失常，痰饮内生，与"肺风"相合，内伏于肺窍。因此，万师认为"肺风伏痰"既是哮喘发作时之内机，也是哮喘反复发作之夙根，贯穿于哮喘始终。

（二）立"祛风蠲饮"之法，分期论治

万教授治疗支气管哮喘，将其分为发作期、持续期、缓解期三期，分期论治。

发作期以外邪、饮食不当、异气异物或疲劳等引动肺风伏痰，气因痰阻，相互搏结，肺气不利，宣肃失司而发为哮喘，此期临床以喘息、哮鸣、咳嗽、胸闷、喉中痰多、喷嚏频作等为主要表现，万教授自拟经验方"祛风蠲饮汤"为基础方，由炙麻黄、葶苈子、紫苏子、莱菔子、僵蚕、广地龙、五味子组成，方中炙麻黄宣肺平喘以消肺风，葶苈子、紫苏子、莱菔子降肺气涤痰浊，僵蚕、广地龙解痉祛风化痰以除风痰之胶固，五味子酸收以敛肺气，与炙麻黄相伍，酸辛相合，敛散相济，共收敛肺平喘之功。偏于寒者，兼见痰稀色白，夹有泡沫，鼻塞，流清涕，恶寒无汗，无热或低热，舌质淡红，苔薄白或白滑，脉浮紧，指纹浮红，隐见于风关，治以温肺散寒，祛风蠲饮，在"祛风蠲饮汤"基础上加用桂枝以祛风寒邪气，细辛、干姜、法半夏温肺气化寒痰；偏于热者，咳喘声高息涌，喉间痰多，痰黄稠难咳，身热面赤，口干咽红，尿黄便秘，舌质红，苔黄腻，脉滑数，指纹紫，治以清肺祛风蠲饮，在"祛风蠲饮汤"基础上加用生石膏（先煎）、黄芩以清肺解热，瓜蒌皮、胆南星、竹沥以清化痰热。

持续期以虚实夹杂为主，肺风伏痰留恋不解，咳喘减而未平，静卧气息平和，动则咳喘难平，肺、脾、肾三脏不足之象已渐显，症见咳嗽、喘息、哮鸣减而未平，静卧则咳喘不显，动则喘鸣发作，偏于肺脾气虚者，兼见面色少华，自汗易感，遇风感寒则喷嚏、流涕不止，神疲纳呆，大便溏薄，舌质淡，苔薄白或白腻，脉弱，指纹淡滞，治以祛风蠲饮、补益肺脾，方选祛风蠲饮汤合玉屏风散或六君子汤加减；偏于肾虚者，兼见面色欠华，畏寒肢冷，神疲纳呆，小便清长，舌质淡，苔薄白或白腻，脉细弱或沉迟，治以祛风蠲饮、补益肾气，方选祛风蠲饮汤合都气丸加减。

缓解期以虚证为主，此期咳喘已平，以肺、脾、肾之不足为主要临床表现，治疗施治之时，当首辨肺、脾、肾不足，次辨气阴阳之偏衰。万教授临床常分肺脾气虚、肾气不足两证以治之。肺脾气虚者，临床多见，症见自汗易感，动则气促，咳嗽无力，面色少华，神疲乏力，纳差便溏，舌质淡胖，苔薄白，脉细软，治以健脾益气，补肺固表，兼以祛风蠲饮，方选玉屏风散合六君子汤加减。肾气不足者，症见动则喘促，咳嗽乏力，偏于阳虚者，兼见面白肢冷，脚软无力，发育迟缓，夜尿清长，大便溏薄，舌质淡，苔薄白，脉细弱，治以温肾益气，方选金匮肾气丸加减，加用温肾纳气之沉香、胡桃肉、蛤蚧等；偏于阴虚者，症见干咳少痰，五心烦热，面色潮红，形体消瘦，潮热盗汗，便秘，舌红少津，苔花剥或无苔，治以滋阴益肾，方选麦味地黄丸加减。万教授在哮喘缓解期辨证选方基础上，均酌加祛风蠲饮之品，如僵蚕、广地龙、刺蒺藜等以消"肺风伏痰"之夙根。

（三）总结

万力生教授从"肺风伏痰"认识小儿哮喘，认为"肺风伏痰"贯穿小儿哮喘病程之始终，临床治疗小儿哮喘常分"发作期、持续期、缓解期"三期分治，常选用自拟方"祛风蠲饮汤"加减运用，均获良效。同时，万力生教授也善用天灸疗法，内外兼治以防治哮喘。

（陈争光、李海朋、王静）

七、以运脾法为主治疗小儿脾系疾病经验

（一）以运脾法为君，以运带补、以运带清治疗脾胃疾病的思路

小儿"脾常不足"的特点决定了健运脾胃的重要性。早在隋代，《诸病源候论》就指出"小儿肠胃嫩弱""不胜药势"。明代儿科医家万密斋对小儿的五脏特点进行全面分析后，在《幼科发挥》中有言"肝常有余，脾常不足者，此却是本脏之气也"，他还在《育婴家秘》中说"脾不用事，其气尚弱，乳食易伤，故曰脾常不足"，说明小儿在生长发育阶段，脾胃处于"成而未全，全而未壮"阶段，"胃受谷"之功能尚未健全，"脾消谷"之力较脆弱，然小儿在生长发育过程中对于水谷精微需求量大，而担负后天重任的脾胃又相对"不足"，从而形成了生理上"供不应求"的矛盾。此外，小儿"脾常不足"为小儿疾病发生的病理基础，小

儿"脾气稚弱，其运不全"，运化和吸收的能力有一定的限度，虽有生机勃勃、发育迅速的一面，但也有脏腑幼娇、消化力弱、易受损伤的一面，"脾常不足"常是儿科内伤、外感诸疾发生的主要病理基础。脾胃功能的正常与否直接关系到整个机体的健康和生长发育。因此只有脾胃健运，才能保持脏腑之间的动态平衡，不致太过和不及，这对于儿科临床来说具有举足轻重的作用。

运脾法的立论依据健运脾胃，可以统称其为"运脾法"，它并非一种独立的治法，而是属于八法中的"和法"范畴。有行、转、运、动之义，此法补中寓消，消中有补，补不碍滞，消不伤正。北宋医家钱乙特别重视小儿脾胃病，在《小儿药证直诀·脉证治法》中论及脾胃病变，提出了"脾主困"的重要学术思想，认为脾胃病的证候特点是脾气困遏，运化失职，升降失司，在治疗脾胃病方面常用陈皮、丁香（木香）、青皮理气运脾为主，却不取补脾益气之品。现代中医儿科学专家江育仁教授根据小儿"脾常不足"的生理特点，并结合临床实践，也提出"故欲健脾者旨在运脾，欲使脾健，则不在补而贵在运"。现代研究证实，运脾法治疗小儿厌食症的疗效机制可能与以下几方面有关：①促进厌食症模型胃肠动力；②促进厌食症模型小肠的吸收功能；③恢复厌食症模型的胃肠吸收细胞超微结构；④调节厌食症模型胃肠激素的紊乱状态；⑤调节下丘脑摄食中枢和饱中枢神经元放电，使摄食中枢电活动增强而促进摄食。基于现代方法的临床和实验研究充实并进一步深化创新了"脾健贵在运"的学术思想。万师认为，脾胃病病种多样，病机各异，但总不离乎失运、虚弱、邪热三大类证，故提出"以运脾法为君，以运带补、以运带清治疗脾胃疾病"的新思路，结合临床应用，阐释如下。

1.脾胃的生理功能　胃的主要生理功能是受纳水谷、降气泄浊，临床病理表现为不纳、少纳，或消谷善饥，或气逆呕恶、腹胀便秘。脾的生理功能有二：一是助胃消化，二是吸收和转输精微。《素问·经脉别论》说"饮入于胃，游溢精气，上输于脾，脾气散精，上归于肺，通调水道，下输膀胱，水精四布，五经并行"，意思是水谷经消化后生成津液气血，灌溉营养五脏六腑、四肢百骸，这是脾主要的生理功能。脾气主升，胃气主降，脾升则健，胃降则和，纳与运、升与降相辅相成，中焦气机调和，人体才能吸收转输水谷营养精微供给全身，下泄饮食残渣糟粕排出体外，出入有常。反之，若只升不降，或只降不升，或升降异常，平衡就被打破，机体就会患病。所以，受纳与运化的持续运行，脾升胃降的功能正常，才能保障人体健康。

小儿处于生长发育阶段，较之成人有相对更多的营养需求。而小儿脾常不足，胃小且脆，加之家长常有喂养不当，儿童饮食不能自节，先天、后天的种种因素，造成脾胃易于受损，所以，临床上小儿脾胃病的发病率仅次于肺系疾病而高居于各系统病症的第二位。

2.小儿脾胃病的治疗大法　小儿脾胃病病种多样，诸如鹅口疮、口疮、滞颐、呕吐、腹痛、胃脘痛、厌食、积滞、便秘、泄泻、疳证等。而论其病机，不外受纳失职、升降失司、运化无权、热毒内蕴等，究其病因，有先天不足、后天失养、乳食停积、疾病损伤、精神失调、外邪内犯等多种，总括其证候，则为失运、虚弱、邪热三大类证。因此，万教授提出小儿脾胃病的治疗不外运、补、清三大法则。运法即运脾开胃法，乃调和脾胃、扶助运化之意，用于脾运功能失健的证候，旨在消除影响脾运的各种病理因素，恢复脾主运化的生理功能。本法在古代医籍中的论述不多，但随着儿童成长环境的变化，运脾法越来越受到医家重视。因现代小儿脾胃病的虚弱不足证候减少，而代之以饮食不节致脾胃功能失健的证候大增，运脾法的提出正是因时顺势之举。补法即补脾益胃法，用于脾胃虚弱的各种证候。脾胃虚弱无非气、血、阴、阳之不足，补脾益胃则有补气、养血、滋阴、温阳之不同。小儿本有脏器娇嫩的生理特点，脾胃虚弱证候自古以来在临床常见，因此，古代医籍中论述颇丰，足资临床应用。只是须时刻顾及小儿脾常不足、运化力弱的生理特点，注意温阳勿伤阴津、益阴勿过滋腻、养胃不可碍脾，因此，补、运兼施在临床也颇为常用。清法即清脾泻胃法，用于脾胃实热证。热之来源，有外感、内伤之分，但小儿脾胃实热证以外感邪热及饮食所伤居多。清代缪希雍《先醒斋医学广笔记》首先提出"凡邪气之入必从口鼻"，其从鼻而入者首先犯肺，从口而入者首先犯胃。儿科常见如热积阳明、脾热熏窍、湿热困脾、胃热熏灼、肠腑燥热等证候均需要应用清泻阳明、清脾散火、清化湿热、清胃泻热、通腑泻火诸法，以祛邪而安正。

（二）运脾法的临床应用

以"脾健贵在运"的理论为指导，可以运脾疗法为主治疗多种小儿脾胃病。运与化，是脾的功能，运者运其精微，化者化其水谷。故欲健脾者，旨在运脾，欲使脾健，则不在补而贵在运。万教授从小儿生理病理特点出发，认为对于小儿脾胃病的治疗应以和法为主，和法具有"补中寓消，消中有补，补不碍滞，消不伤正"的特点，用于小儿脾不运化，胃不受纳诸症，最为合适。

1.以运脾法为主治疗小儿泄泻 《幼幼集成·泄泻证治》所载"夫泄泻之本，无不由于脾胃。盖胃为水谷之海，而脾主运化，使脾健胃和，则水谷腐化而为气血以行荣卫。若饮食失节，寒温不调，以致脾胃受伤，则水反为湿，谷反为滞，精华之气不能输化，乃致合污下降，而泄泻作矣"，说明泄泻的病因病机总与脾运失健、水湿水谷不化有关，因此提出以运脾化湿为主的治疗原则。运脾化湿首选苍术，若是外感风寒，加用防风炭、白芷、生姜；暑湿外感，加用藿香、佩兰、六一散；肠腑湿热，加用葛根、黄芩、黄连；伤于饮食，加用焦山楂、焦六神曲、鸡内金；伤于乳汁，加用炒麦芽、炒谷芽、砂仁；脾气亏虚，加用党参、茯苓、白术；脾阳不振，加用煨益智仁、砂仁、炮姜；脾肾阳虚，加用制附子、煨益智仁、补骨脂；阳虚滑脱不禁，加用石榴皮、赤石脂、肉豆蔻。但若是泄泻伤阴者，则当舍却苍术，用甘凉养阴如北沙参、麦冬、生地黄，与酸甘化阴之炙乌梅、白芍、炙甘草；气阴两伤者更当用生晒参、麦冬、五味子。泄泻病位在脾胃，以口服药物直达病所最佳，尤其是散剂，可在胃肠逐渐吸收而持续生效。

2.以运脾法为主治疗小儿疳证 疳证为全身气血亏虚之证，目前临床上重症干疳证已少见，以轻症疳气证多见。疳气证虽有虚象却未重，采用补运兼施法治疗。万教授治疗疳证，常选择《先醒斋医学广笔记》之资生健脾丸，本方取人参、白术、茯苓、山药、芡实、甘草健脾益气，藿香、扁豆、薏苡仁、白豆蔻、泽泻燥湿运脾，陈皮、橘红、砂仁理气运脾，山楂、麦芽消食运脾，外加莲子肉养心、桔梗升提、黄连清热，是脾胃补运兼施的名方，也是临床用来治疗疳气证的主方。至于疳积证，为虚实夹杂之证，万教授常以《医宗金鉴》之肥儿丸治疗，其中人参、白术、茯苓、炙甘草健脾益气，神曲、炒山楂、麦芽消食运脾，使君子、芦荟杀虫消疳，胡黄连、黄连消疳清热，同样是补运兼施，只是增加了消疳之品。干疳证为气血亏损之重症，则首选八珍汤益气养血，但也重视保持脾气健运，加用陈皮、炒谷芽、炒麦芽等运脾药物，否则因患儿脾胃衰弱，虽用补品补药而难以吸收得用。

（三）结语

万教授治疗小儿脾系疾病的理论是基于"脾健贵在运"观点，并对其进一步总结完善，脾胃健运可维持小儿生理活动所必需，为其生长发育提供物质保障，发挥"主运化"的生理功能，因此，脾胃被称为"后天之本"。万教授提出"以运脾法为君，以运带补，以运带清"治疗小儿脾系疾病的临床思路，强调"扶助运化"在小儿脾胃病治疗中的重要意义，巧妙地解决了补脾易滋腻、清火易伤脾的弊端。运脾疗法，是以调和脾胃、消除影响脾运的各种病理因素、恢复脾主运化的生理功能为目的的治疗方法，故以健运法为治疗脾胃病之大法，辅以补法及清法，根据临床辨证，灵活应用，以实现补运兼施，运中带清。以法统方，辨证论治，遣方用药则可水到渠成。

（王静、李海朋、陈争光）

八、七个院内制剂研发

1.通窍脱敏颗粒

组成：黄芪、防风、炒白术、辛夷、酒川芎、白芷、乌梅、醋五味子、银柴胡、蝉蜕、炒僵蚕。

方解：本方由苍耳子散（辛夷、白芷）、川芎茶调散（川芎、白芷、防风）、过敏煎（防风、银柴胡、乌梅、五味子）、升降散（僵蚕、蝉蜕）四个经典名方加减组成。

方中白芷辛温芳香，辛能散风，疏散宣通，上达脑颠，温可散寒除湿，芳香上达通鼻窍；辛夷辛温香散，轻浮上升，疏风散寒，宣通鼻窍；川芎辛温香窜，走而不守，祛风散寒；防风辛温，性浮升散，祛风胜湿。辛夷、白芷有"苍耳子散"之义，具有祛风散邪、宣通鼻窍之功；川芎、白芷、防风有"川芎茶调散"之义，具有祛风散寒、活血通鼻之功。银柴胡、五味子、乌梅、防风为近代验方"过敏煎"，防风祛风，五味子、乌梅酸涩收敛，银柴胡清热，合用祛风脱敏，现代研究表明该方具有显著抗过敏作用，广泛用于治疗各种过敏性疾病。僵蚕辛咸性平，能祛风化痰，有散结之力，蝉蜕甘寒，善疏风散热止痉，僵蚕、蝉蜕有"升降散"之义，可升清、疏散风热、宣发郁热。诸药配伍，共奏祛风脱敏、宣肺通窍之功。

功效：祛风脱敏，宣肺通窍。

主治：适用于小儿过敏性鼻炎，症见鼻塞、鼻痒、流清水涕、打喷嚏等。

2.祛风蠲饮颗粒

组成：炙麻黄、炒葶苈子、炒紫苏子、炒莱菔子、炒僵蚕、酒地龙、法半夏、醋五味子。

方解：本方由小青龙汤（麻黄、五味子、法半夏）、三子养亲汤（紫苏子、莱菔子）、苏葶定喘丸（紫苏子、葶苈子）三个经典名方加减组成。

方中炙麻黄祛风散寒，宣肺平喘，地龙祛风清热、止痉平喘，麻黄与地龙相伍，一温一寒，一宣一降，相得益彰；半夏燥湿化痰，兼助麻黄解表祛邪；五味子酸收以敛肺气，与炙麻黄相伍，酸辛相合，敛散相济，共收敛肺平喘之功；葶苈子、紫苏子、莱菔子降肺气涤痰浊，僵蚕、地龙解痉祛风化痰以除风痰之胶固。诸药合用，祛风解痉，化痰止咳，降气平喘，使风散痰消挛解，肺气得以宣降，哮喘自平。

现代医学认为，僵蚕、地龙、麻黄均有较强的解痉平喘功效，能解除支气管平滑肌痉挛，缓解气道狭窄阻塞。

功效：祛风蠲饮，宣肺平喘

主治：适用于哮喘急性发作期寒哮，症见咳嗽、气促、喘息、喉中痰鸣，或胸闷，痰液清稀带有泡沫，口不渴，形寒怕冷，或小便清，天冷或受寒易发，无汗，舌质淡暗，苔白滑，脉浮紧等。

3.息风止抽颗粒

组成：生地黄、白芍、牡蛎（先煎）、珍珠母（先煎）、炒僵蚕、天麻、钩藤、郁金、石菖蒲、制远志、木瓜。

方解：由大定风珠（生牡蛎、生地黄、白芍）、天麻钩藤饮（天麻、钩藤）、菖蒲郁金汤（郁金、石菖蒲）、牵正散（僵蚕）四个经典名方加减组成。

方中生地黄、生白芍、木瓜、生牡蛎滋阴柔肝，缓急止痉，为君药；天麻、钩藤平肝息风，僵蚕搜风通络，祛风止痉，珍珠母平肝潜阳，安神定惊，共为臣药，与君药合用，加强平肝息风之力；石菖蒲化湿豁痰，远志既能开心气而宁心安神，又能通肾气而强志不忘，兼能祛痰涎，利心窍，郁金解郁开窍，凉血清心，三药相配，既能化湿豁痰开心窍，又能清心解郁而宁神，共为使药。

功效：柔肝舒筋解郁，平肝息风止痉。

主治：用于轻中度小儿多发性抽动障碍，中医辨证属肝风内动、阴虚风动患者。症见头、颈、五官或肢体不自主抽动，喉中发出异常声音，烦躁易怒，多梦易惊，睡眠不安，口出秽语，舌红苔腻，脉弦数等。

4.温肾止遗颗粒

组成：黄芪、山药、盐益智仁、乌药、桑螵蛸、金樱子、盐菟丝子、覆盆子、桂枝、石菖蒲、五味子、蜜麻黄。

方解：本方由缩泉丸（益智仁、山药、乌药）、桑螵蛸散（桑螵蛸、石菖蒲）、黄芪建中汤（黄芪、桂枝）和五子衍宗丸（菟丝子、覆盆子、五味子）四个经典名方加减组成。

方中黄芪、山药益气健脾补肾；桂枝温补肾阳；菟丝子温肾化气，固涩益精；益智仁暖肾温阳，可助桂枝温暖下元，又有固涩缩尿之功，《本草拾遗》谓"夜多小便者……有奇验"；桑螵蛸补肾助阳，固涩缩尿；石菖蒲醒脑开窍；麻黄宣通气机，散发津液，调节水道，现代医学认为，麻黄含有生物碱，具有兴奋中枢神经的作用；五味子补肾养心，收敛固涩，现代医学认为，五味子对神经系统各级中枢都有兴奋作用，可消除疲劳，提高大脑皮层的调节作用，既可起到醒脑作用，又可起到解痉作用；乌药温肾缩泉，有抗乙酰胆碱的收缩效应，能解除平滑肌的痉挛，松弛膀胱逼尿肌，故接受治疗的患儿易自醒。如此，诸药合用，肾阳得温，气化复司，从而达到治愈遗尿症的目的。

功效：温补肾阳，固涩止遗。

主治：肾气不足型小儿遗尿症，症见睡中遗尿，一夜可发生数次，醒后方觉。伴有面色白，小便频数，色白量多，甚则肢冷畏寒。舌质淡，脉沉迟无力。

5.滋阴泻火颗粒

组成：熟地黄、炙龟板、玄参、知母（盐）、黄柏、牡丹皮、赤芍、栀子、夏枯草、泽泻。

方解：本方由大补阴丸（熟地黄、知母、黄柏、龟甲）、知柏地黄丸（知母、黄柏、熟地黄、牡丹皮、泽泻）、丹栀逍遥丸（牡丹皮、栀子、赤芍）、龙胆泻肝丸（夏枯草、栀子、泽泻），四个经典名方加减组成。

方中熟地黄、龟甲、玄参等滋阴益肾，知母、黄柏、牡丹皮、赤芍泻相火，夏枯草为泻肝胆经实火的专药，与栀子相配，则泻肝火之力更强，再配泽泻，泻肾降浊，全方配伍得当，泻中有补，使泻火之药不致苦燥伤阴，亦可以防止因肝胆实火而致耗伤阴液。共奏滋肾阴、泻相火之功。实验研究证明，滋阴泻火方剂可显著降低患儿下丘脑－垂体－性腺轴亢进，减缓骨骼成熟，从而改善最终身高。

功效：滋肾阴，泻相火。

主治：阴虚火旺型儿童性早熟，女孩乳房发育及内外生殖器发育，月经提前来潮，男孩生殖器增大，声音变低，有阴茎勃起，伴颧红潮热，盗汗，五心烦热，舌红，少苔，脉细数等。

6.健脾益胃颗粒

组成：苍术、蜜麸炒枳壳、姜厚朴、茯苓、炒鸡内金、炒麦芽、陈皮、净山楂、干石斛、炒莱菔子、山药、太子参。

方解：本方由健脾丸（《证治准绳》）、保和丸（《丹溪心法》）、枳术丸（《医学启源》）、平胃散（《太平惠民和剂局方》）四个经典名方加减组成。其中，健脾丸（人参、茯苓、陈皮、炒麦芽、山楂、山药）健脾消食；保和丸（山楂、陈皮、茯苓）消食和胃，清热化湿；平胃散（苍术、厚朴、陈皮）燥湿健脾，消胀散满；枳术丸（枳实麸炒）健脾消食，行气化湿。

方中太子参补气健脾，苍术燥湿运脾，茯苓利湿健脾，为君药。食积多兼气滞，故常与行气药配伍使用，山楂、炒麦芽、炒莱菔子和炒鸡内金都是消食化积之品，山楂消肉食，炒麦芽消谷食，炒莱菔子消面积，炒鸡内金消各种食积，还有健脾作用；厚朴行气化湿，消胀除满；枳壳行气化滞，消痞除满；陈皮行气化滞，四味消食药配伍三味行气药，理气和胃，消食醒脾，促进脾胃的运化，为臣药。补气、行气药物易耗气伤阴，需适配伍滋阴药物，石斛味甘，性凉，滋养胃阴，生津止渴，兼清胃热；山药，既补脾气，又补脾阴，属气阴双补，虽有涩力，但不滋腻留邪，还有补脾之功，为佐药。诸药合用，共奏健脾消食之功。

功效：消食和胃，健脾助运。

主治：小儿疳积及脾虚夹积者，症见饮食乏味，食量减少，或嗳气泛恶，偶而多食后脘腹饱胀，或大便酸臭，或溏薄夹不消化物，精神如常，或形体矮小，或偏瘦，或面色少华，舌苔白腻，或黄白腻。

7.温肺止嗽颗粒

组成：蜜麻黄、款冬花、紫苏梗、射干、醋五味子、炒紫苏子、炒葶苈子、法半夏、枇杷叶、燀苦杏仁、瓜蒌皮、陈皮、甘草。

方解：本方由三拗汤（《太平惠民和剂局方》）、二陈汤（《太平惠民和剂局方》）、射干麻黄汤（《伤寒杂病论》）、苏葶丸（《医宗金鉴》）四个经典名方加减组成。其中，三拗汤（麻黄、杏仁、甘草）宣肺解表，止咳平喘；射干麻黄汤（射干、麻黄、款冬花、半夏、五味子）温肺化饮，止咳平喘；苏葶丸（紫苏梗、紫苏子、炒葶苈子）泻肺定喘；二陈汤（陈皮、半夏、甘草）燥湿化痰，理气和中。

方中麻黄散寒祛风，使风寒之邪由表而出，杏仁宣泄苦降，外能宣通肺之表，内能透泄肺气之郁，紫苏梗入肺则宽胸利膈，炒紫苏子降气消痰、止咳平喘，炒葶苈子泻肺平喘，五味药有宣、有散、有降，符合肺的宣化肃降生理功能，亦符合外感咳嗽之病机，为主药。款冬花润肺止咳，五味子敛肺止咳，枇杷叶清肺止咳，瓜蒌皮清热化痰，四药配合君药，发挥润肺、清肺、敛肺、化痰止咳之功，为臣药。陈皮、半夏燥湿化痰，理气和中，射干消痰利咽，共为佐药。甘草为使药，调药诸药。诸药配伍，共奏宣肺散寒、温肺化痰、止咳平喘之功。

功效：宣肺散寒，化痰止咳。

主治：外感风寒咳嗽及慢性咳嗽（咳嗽变异性哮喘），咳声重，阵发性咳，偶有气急，咳痰稀薄色白或无痰，常伴鼻塞、流涕、头痛，或恶寒发热、无汗等表证，舌苔薄白，脉浮或浮紧。

第四章

小儿难治性疾病的诊治思路

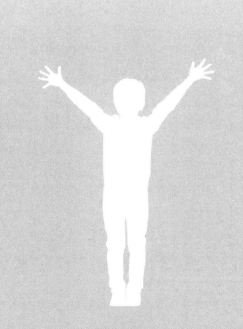

第一节
小儿变应性鼻炎

小儿变应性鼻炎（AR）的全球发病率日益增高，严重影响患者的生活质量，然而治疗手段仍然有限。变应性鼻炎在中医称鼻鼽或鼽嚏。本病的发生是内因外因共同作用的结果，易患变应性鼻炎的小儿多为特禀体质，肺、脾、肾功能的不足，也就是正"虚"，"风"看作一种外感因素，兼有寒、湿、燥邪，痰、瘀是其病理产物。病机关键是伏风内蕴、肺窍不利，诱因尤重"风"邪来袭。

中医"三部一体"治疗变应性鼻炎的思路。"三部一体"是指中医治疗变应性鼻炎的用药部位，内部指中医辨证论治内服的中药，外部指在体表穴位上采用针刺、埋针（皮内针）、雷火灸、小儿推拿，局部指在蝶腭神经节进行针刺术。

一、内部——辨证论治

发作期消风通窍，攻邪以治其标，缓解期应补虚固表，扶正以治其本，坚持较长时间的治疗。根据辨证分别治以温肺散寒，疏风通窍；清宣肺气，通利鼻窍；辛凉润肺，生津通窍；化痰祛瘀通窍；益气健脾，升阳通窍；温补肾阳，通利鼻窍。

（一）发作期

1.肺虚感寒　本病发病初期常见证型，这类型患儿属于体质较弱易反复感冒，或是特禀质。

病机：鼻部为肺窍，外邪常从此处侵入机体，肺虚卫外功能不足，鼻部抵御外邪的能力也显不足，故受寒邪刺激，风寒异气乘虚而入，循经上犯鼻窍，出现鼻流清涕不自止，鼻痒难耐。

证候：面色白，喷嚏及鼻痒常于清晨发作，鼻涕为水流样，不易自止，舌淡红，苔薄白，脉浮紧。

治则：辛温散寒，宣肺通窍。

方药：苍耳子散加减。

常用药：苍耳子、蜜麻黄、细辛、紫苏叶、白芷、辛夷、桂枝、荆芥、蝉蜕、乌梅、蒺藜、五味子。

2.肺经郁热

病机：肺经素有邪热，外感风邪，两阳相合，肺经郁热，肃降失职，肺气失宣，火热上炎，鼻窍不利，津液为热邪所灼，邪热上犯鼻窍，故鼻塞流浊涕、鼻痒、喷嚏频作。

证候：面唇红，鼻流黄绿色浊涕，苔黄或黄腻，脉浮数或滑数。

治则：清宣肺气，通利鼻窍。

方药：辛夷清肺饮加减。

常用药：辛夷、黄芩、栀子、知母、菊花、薄荷（后下）、金银花、鱼腥草、苍耳子、白芷、乌梅。

3.风燥伤肺

病机：易见风燥袭肺，肺阴受损，津液不能上润肺窍，导致鼻窍不利，而见鼻塞，喷嚏，涕液不多，主要是鼻腔可见干鼻涕为主。

证候：面唇干燥开裂，甚至脱皮，喷嚏时作，鼻痒且干，鼻涕较少，可见干鼻渣，常伴鼻衄，苔黄少津，脉数。

治则：辛凉润肺，生津通窍。

方药：桑菊饮合苍耳子散加减。

常用药：桑叶、菊花、沙参、麦冬、天花粉、芦根、薄荷（后下）、炒苍耳子、白芷、乌梅。

4.痰瘀阻窍 该型患儿常见于本病反复发作者，或是伴有腺样体肥大的患儿。

病机：由于病久导致肺脾气虚，气虚无力推动血液运行，导致瘀血阻络，或是因小儿饮食不加节制，家长予较多高营养之品，导致小儿无力运化，酿生痰浊之邪，痰浊阻滞脉络，壅遏气血，气血不畅，渐至成瘀，痰瘀互结，阻滞鼻窍，诱发过敏性鼻炎。

证候：面色晦暗或为腺样体样面容，鼻塞明显，喷嚏后可缓解，时有鼻痒，常张口呼吸，甚至出现鼾眠，鼻涕黏稠，舌质暗淡，或有瘀点，苔白或垢腻，脉细涩。

治则：化痰祛瘀通窍。

方药：二陈汤合千金苇茎汤加减。

常用药：蜜麻黄、杏仁、葶苈子、炒苍耳子、川芎、桃仁、冬瓜仁、京半夏、化橘红、炒莱菔子。

（二）缓解期

1.肺脾气虚

病机：土不生金，肺卫不固。脾虚则中气不足，进而造成肺气虚，肺的宣发肃降功能失常而成本病。

证候：面白或萎黄，常反复感冒，鼻炎反复发作，常有鼻塞、鼻痒或喷嚏，鼻流清涕，饮食不佳，舌质淡，苔白或微腻，脉缓弱。

治则：益气健脾，升阳通窍。

方药：补中益气汤加减。

常用药：黄芪、白术、防风、党参、茯苓、炙甘草、升麻、陈皮、柴胡、辛夷、白芷。

2.肺肾阳虚

病机：肺气虚寒系肾阳不足，无力温煦所致，故其本在肾。肾阳不足，温煦失职，外邪及异气易从鼻窍、皮肤肌表入侵，正邪相争，则鼻痒、喷嚏频频。

证候：面色苍白，四肢不温，本病反复发作难愈，清晨及夜间常有鼻塞、鼻痒、喷嚏发作，发作时清涕难止，小便频，舌淡，苔白，脉缓弱。

治则：温补肾阳，通利鼻窍。

方药：肾气丸加减。

常用药：熟地黄、山药、山茱萸、茯苓、泽泻、牡丹皮、肉桂、附子（先煎）、细辛、苍耳子、辛夷、乌梅、五味子。

二、外部——针刺、埋针、雷火灸、小儿推拿

（一）针刺

1.穴位选择　可选择迎香、印堂、鼻通、合谷、风池、风府、足三里等为主穴，脾俞、肺俞、肾俞、百会、大椎、上星、列缺、尺泽、通天等为配穴。

2.手法选择　实证用泻法，虚证用补法。

3.留针时间　婴幼儿一般不留针，3～7岁可适当留针10～15分钟，7岁以上可留针30分钟。不肯配合，哭闹乱动的患儿不留针。

4.适应证型　肺虚感寒证、肺脾气虚证、肺经郁热证、肺肾阳虚证。

（二）埋针

部分患儿对针刺有恐惧，可用皮内针埋针治疗。

（三）雷火灸

第一步：灸上星至素髎。距离皮肤2厘米上下来回灸10次后，用手按一下，共灸30次，上下1个来回为1次。

第二步：灸印堂至左、右侧迎香。距离皮肤2厘米，印堂至左、右印香来回各灸30次，上下来回为1次，每灸5次用手掌平按一下。

第三步：灸前额部。距离皮肤3厘米用横向左右来回灸整个前额部，共计30次。

第四步：灸上星、印堂、睛明、双侧迎香。用雀啄法（距离皮肤1厘米），每穴21次，每灸7次后用手按揉一下。

第五步：灸耳部。距离耳部前后面2厘米，灸至皮肤发红，深部组织发热为度，每灸5次后用手压一下，每面用旋转法灸20圈后，距离耳心2厘米用雀啄法灸（用左手拉耳轮中部处向外拉，使耳道口暴露开大），14次，每灸7次后用手压一下。

第六步：灸双鼻孔。用雀啄法距离鼻孔2厘米。让病人头部后仰，用左手指下压上唇，灸14次，每灸7次停顿5秒后再灸。同时患者做深呼吸嗅雷火灸的热力和药味。

第七步：灸合谷穴。用雀啄法距离双手合谷穴1厘米各灸1次，每灸7次用手指压一下。

适应证型：肺虚感寒证、肺脾气虚证、肺肾阳虚证。

（四）小儿推拿

1.肺虚感寒

推拿处方：按揉印堂、开天门30次，推坎宫30次，按揉太阳、揉迎香各1分钟，快速推擦鼻两侧（以局部产生灼热感为度），清肺经100次，推上三关300次，揉合谷、曲池各1分钟，点揉大椎1分钟，提拿肩井5次。

解说：开天门、推坎宫、揉太阳、揉迎香疏风解表，发散外邪（头部）；推上三关、揉合谷、揉曲池温阳散寒，宣肺通窍（上肢部）；揉大椎、拿肩井，发汗解表（背部）；清肺经宣肺通窍（肺开窍于鼻）。

2.肺经郁热

推拿处方：按揉印堂、开天门30次，推坎宫30次，按揉太阳、揉迎香各1分钟，快速推擦鼻两侧（以局部灼热感为度），清肺经200次，清天河水300次，按揉合谷1分钟，按揉风府、曲池各1分钟，提拿肩井5次，点揉大椎、推脊各1分钟。

解说：开天门、推坎宫、揉太阳，疏风解表，发散外邪（头部）；揉风府、揉迎香宣肺气，通鼻窍（头部）；按揉合谷、揉曲池，疏风解表，清咽止痛（上肢部）；清天河水（上肢部）；揉大椎、推脊发汗，清热解表（背部）；清肺经宣肺通窍（肺开窍于鼻）。

三、局部——蝶腭神经节针刺术

（一）体位要求

医生与患者均取坐位。医生坐在患者的一侧稍后方，患者头位略高于医生或与医生等高，稍微偏向另侧，稍后仰，保持头部固定不动，便于进针。位置摆定后，医生用手按住患者头顶，以纠正患者头部至适宜位置，便于掌握进针方位。

（二）体表定位

建立两条平行线，外平行线以眶下孔（四白穴）为起点，向后经颧骨弓表面，到同侧外耳门中点画一条横线，即外平行线，此线的中点即是蝶腭神经节的体表投影位置。内平行线，将其虚设在50mm深处，以蝶腭神经节为中心，向其前后延伸，与外平行线等高、等距、等长。此线中点即是蝶腭神经节所在。

（三）"蝶腭神经节"的取穴

1.位置　颧骨弓的下缘与冠突之间的缝隙中，相当于颞骨颧突和颧骨颞突合缝线部位稍显膨大处，命名为颧颞结节。

2.方法　医者以左手食指在颧颞结节的稍后方向上轻轻按压，可触摸到颧骨弓向前上方的最高点（此凹陷处为弓形切迹），弓下1～2mm露出的缝隙即是进针点。

（四）针具选择与器具

宜选取细而坚硬、弹性小，直径0.35mm，针身长度60mm，一次性不锈钢毫针。

（五）消毒

以75%乙醇溶液对进针点局部皮肤和手指消毒。

（六）针刺操作步骤

1.进针　以左手食指指尖紧按于"弓形切迹"的中央后，右手拇指、食指持针，将针从左手食指指尖中心刺入皮肤。待毫针刺入皮肤后，根据外平行线中央向内平行线中心方向刺进。

2.进针方向　要根据所触摸到的进针点与深部蝶腭神经节所在的位置来决定。由于个体差异和解剖的复杂性，一般来说，蝶腭神经节的位置多在所选进针点的内上方，且多偏前，少数在其内上方居中，深达55mm处。故针刺之前，就要预先计算好方向，才能朝着深在而看不见的靶心，不偏不倚地将针刺进。进针时需从颧弓的下沿向内上方缓慢、平稳刺入，进针宜慢不宜快。

3.针感　刺中蝶腭神经节后，在鼻部、眼睛、上唇、牙齿或耳部会有放电样感觉，部分患者半边面部会有麻胀感，甚至鼻腔内类似喷水感。患儿相应部位会有抽搐，医生手下会有一定阻力。

4.出针　找到针感后，可以连续提插数次，然后将针拔出，不留针。并立即用棉球按压针眼约2～3分钟。

（七）疗程

每周针1次，每次针一侧即可，左右交替，6～8次为1个疗程。

注意：针刺蝶腭神经节应有定期性、连续性，若拖延时间过长，或断续治疗，会逐渐丧失敏感性，效果不佳，甚至失效。

（八）注意事项

1.临床选择年龄在5岁以上患儿，初次接受治疗的患儿，应充分告知，消除其紧张情绪。

2.告知患儿在定位、进针过程中避免咬牙，尽量使肌肉放松。

3.注意施术部位及操作者右手拇指、食指的消毒。

4.避免过度捻转提插，尽量留针。

5.嘱患儿拔针后，按压针孔不少于5分钟，避免碰触、按揉施术部位。

6.患儿有凝血机能障碍、长期服用抗凝血药物、对针灸极度恐惧容易晕针、空腹、严重心脏病及心功能不全患者，应避免使用。

目前，采用"三部一体"疗法，还应用到"慢性鼻窦炎""儿童鼾症""腺样体肥大"等疾病中，收到很好的疗效。

（万力生、陈争光、李海朋）

第二节
小儿风咳

近年来小儿咳嗽变异性哮喘（CVA）的发病率呈逐年上升趋势，CVA被视为哮喘的前驱表现，CVA的早期诊断和治疗对预防哮喘是非常重要的。万力生教授认为，该病可归于中医"风咳"范畴。《诸病源候论》中提出"风咳，欲语因咳，言不得竟是也"，形象地描述了风咳咽喉痒、呛咳、气逆、气急等特点。通过辨病与辨证两方面对CVA的重新认识，对提高CVA的诊断水平，减少误诊、误治率具有重要的临床意义。

一、风咳与CVA

风咳与CVA有共同特点：阵咳、突然发作、呛咳、挛急，咽痒、气道痒，痒即咳而难以抑制，受风冷及异味刺激诱发。CVA以咳嗽为主症，按中医病名分类应属于"咳嗽"范畴，因其痰少，与"干咳"相似，因其吸入异味或冷空气后发作，又称为"呛咳"，因其发作时间长，又有"久咳"之称。CVA属特殊类型哮喘，虽无哮鸣音，但病理机制与哮喘相似，都因气道狭窄而阻塞，中医也认为"久咳痰郁终成哮"，后期可发展为哮喘，与"哮咳""痉咳"相似。

中医认为"风为百病之长""风善行而数变"。结合近代研究"痒者风之犯""过敏亦从风论治"等论述。"从风论治"风咳，并将风咳与CVA相关联，从症状、病机、证候、理法、方药、证治规律等方面进行探讨和实践，拟定祛风解痉、宣肺止咳为风咳的总治则。

二、风邪犯肺是风咳的主要病因

《内经》云："故风者，百病之始也。"张景岳在论及"风为百病之长"时提出"六气皆令人咳，风寒为主"。《素问·太阴阳明论》："伤于风者上先受之。"风邪可自外来，也可由内生，来自外面是"外风"，由内而生的是"伏风"。中医将由风邪导致的疾病，或具有风邪特性的病候均称作"风证"。

"外风"的内涵很多，包括从呼吸道吸入的致病因子，有属外感"六淫"中风邪，也包含各种环境的致病因子；从消化道吸入的致病因子，包含各种发物，不耐受的食物等；以及皮肤接触的各种理化、环境的致病因子。风咳发病之初，或发病过程中，往往伴有鼻塞、鼻塞痒、流涕、打喷嚏，目、耳、咽痒等"外风"为患的表现。"外风"还常与寒邪相合。

"伏风"，属于伏邪，本身有风邪的特点，如风性主动、风盛则挛、善行数变、易致瘙痒、易夹他邪等，同时具备伏邪的特点，如平素伏而不发，具隐匿性，易受外邪引动，病程缠绵，反复发作。相较"外风"导致的疾病，"伏风"主要表现为各种脏腑失调的症状，多为特禀质。

三、风咳的特点与病机

"风邪之为病，善行而数变""风盛则挛急""风邪为患可致瘙痒"。《素问·风论》："肺风之状，多汗恶风……时咳短气，昼日则差，暮则甚。"气管痉挛是"诸寒收引""风胜则动"，风邪致病的表现。

风咳的特点：阵发性、突发性、反复性；咽痒，咽痒即咳，难以克制；干咳为主；咳嗽夜间较重；对风、冷之气及异味刺激，或多种外源性可吸入物质，极其敏感，常因此而发作。风咳的突发性，发作与缓解迅速，来去匆匆，符合风邪，善行速变的特征。

肺气失宣，气道挛急是"风咳"的主要病机。伴有寒邪，咳嗽有较少量的白痰；伴有燥邪，咳嗽以干咳少痰或无痰为主；病程过久，常又有气逆、血瘀之象。痰饮伏肺是风咳致喘的基础。清代李用粹言："内有壅塞之气，外有非时之感，膈有胶固之痰，三者相合，闭拒气道，搏击有声，发为哮病。"现代医学研究已证明，CVA与支气管哮喘存在病因、病理及治疗上的统一性。风咳在其发生、发展的演变过程中，可根据不同证候表现，可归属咳嗽，也可归属哮病范畴。

四、体质决定了风咳的易罹性

体质决定了风咳的易罹性。体质偏向性决定了个体对不同疾病的易罹性。正如《灵枢·五变》曰："肉不坚，腠理疏，则善病风……粗理而肉不坚者，善病痹。"临证发现，风咳患儿皆为特禀质。

体质决定风咳的证型。"邪从人化"指的就是同一邪气致病，随体质不同，表现不同症状。临证发现，风咳患儿皆为特禀质，并大多兼有气虚质、脾虚质、痰湿质、血瘀质等体质，体质还决定感受病邪后是否发病及发病后不同的证候类型。

体质还决定风咳的传变、转归及预后。临证发现，气虚质、脾虚质的风咳孩子易调，转归好，痰湿质、血瘀质的风咳孩子不易调，转归差。体质是客观存在的，又是可以改变的，它在各种因素如饮食、环境、性别、年龄、疾病等作用下逐渐改变。方药是改善体质的重要手段，现代药理实验及临床观察初步验证了"体质可调性"的设想。

五、风咳治疗思路

祛风解痉、宣肺止咳是风咳的总治则。在整个风咳病程中，临证发现，风邪始终存在，"风邪阻肺络"，与中医"久病入络"及风咳的发作特性较符合。患儿常因咽痒诱发咳嗽，咳嗽呈阵发性、突发性、反复性，与"痒则为风"、风邪"善行而数变""风盛则挛急"的特性相符，从而确定风邪是风咳发生、发展和演变过程中的主要致病因素，而在"哮喘"中为主要因素的"痰饮"反而不是该病的主要因素，这也是决定了风咳初期，尤其是气虚体质患儿，应从"咳嗽"论治，而不是从"哮喘"论治的原因。"痰"象并不明显，所以从痰论治效果并不好。

由于风为阳邪，久必化燥，燥盛津伤，气道失于濡养，则干咳、喉痒反复难愈，若素体阴虚，则津亏更甚，治疗上以祛风宣肺，止咳利咽，解痉抗敏，滋阴润肺为主，自拟祛风解痉汤。同时，扶正（气虚、脾虚）应贯穿于风咳初期。

祛风解痉汤：炙麻黄、杏仁、葶苈子、紫苏子、桔梗、玄参、乌梅、僵蚕、地龙、法半夏、陈皮、五味子。方中炙麻黄宣肺止咳，葶苈子、紫苏子降肺止咳，桔梗、玄参、杏仁、乌梅滋阴润肺、利咽止咳，法半夏、陈皮温肺止咳，僵蚕、广地龙解痉止咳，五味子酸收以敛肺气，与炙麻黄相伍，酸辛相合，敛散相济，共收敛肺止咳之功。

风咳患儿从"咳嗽"论治后，大多数患儿症状可完全缓解，但仍有部分患儿发展成为典型哮喘。临证发现，风咳后期从咳嗽论治疗效不佳，从"哮证"辨证论治比按"咳嗽"治疗效果好。风咳虽然没有哮鸣音的症状，但咳嗽原因与哮喘相似，都因气道狭窄而阻塞（肺功能检查），只是还未达到喘息的程度，但"久咳痰郁终成哮"，咳久不愈可发展为哮喘，从而提出"哮咳"之名。

风咳表现为顽固性咳嗽，持续时间长，反复发作，或失治误治，或滥用抗生素使伏痰成瘀；病久肺脾气虚无力鼓动血流，易致血瘀；与中医"久病入络""久病必瘀"的演变过程相符。临证发现，风咳后期，若出现咳嗽加剧，唇舌青紫、气短胸闷（成瘀）等症状，痰瘀是标，是病理产物，肺、脾、肾虚是本虚。治疗上，以祛风平喘、化痰化瘀为主，自拟祛风平喘汤，同时，扶正（肺脾肾虚）应贯穿于风咳后期。

祛风平喘汤：炙麻黄、杏仁、葶苈子、紫苏子、当归、川芎、地龙、陈皮、法半夏、细辛、僵蚕、五味子组成。方中葶苈子、紫苏子、杏仁降肺气涤痰浊，法半夏、细辛温肺燥湿化痰，当归、川芎、地龙行气活血化瘀以治本，炙麻黄、僵蚕、广地龙以宣肺平喘、祛风解痉以治标，五味子酸收以敛肺气，与炙麻黄相伍，酸辛相合，敛散相济，共收敛肺平喘之功。

风咳的转归虽然受外邪、正气、体质等多方面的因素影响，中医体质才是决定风咳转归的关键因素，尤其对于风咳而言。临症中发现，不同体质风咳患儿转化为典型哮喘概率有明显的差异，其中痰湿质、血瘀质风咳患儿转化率最高。诚然，今后需要开展这方面的大样本、多中心的调查研究，建立风咳治疗的临床路径有望成为治愈风咳和防止其演变的突破口。

六、风咳用药重视祛风，更强调解痉止咳

风邪最易夹寒，寒邪最易闭肺，祛风药物以辛温为主，以麻黄、荆芥、紫苏叶、细辛等最合本证。对风邪盛，干咳剧烈、气道挛急的患儿，可用酸甘缓急之法，加白芍、甘草、五味子、乌梅酸甘化阴，敛肺解挛。对于咽痒不止、呛咳剧烈患儿，可用虫类药祛风通络，解痉止咳，以蝉蜕、僵蚕、地龙、全蝎最为常用。对于咽部不适，咽干患儿，常用桔梗、玄参、生甘草、射干、木蝴蝶等清咽利喉。

七、治咳用药坚守五大要则

1.药宜轻清　治疗呼吸系统疾病，无论辨证、立法、处方，都必须注意：药以质地较轻的花、草、茎、叶为主，煎熬时间不能过长，15分钟左

右，服用以少量、频服为佳。

2.慎用辛温　小儿纯阳之体，生机蓬勃。生活和取暖条件的改善及普遍小儿穿得过暖，使小儿感受寒邪后由寒化热的时间大大缩短。所以，应慎用辛温之剂，通常以三剂之内为好。必须使用时，应随时观察病情变化，发现化热苗头即须加减方剂。常用葱白、生姜之类，一是因为安全，二是因为方便。嘱家长观察痰、涕由清变白、微黄时，葱、姜即可停用。干姜、羌、防之类辛、温（热）药用之不当往往会导致鼻衄、咽痛、便干。

3.缓用寒凉　小儿脏腑娇嫩，不耐寒热，咳嗽初起，痰少、色白清稀时，苦寒清热的药物不宜应用太早，以免肺气郁闭，邪不外达。

只有当出现化热症状如流浊涕，吐黄痰，大便干时，方可使用黄芩、黄连、大青叶、板蓝根、知母、石膏、大黄等寒凉药物。

4.忌用收涩　咳嗽是人体自我保护的措施之一。小儿感受外邪后所产生的病理产物（如痰），可以通过咳嗽排出体外。所以，外感咳嗽初期应禁用收敛镇咳的诃子、米壳、五味子等药，少食酸味食品，以免敛邪留患延长病程。

体会：咳嗽剧烈时，易过伤正气，投以收涩药以缓之，有利于截断病势进展，扭转被动局面，较快取得疗效。宣敛并用，相反相成，是减轻收敛止咳药不良反应的关键。

5.饮食调护　小儿恣食不当（如食物不耐受）是咳嗽痰多的诱因。患病后，应注意饮食起居的调护。饮食应清淡，易消化，少食鱼肉黏腻碍胃的食物，多饮温开水；室内要保持空气清新及合适的温湿度。

（万力生、陈争光、李海朋）

第三节
小儿遗尿症

一、难治性遗尿症诊疗思路

根据万历生教授30多年治疗小儿遗尿的经验，遗尿症治疗效果不彻底、不理想的主要原因：一方面是遗尿症有轻、中、重度的不同，有单症状与非单症状的不同；另一方面是家长和孩子在治疗期间，对遗尿症的治疗方案、行为治疗和生活指导，配合不够。

（一）疾病本身问题

1.日间尿频、尿急、尿失禁。

2.尿道功能障碍型，如排尿困难。

3.膀胱功能障碍型，如功能小膀胱，膀胱过度活动。

4.多种因素导致的遗尿。

（二）配合不够问题

1.治疗项目没有按时做，孩子有时间就做，没时间就不做。

2.中药或西药没有按时吃，或者吃的量不够。

3.膀胱容量小，没有进行膀胱憋尿训练，或训练时间不够。

4.肾虚、脾虚体质差，没有及时调理体质。

5.饮食控制不严格，冷食、利尿食物、甜食没忌口，饮水控制不好，没有做到白天多喝、晚上少喝、睡前不喝的习惯。

6.家长仍经常夜间叫醒孩子，打扰孩子的睡眠，影响夜间抗利尿激素的分泌。

7.经常因遗尿责备孩子，让孩子没有自信心。

难治性遗尿症，第一，难在认识上，认识上要到位，家长和孩子要高度重视，治疗要积极配合。第二，难在管理上，管好睡眠，管好饮水，管好吃饭，管好控尿，管好排便，管好用药。第三，难在非单症状夜间遗尿症（NMNE），伴有夜间尿频尿量多，日间尿频、尿急、尿失禁、排尿困难或下尿路疼痛。针对功能小膀胱，膀胱过度活动，可用抗胆碱药物奥昔布宁，稳定逼尿肌，降低膀胱内压，还有加强控尿训练和盆底肌训练。第四，难在定期复诊，挂号难，治疗断续。

二、主因和治则

肾气虚是遗尿症的主证主因，温肾阳、益脾气、醒心神、固膀胱是治疗遗尿症的总则。

针对小儿遗尿症，我认为本病是肾气不足，不能温养膀胱，致膀胱气化功能失常，闭藏失调，不能制约水道导致遗尿。本病以虚证居多，实证较少。病位在肾与膀胱，总的治则温补下元，固涩止遗。采用温肾阳、益脾气、醒心神、固膀胱等治法。方用温肾止遗方（自拟），该方目前已成为深圳市儿童医院的协定处方。

处方：黄芪10g，益智仁10g，乌药10g，桑螵蛸10g，金樱子10g，菟丝子10g，覆盆子10g，肉桂10g，五味子5g，炙麻黄3g。用于肾气不足型遗尿症。

临证加减：肾阳不足者，四肢冷，畏寒怕冷，加附片。脾气虚者，食欲差，消瘦，大便溏，加异功散。脾气虚者，易感冒，多汗乏力，加玉屏风。

三、拔罐疗法

拔罐法治疗小儿遗尿，首先要根据患儿不同情况选取不同的穴位，然后再实施拔罐。

取穴分2组：

第1组：关元、气海、中极。

第2组：大肠俞、膀胱俞、白环俞。

肾与膀胱虚寒者，配肾俞、命门；脾肺气虚者配脾俞、肺俞、足三里。

方法：采用单纯拔罐法，或拔罐后加温灸。每次任选1组穴，留罐10~15分钟，隔日治疗1次，7次为1个疗程。

四、体针和头针并用

既可温补脾肾、固摄膀胱，又可醒神开窍、促醒。

（一）体针

以任脉的穴位和膀胱经背俞的穴位治疗为主，毫针用补法。

选穴　关元、中极、三阴交、肾俞、膀胱俞。关元，培补元气，益肾固本；中极、肾俞、膀胱俞振奋膀胱气化之功能；三阴交，为足三阴经交会穴，可通调肝、脾、肾三经之经气而止遗尿（与水液代谢相关）。同时，可用维生素B_{12}（100mg/1ml），注射三阴交、中极，每次0.2ml，隔日1次。

（二）头针

首先选取两侧足运感区，然后间歇捻针，留针15分钟。

1.足运感区　位于头顶前后正中线的中点旁开左右各1厘米，向后到3厘米长，平行于正中线。

2.操作方法　明确诊断，选定刺激区，取得患者合作后，让患者采取坐位或卧位，分开头发，常规消毒，选用 28～30 号 0.5～1 寸针长的不锈钢毫针。

3.针刺要求

（1）快速进针：针尖与头皮呈30°左右夹角，快速刺入皮下或肌层，然后向刺激区快速推进到相应的深度。

（2）快速捻转：术者肩肘腕关节、拇指固定，食指半屈曲状，用拇指第一节掌侧面与食指第一节的桡侧面捏住针柄，然后以食指指掌关节不断伸屈，使针体来回快速旋转，每次左右旋转各2转。捻转持续约0.5～1分钟，然后静留针5～10分钟，用同样的方法再捻转2次，即可起针。

（3）起针方法：如针下无沉紧感，要快速抽拔出针，也可缓缓出针，起针后必须用消毒干棉球按压针孔片刻，以防出血。

4.注意事项　①头部因长有头发，必须做到严格消毒，以防针部感染。②毫针推进时术者手下如有抵抗感，或患者觉疼痛时，应停止进针，将针往后退，然后再改变针刺的角度。③由于头针的刺激较强，刺激时间较长，术者须注意观察患者表情，以防晕针。

五、揿针、耳穴按压及灸法

（一）揿针

选关元、肾俞、中极、膀胱俞、三阴交、夜尿点，揿针埋藏，于睡前按压以加强刺激。

（二）耳穴

耳穴：膀胱、肾、脾、皮质下、尿道。用王不留行籽贴压，贴上后，按压，感到耳朵发热有疼痛感时为好，每日可不定时按压10次左右，尤其要重视睡前按压，以加强刺激。

（三）隔药饼灸

小儿遗尿以肾虚型多见，采用隔药饼灸治疗痛苦小，无副作用，颇受患儿欢迎。治疗主要分两个阶段：一是治疗用药；二是巩固用药。

1.药物制备

（1）治疗时期用药，将附子、肉桂、细辛、丁香以 3∶2∶1∶1 的比例研细粉备用。

（2）巩固时期用药，将川芎、肉桂、白术、吴茱萸以2：2：3：1的比例研细粉备用。

2.使用方法　灸治前用醋、黄酒调匀药粉，用特制的模子将药粉压成直径3cm、厚0.5cm的药饼放置穴位上，药饼上置一由纯艾做成的艾炷，直径约2cm，高2cm，每穴灸5壮，1星期为1个疗程。

3.选穴

（1）治疗用穴：取关元、命门穴隔日灸治1次。

（2）巩固用穴：取关元、气海穴隔日灸治1次。

4.用药分析　附子、肉桂、丁香、吴茱萸、细辛温肾助阳，川芎活血通络，对肾虚型遗尿，独具作用。而且关元、命门相配，使脏腑相应、背腹贯通，加之药灸对经穴的刺激和渗透作用，故能固益元气、振奋肾阳、加强气化，从而恢复肾司二便的能力，遗尿自除。这里巩固用药也很重要，切忌"见好即收"。

（四）雷火灸

用于肾气虚患儿。

1.选穴　关元、中极、三阴交、肾俞、膀胱俞。

2.操作　患儿取坐姿，点燃雷火灸灸条，距离皮肤2~3cm，分别灸关元、中极、三阴交、肾俞、膀胱俞，灸至皮肤红热为度，时间约15~20分钟。

3.时间　每天1次，5次为1个疗程，视病情轻重和病程长短灸1~2个疗程。

（万力生、王静、李海朋、陈争光）

第四节
难治性儿童抽动障碍

抽动障碍是指由多种病因引起的身体某部位固定或游走性的单处或多处肌肉群的急速收缩动作，具有突发性、瞬间、无先兆、不随意、无节律和反复发作的特点。有一些抽动障碍孩子，经多家医院治疗，效果不理想，排除诊断错误、选药不当、剂量不足因素，服药无明显效果者、服药有效果停药后反复者、不良反应不耐受者、治疗抵抗依从性差者，均属难治。

一、影响抽动障碍治疗的因素

抽动障碍治疗效果不理想，造成病情反反复复，不能痊愈的原因与以下因素有关。

1.过敏　在临床中，医生们发现大量的抽动障碍儿童存在过敏现象，过敏是诱发抽动的因素为普遍接受的观点，其背后的原因可能是免疫系统对神经系统的作用。控制过敏原和易触发免疫系统反应的食物是干预的重点。因此，控制过敏原是减少抽动诱发的重要方法之一。

2.炎症　大量的家长反映孩子生病（感冒、咳嗽、鼻咽炎等感染）前后，抽动症状加重，通过血清抗链球菌溶血素（ASO）检查发现，相当比例的儿童ASO值偏高，对于抽动障碍的儿童，如果ASO值偏高，应该给予干预。

3.情绪　大多数抽动儿童存在情绪问题，压抑、焦虑、敏感、暴躁等。

4.饮食结构失衡　如今，儿童的营养结构与30年前截然不同，主要表现为食物以肉食为主，食物中糖的含量、油的含量、食品添加剂的含量大量增加导致儿童摄入了更多的蛋白质、糖和过敏诱发成分。现在的孩子普遍不愿意吃粗粮，喜欢吃肉食、甜食，尤其是喜欢吃糖。B族维生素摄入不足，糖的代谢需要消耗B族维生素，而B族维生素是神经发育和稳定的重要物质。B族维生素不足可能诱发抽动。

5.电子产品　长期沉迷于电脑、手机等电子产品，会诱发或加重抽动症症状。

二、抽动障碍的西医治疗

对于难治性病例，抗精神病药物是迄今为止最有效的药物，它主要包括典型抗精神病药物（如氟哌啶醇），非典型抗精神病药物（硫必利、舒必利、阿立哌唑等）。

虽然典型抗精神病药物疗效肯定，但由于它们副作用较大，欧洲临床治疗指南及德国临床医生治疗指南均推荐非典型性抗精神病药物为抽动障碍药物治疗的一线药物，而氟哌啶醇主要作为严重病人的备选药物。

抽动障碍是否需要服用抗精神病药物，主要看疾病的表现。一过性的抽动障碍不需要应用抗精神病药物。慢性抽动障碍、抽动秽语综合征需要给予抗精神药物的治疗。轻或中度抽动患者首选可乐定、硫必利等；重症患者首选氟哌啶醇等。

抽动障碍用药原则：

1.一线药物　可选用硫必利、舒必利、阿立哌唑、可乐定等。从最低起始剂量开始，逐渐缓慢加量（1~2周增加1次剂量）至治疗剂量。

2.强化治疗　病情基本控制后，需继续使用治疗剂量1~3个月，称为强化治疗。

3.联合用药　减轻单一用药的副作用；在单一药物使用效果不佳时考虑使用。

4.维持治疗　巩固和较少复发。时间一般在6个月到2年或更长。维持量一般为常规治疗量的1/3~1/2。

5.停药　若抽动障碍儿童对药物反应良好，症状得到充分控制，且不良反应较小，则考虑治疗1年至1年半后，在减量的基础上逐渐停药。若症状再发或加重，则恢复用药或加大药量。

抽动障碍共患的强迫、多动、焦虑、抑郁、自伤和冲动伤人症状，成为抽动障碍治疗的又一难题。一般多采用非典型抗精神病药物合并抗抑郁药物和/或抗焦虑药物联合治疗。对采用多种药物治疗无效的难治性病例，还可试用深部脑刺激（DBS）、或神经外科立体定向手术等非药物治疗。

慢性运动性或发声性抽动障碍和多发性抽动障碍中的一部分是难治性抽动障碍，对于服药有效果，停药后反复的抽动障碍孩子，要加大药物剂量，延长疗程；对于治疗抵抗依从性差的抽动障碍孩子，要综合治疗+延长疗程；对于共患多种行为疾病的抽动障碍孩子，要多药联合，综合治疗+延长疗程；对西药有不良反应，西药不耐受的抽动障碍的孩子，要中西药联合治疗，或纯中医治疗；对于服药无明显效果的抽动障碍孩子，要分析原因，重新制定治疗方案，注重治疗的"个体化"。

三、抽动障碍的中医药物治疗

难治性抽动障碍，迁延不愈，中医认为"本虚标实，阴虚阳亢""肾虚肝亢，风痰内扰"为基本病机，"风、惊、郁、火"为四大临床证候表现特点。

风：皱眉眨眼，努嘴缩鼻，摇头甩颈，耸肩摆臂，鼓肚跺脚，怪象百出，且症状多变，常无定数，病程缠绵，易于反复。

惊：惊惕易惹，夜寐不安，手足抽动，肢体震颤。

郁：胁胀胸闷，时有叹息，抑郁寡欢，性格怪异，情绪反复无常，口中时有怪叫或自语不休，甚者口出秽语。

火：溲黄便秘，烦热口渴，急躁易怒，舌红苔黄，脉弦或数。

治疗上，以柔肝舒筋解郁，平肝通络息风为法，设立“息风止痉汤”。“息风止痉汤”已成为深圳市儿童医院抽动症专科门诊协定方，由生地黄10g，生白芍10g，生牡蛎（先煎）15g，珍珠母（先煎）15g，全蝎3g，僵蚕10g，天麻5g，钩藤10g，郁金10g，石菖蒲10g，远志10g，木瓜5g。

研究表明，钩藤、全蝎、白芍、僵蚕等，都能对中枢神经系产生一定程度的镇静作用，或对过度兴奋的肌肉具一定的抑制作用。

全蝎的用量应该从大到小逐渐递减，最佳递减速度为每2～3个月递减1次，从5g减至4g、由4g减至3g、由3g减至2g、由2g减至1g，根据抽动症状控制的程度和肝功能检查，维持半年。

对不同症状或部位的用药经验：头部抽动加葛根、天麻；肢体抽动明显，加鸡血藤、木瓜、伸筋草；口角抽动加黄连、白附子；眨眼明显加桑叶、菊花、谷精草、木贼、僵蚕；吸鼻明显加辛夷、苍耳子、白芷；喉部异常发声加射干、青果、锦灯笼、山豆根、玄参；多动者加石决明、龙骨、牡蛎；失眠明显者加酸枣仁、首乌藤、合欢皮、石菖蒲；注意力不集中、学习困难明显者加菖蒲、远志、益智仁；病久可加丹参、川芎、红花等。

四、抽动障碍的针刺治疗

（一）体针

主穴：额中线、顶中线、顶旁1线、头部舞蹈震颤区、精神情感控制区、百会、四神聪、风池、神门、内关、太冲、合谷、印堂。

配穴：根据症状不同选取相应穴位。①频繁眨眼、皱眉者，配枕上正中线、额旁1线、太阳、丝竹空、攒竹；②皱鼻严重者，配迎香；③噘嘴、咧嘴者，配地仓、颊车；④异常发音、咽痒、喉中有痰者，配颞后线、天突、廉泉、申脉、照海、丰隆；⑤肢体抽动者，配顶颞前斜线；扭颈加颈夹脊；耸肩加肩髃；⑥脾气急躁者，加大陵、劳宫；⑦注意力不集中者，加定神针；⑧智力低下者加本神、神庭；⑨睡眠异常者，加足三里、三阴交；⑩反复呼吸道感染、过敏性鼻炎者，加迎香、足三里及相应背俞穴。

刺法：头针刺法，常规消毒针刺部位，在所选头穴上用一次性不锈钢毫针与头皮呈15°～30°进针，刺入帽状腱膜下，快速捻转3～5次，留针时间45分钟，在留针期间约每隔15分钟进行间歇行针。传统针刺采用穴位补法、泻法或平补平泻法，留针时间同头针。

（二）耳针（皮内针）

1.选穴　①抽动：皮质下、肝、脾。②注意力缺陷：额区。③冲动、焦虑：颞区。④睡眠障碍：神门。

2.时间、频率、疗程　留针48小时；2～3日1次，3个月为1个疗程。

五、抽动障碍的小儿推拿治疗

操作分五步：

1.抹脸　针对面部抽动。双手掌放在脸部，由内向外，由上向下，先抹眼部，再抹鼻部，最后口周，动作轻柔，眼、鼻、口，每次500次，一天可多次，只要感觉面部有挤眼、皱眉、努嘴抽动，就可以实施。

2.擦脖　针对点头、甩头、摇头、耸肩。先将左手掌放在颈部，左右来回擦，每次500次；再将右手掌放在颈部，左右来回擦，每次500次。一天可多次，只要感觉有点头、甩头、摇头、耸肩，就可以实施。

3.擦胸　针对胸闷、脾气大、叹气、气短。先将左手掌放在胸部，左右来回擦，每次500次；再将右手掌放在胸部，左右来回擦，每次500次。一天可多次，只要感觉想发脾气、叹气、气短，就可以实施。

4.擦胁肋　针对胸闷、脾气大、叹气、气短。两掌从两胁搓摩至肚角处，反复擦胁肋部，每次300次，一天可多次，只要感觉想发脾气、叹气、气短，就可以实施。

5.摩腹　针对腹部抽动。右手掌放在脐部，顺时针摩腹500次，逆时针摩腹500次，一天可多次，只要感觉腹部有抽动，就可以实施。

（万力生、李海朋、王静、陈争光）

第五章
小儿外治技术

中医适宜技术（外治法）在我国有着悠久的历史，是中医经过长期实践而逐渐发展建立起来的特色疗法。中医适宜技术治疗小儿疾患，疗效显著，主要有小儿推拿、针刺、皮内针、耳针、埋线、穴位注射、手指点穴、放血、拔罐、敷贴、艾灸、雷火灸、热罨包、灌肠、天灸、外洗、熏洗、刮痧、蝶腭神经节针刺术、啄治疗法、中药定向透入等。

第一节
辨证指导下的小儿推拿手法

一、掌握小儿推拿的特点

小儿推拿临床疗效显著，优势明显。对于初学小儿推拿者，有两个难点：一是辨证，一是推拿手法的掌握。还有，小儿推拿手法特点、适应证、禁忌证、处方、注意事项等，与成年人推拿大多不同。

——小儿推拿手法种类较多，其中有的手法名称与成年人手法相同，但动作姿势却不一样，如推法；也有的手法只用于小儿，成年人则几乎不用，如运法。小儿推拿单一手法归纳为按、摩、掐、揉、推、捏、摇、拿、运、捣10种，复式手法归纳为黄蜂入洞、摇斗肘法、运土入水、运水入土、水底捞月、打马过天河、开璇玑法、按弦搓摩、揉脐及龟尾并擦七节骨、按摇肩井10种。这些手法主要适用于5岁以下小儿，婴幼儿尤为适宜。5岁以上小儿适当配合成年人手法进行治疗。

——小儿推拿手法通常与穴位或部位紧密结合在一起，如推三关、摩腹、捏脊等，而且强调手法的补泻作用，如补脾经、清肝火等。

——小儿推拿手法着重轻快柔和，平稳着实，以适达病所而止，不可竭力攻伐，尤其对新生儿，手法更要轻柔。"轻快"是指手法应轻柔流动，不滞不涩；"柔和"是指手法应尽量顺应小儿肌肤的生理特点，切忌粗暴刚猛；"平稳"要求手法力量的增减，频率的快慢转换，以及手法之间的变化在不知不觉中进行，切忌忽快忽慢忽轻忽重；"着实"是指手法操作中任由小儿扭动哭闹，手法如磁铁一般始终保持应有的层次深度。总之，小儿推拿手法要求轻而不浮，快而不乱，柔中有刚，平稳变换，实而不滞，运用自如。

——小儿推拿手法在操作时，常选用一些介质，如姜汁、薄荷水、滑石粉、水等，以润滑皮肤，增强手法的治疗作用。

——手法操作按顺序进行，一般是先头面，次上肢，再胸腹部和腰背部，最后下肢部。另外，根据病情，轻手法先操作，重手法后操作；也可先重点，后一般；或先主穴，后配穴。"拿、掐、捏、捣"等强刺激手法，除急救以外，一般放在最后操作，以免小儿哭闹不安，影响治疗的进行。小儿推拿中，上肢的穴位一般不论男女，均推拿左手。选用下肢的穴位治疗时，需双侧均操作。

——手法操作时间的长短，应根据病情、体质而定，因病因人而异。在临床实践中，推法、揉法运用较多，做摩法用的时间较长。运用掐法、按法时，手法要重、少、快。

——手法操作特别强调补泻作用。凡力量小、刺激弱、轻快柔和的手法谓之补法；反之，力量大、刺激强的手法谓之泻法。按法、掐法是刺激性较强的手法，多有醒神、开窍、通经、止痛的作用，可称泻法；而揉法、运法、摩法、推法等较为柔和，这些手法有补益身体，扶助正气的作用，可称补法。

在特定穴位上按操作方向来决定补泻性质，如补脾经，在拇指末节螺纹面做旋推法；清肝经，由指端向指根方向直推为泻法。有些非特定穴在经络路线上，如中脘穴、三阴交穴等，它们共同的补泻规律是顺经络循行方向推为补法，逆经络走行方向推为泻法，来回顺逆方向推为平补平泻。旋转方向的操作，一般认为顺时针方向旋为泻法，逆时针方向旋为补法。

对相对年龄大、体质强、病属实证的患儿，手法操作次数较多，频率较快；对年龄小、体质弱、病属虚证的患儿则相对次数少，频率较慢。目前临床上一般认为1岁左右的孩子，使用推、揉、摩、运等较柔和的手法操作，一个穴位300次左右（或2分钟左右）；掐、拿、捏等重手法只需几次即可。

——推拿治疗小儿疾病，必须严格按照中医辨证施治原则来运用手法和选取穴位。小儿推拿即用药，中病即止。平常无病一般不要推拿，最多捏一捏脊，做一下推拿保健操。

——小儿推拿没有效果的原因分析：一是推拿处方辨证不准确，二是推拿手法不到位，三是推拿介质选择不当。怎样才算推拿手法到位呢？每个人的手法有轻有重，可以说是基本改变不了，而能使推拿手法到位的改变就是推拿时间了。当发现推拿没有效果时，也许适当延长推拿时间，就会发现推拿有效了。中药治病的秘诀在于剂量，小儿推拿秘诀也在于推拿时间。很多有关小儿推拿的书籍只写了推拿穴位，没有写推拿时间，这使得很多初学者不明白推拿没效果的原因。三字经推拿，推拿时间就较长，所以能取得好的效果。因此，当辨证准确，在推拿手法到位的情况下，如果推拿效果不好，就请适当延长推拿时间。

——小儿推拿与药物的关系是家长很关心的问题，我建议使用小儿推拿配合食疗最好，但对于初学者，或者孩子疾病较重时，也可配合药物治疗。在使用药物时，服药的时间最好与小儿推拿的时间分开，最好间隔2小时以上。使用中草药时，一定要辨证，如寒证不宜用寒凉药，热证不宜用温热药。

二、适应证和禁忌证

（一）适应证

1.对象　小儿推拿疗法适用的对象一般是6个月以上、5岁以下的小儿，尤其适用于半岁至3岁的婴幼儿。5岁以上的孩子也可以应用此法，但因为随着年龄的增长，机体对按摩的感知力下降，所以疗程相对要长一些。

2.治疗范围　小儿推拿的治疗范围广泛，可治发热、抽搐、感冒、咳嗽、哮喘、鼻炎、头痛、流涎、厌食、呃逆、呕吐、腹胀、腹痛、腹泻、便秘、疳积、脱肛、遗尿症、尿频、夜啼、婴幼儿湿疹、肌性斜颈、斜视、面神经炎、近视眼等。

（二）禁忌证

孩子患有以下病症不适宜采用小儿推拿疗法：

1.疮疡疾患。

2.由结核分枝杆菌引起的疾患。

3.癌症。

4.脓毒血症。

5.正在出血的局部。

6.骨折、脱位及扭伤等病症的急性期。

7.急性传染病的传染期。

8.传染性及溃疡性皮肤病。

9.烫伤局部。

10.危重病症　一定在抢救脱离危险期后，方可配合推拿治疗。

在推拿的适应证治疗中，同样要注意手法力度、方向，应用不当也会出现危险，所以要求操作者熟悉解剖知识、病理知识，熟练掌握推拿手法，才能既保证疗效又能保证安全。

三、注意事项

1.室温适宜。室温过高，小儿治疗部位和术者的手部易于出汗，影响手法操作；室温过低，则易使患儿受到寒凉的刺激。

2.保持手部温暖清洁。指甲要常修剪，刚剪过的指甲，一定要用指甲锉锉平，以免刺伤小儿皮肤，影响治疗。

3.推拿时精力要集中，手法要适度。开始手法不宜过重，应轻快柔和、平稳着实、由浅入深，以便使孩子逐步适应，态度要和蔼可亲，争取患儿的积极配合，防止产生恐惧心理，影响下一步治疗。

4.选择体位，以便于手法操作和使孩子舒适为原则。一般3岁以下可由别人抱着按摩，3岁以上小儿可单独采取坐位、仰卧位、俯卧位或侧卧位等。

5.小儿过饥或过饱，均不利于按摩疗效的发挥。在小儿哭闹之时，要先安抚好小儿的情绪，再进行推拿。

6.家庭推拿一般可使用按摩油或爽身粉等介质，以防推拿时皮肤破损。

7.每次给孩子推拿最好只针对一种病，如果保健和治疗目的太多、推拿的穴位太杂，会影响最终效果。

8.小儿推拿次数通常每天睡前推拿1次，重症患儿可酌情增加推拿次数，1周为1个疗程。如进行2～3个疗程，未见一点效果者，应到医院就诊，以免贻误治疗时机。

9.小儿推拿治疗前，必须有明确的诊断。

四、小儿推拿介质的选择

小儿推拿时，一定要使用介质。这是因为，一方面可减轻摩擦，避免推破皮肤，另一方面可提高治疗效果。

（一）辨证选择

根据中医理论进行辨证，证型不同选择不同的介质。总的来说，可分为两大类，即辨寒热和辨虚实。寒证，用有温热散寒作用的介质，如葱姜水、冬青膏等；热证，用具有清凉退热作用的介质，如凉水、白酒（酒精）等；虚证，用具有滋补作用的介质，如药酒、冬青膏等；实证，用具有清泻作用的介质，如鸡蛋清、红花油等。其他证型可用一些中性介质，如滑石粉、爽身粉等，取其润滑皮肤的作用。

万力生教授在长期临床实践的基础上，发明了两款小儿推拿介质：①冷敷降温凝胶。利用冷疗的原理对发热患者进行物理降温，具有退热快、安全可靠、使用方便、全身多部位使用的优势，适用于多种原因引起的发热头痛。②通鼻冷敷凝胶。适用于小儿鼻炎、过敏性鼻炎、鼻窦炎，症见鼻痒、鼻塞、时出浊涕、鼻部肿痛、嗅觉功能减退或丧失等。

（二）辨病选择

根据病情的不同，选择不同的介质。小儿发热选用清热性能较强的凉水、白酒（酒精）；关节扭伤选用活血化瘀、消肿止痛的介质，如红花油；小儿肌性斜颈选用润滑性能较强的滑石粉、爽身粉等。

五、创立小儿推拿保健操

（一）益肺防感操

主要针对平时体弱多病，容易感冒、咳嗽的孩子，具体操作方法如下。

1.第一步　开天门。

定位：天门穴位于两眉中间至前发际，呈一直线。

操作：两拇指自下而上交替直推，称推攒竹，又称开天门。8×8拍（64次）。如图1。

2.第二步　推坎宫。

定位：坎宫穴位于自眉头沿眉向眉梢，呈一横线。

操作：两拇指自眉心向眉梢分推，称推坎宫，又称分阴阳。8×8拍（64次）。如图2。

3.第三步　揉太阳。

定位：太阳穴位于眉后凹陷处。

操作：用中指指端揉或运，又称揉太阳。8×8拍（64次）。如图3。

4.第四步　揉迎香。

定位：鼻翼中点，鼻唇沟中。

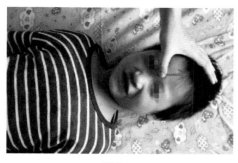

图1

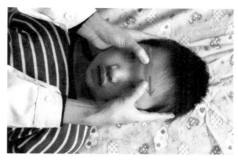

图2

操作：以食、中两指或两拇指分别在鼻翼两旁穴位上揉。8×8拍（64次）。如图4。

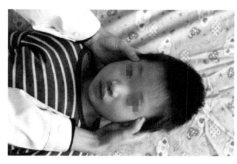

图3

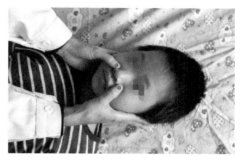

图4

5.第五步　拿合谷。

定位：位于手背，第1、2掌骨间，当第2掌骨桡侧中点处。

操作：用拇指与食指对称用力，拿合谷穴。2×8拍（16次）。如图5。

6.第六步　擦胸。

定位：胸部。

操作：先用右手在胸部左右往返摩擦，再用左手在胸部左右往返摩擦。8×8拍（64次）。如图6。

7.第七步　擦背。

定位：背部。

操作：先用右手在背部左右往返摩擦，再用左手在背部左右往返摩擦。8×8拍（64次）。如图7。

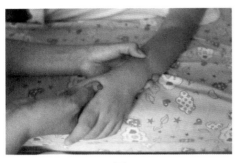

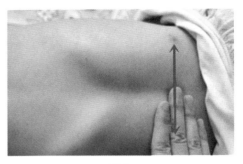

图5 图6

8.第八步　拿风池。

定位：风池穴位于颈后枕骨下缘，胸锁乳突肌与斜方肌起始部中间凹陷中。

操作：以一手拇指与食、中两指分别放在两穴上拿之。2×8拍（16次）。如图8。

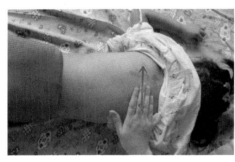

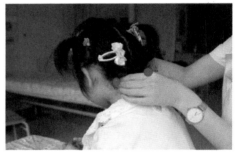

图7 图8

（二）健脾助运操

主要针对脾胃虚弱、食欲差、容易腹泻的孩子。具体操作方法如下：

1.第一步　补脾经。

定位：拇指末节螺纹面。

操作：用拇指螺纹面轻附于患者拇指螺纹面上，做顺时针方向的环旋移动。300次。如图9。

2.第二步　推四横纹。

定位：掌侧食指、中指、无名指、小指近节指间关节横纹处。

操作：用拇指螺纹面逐个纵向上下来回直推本穴，或使小儿四指并拢，在穴位上横向来回直推，称推四横纹。400次。如图10。

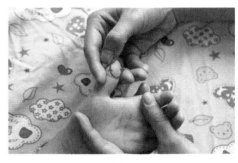

图9

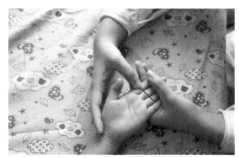

图10

3.第三步　摩腹。

定位：腹部。

操作：用全手掌或四指螺纹面顺时针摩整个腹部。5分钟。如图11。

4.第四步　捏脊。

定位：大椎至长强呈一直线，是小儿身体上最长的线状穴。

操作：用拇指后按，食、中指两指在前，或用食指屈曲，以中指桡侧后按，拇指在前，两手自下而上捏脊柱，为补法，反之为泻法。5遍。如图12。

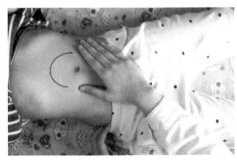

图11

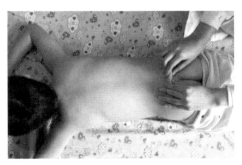

图12

5.第五步　揉足三里。

定位：外膝眼下3寸，胫骨前嵴外一横指处。

操作：用拇指按揉本穴。双侧各300次。如图13。

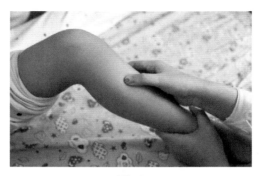

图13

（三）补肾益智操

主要是针对先天不足、发育缓慢的孩子。许多孩子有注意力不集中的问题，家长可以通过补肾益智操给孩子进行调理，改善孩子体质，提高孩子的学习能力。

1.第一步　摩囟门。

定位：前发际正中直上2寸。

操作：用食、中、无名指做盘旋摩动。8×8拍（64次）。如图14。

2.第二步　揉内劳宫。

定位：掌心中，屈指时中指、无名指之间的中点。

操作：用拇指或食指螺纹面，或用中指指端揉本穴。8×8拍（64次）。如图15。

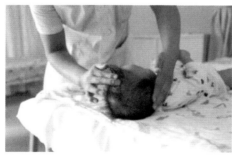

图14　　　　　　　　　　　　图15

3.第三步　揉中脘。

定位：腹部正中线，脐上四寸。

操作：以中指或拇指或手掌揉本穴。8×8拍（64次）。如图16。

4.第四步　揉丹田。

定位：点、面状结合穴位，脐下2.5寸。

操作：用手掌根或中指或拇指螺纹面揉本穴。8×8拍（64次）。如图17。

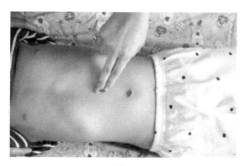

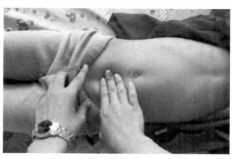

图16　　　　　　　　　　　　　　　图17

5.第五步　捏脊。

定位：大椎至长强呈一直线，是小儿身体上最长的线状穴。

操作：用拇指后按，食、中指两指在前，或用食指屈曲，以中指桡侧后按，拇指在前，两手自下而上捏脊柱，为补法，反之为泻法。5遍。如图18。

6.第六步　擦八髎。

定位：骶骨的四对骶后孔中，分为上髎、次髎、中髎、下髎。上髎，次髎上2cm、正中线旁开2.5cm左右；次髎，髂后上棘内下方1.3～1.5cm，正中线旁开2cm；中髎，次髎下2cm，正中线旁开1.5cm左右；下髎，中髎下1.5cm，正中线旁开1cm左右。

操作：用全掌面来回擦至局部发热。8×8拍（64次）。如图19。

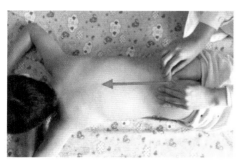

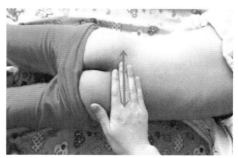

图18　　　　　　　　　　　　　　　图19

7.第七步　按揉三阴交。

定位：内踝直上3寸，胫骨后缘凹陷中。

操作：用拇指或中指指端按揉本穴。双侧，8×8拍（64次）。如图20。

8.第八步　推擦涌泉。

定位：屈趾，在足掌心前1/3与后2/3交界处"人"字凹陷中。

操作：用拇指螺纹面从涌泉穴向足趾方向推擦。双侧，8×8拍（64次）。如图21。

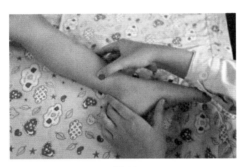 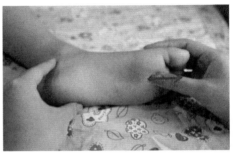

图20　　　　　　　　　　　　　　　图21

（四）近视明目操

近视眼多由于青少年时期使用视力不当所致，中医称为"能近怯远症"。推拿疗法不仅能预防近视眼，而且具有一定的治疗作用。

临床特征：近视眼最突出的症状是远视力降低，但近视力可正常。低度近视眼会引起视疲劳，高度近视眼常表现眼球较突出，极高度近视眼可使晶状体完全不能支持虹膜，发生轻度虹膜震颤。

治疗原则：调节眼部经气，增强眼部的血液循环，改善眼肌的调节功能及神经营养，消除眼睛疲劳，从而使视力得到改善与保持。

推拿处方：

1.第一步　揉攒竹。

定位：在面部，当眉头凹陷中，眶上切迹象处。

操作：以两手拇指指端分别按在左右眉内侧的凹陷处，轻轻揉动50次，以出现酸胀为宜。如图22。

2.第二步　按睛明。

定位：在面部，目内眦角稍上方1分凹陷处。

操作：左手或右手的拇指与食指分别按在此穴。用左手或右手的拇指与食指分别按在内眦角上方1分凹陷处，同时用力按揉50次。如图23。

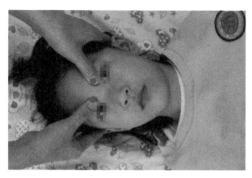

图22

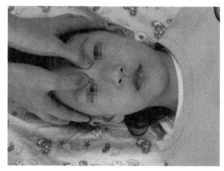

图23

3.第三步　按揉四白。

定位：在面部，眼眶骨下1寸的凹陷处。

操作：用左右手食指螺纹面轻按于此穴。50次。如图24。

4.第四步　揉太阳。

定位：眉后凹陷处，外眼角与眉梢之间向后大约1寸处。

操作：用中指指端揉按。50次。如图25。

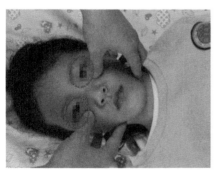

图24

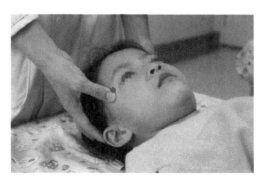

图25

5.第五步　按合谷。

定位：位于手背，第1、2掌骨间，当第2掌骨桡侧中点处。

操作：用拇指按压合谷穴，称"按合谷"。50次。如图26。

6.第六步　揉风池。

定位：颈后枕骨下缘，胸锁乳突肌与斜方肌起始部中间凹陷中。

操作：以一手拇指或食、中两指分别放在两穴上揉按，称揉风池。50次。如图27。

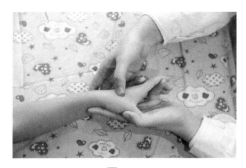

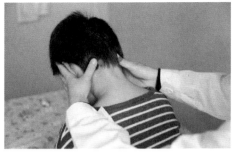

图26   图27

7.第七步　抹眼眶。

用左右食指第2节内侧面紧贴上下眼眶做自内向外的抹动，先上后下，各20次。如图28。

8.第八步　按承泣。

定位：在面部，瞳孔直下，当眼球与眶下缘之间。

操作：以双手拇指或食、中两指分别放在两穴上轻按，称按承泣。50次。如图29。

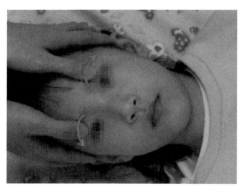

图28   图29

9.第九步　丝竹空。

定位：在面部，当眉梢凹陷处。

操作：以双手拇指或食、中两指分别放在两穴处轻按，称按承泣。50次。如图30。

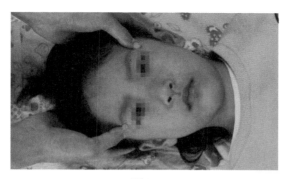

图30

上述方法一般每天操作1~2次，若能长期坚持，可见奇效。

（五）助长发育操

研究发现春夏季节宝贝生长旺盛，新陈代谢和血液循环加快，消化呼吸功能增强，这是宝贝长高的"黄金时节"；而秋冬季节，万物封藏、凋谢，宝贝在秋冬季节抵抗力弱，更容易发病。所以要把握住二十四节气中每个节气前后三天进行调理，才能起到调脾胃、助身高、益智力、提高免疫力的作用。

推拿处方：

1.第一步　揉百会。

定位：头顶前后正中线与两耳尖连线交叉点。

操作：以拇指或中指，或掌根按揉，称按揉百会。用全手掌或四指掌面摩，称摩百会。1分钟。如图31。

2.第二步　补脾经。

定位：拇指末节螺纹面。

操作：用拇指螺纹面轻附于患者拇指螺纹面上，做顺时针方向的环旋移动为补脾经。300次。如图32。

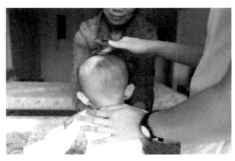

图31

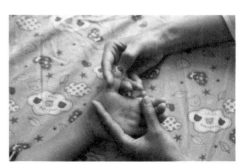

图32

3.第三步　揉板门。

定位：拇指下，掌面大鱼际的中点，以指点之有大如豆粒的筋头，重按有酸麻感，为板门的部位。

操作：用拇指或中指指端揉本穴，称揉板门。300次。如图33。

4.第四步　顺运内八卦。

定位：手掌面，以掌心为圆心，从圆心至中指根横纹的2/3处为半径，所作圆周，八卦穴即在此圆周上。

操作：操作者一手持小儿四指以固定，掌心向上，拇指按定离卦即中指指根，另一手食、中两指夹持小儿拇指，拇指自乾卦运至兑卦。200次。如图34。

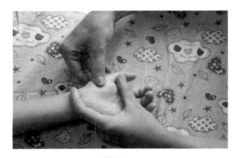

图33　　　　　　　　　　　图34

5.第五步　揉二人上马。

定位：手背部无名指与小指掌指关节后凹陷中。

操作：食指螺纹面放在掌面与穴位相对处，用拇指指端揉本穴。50次。如图35。

6.第六步　摩腹。

定位：腹部。

操作：用全手掌或四指螺纹面顺时针摩整个腹部；反之，逆时针摩整个腹部，可根据宝宝的具体情况而定。5分钟。如图36。

7.第七步　捏脊。

定位：大椎至长强呈一直线，是小儿身体上最长的线状穴。

操作：用拇指后按，食、中指两指在前，或用食指屈曲，以中指桡侧后按，拇指在前，两手自下而上捏脊柱穴，为补法，反之为泻法。5遍。如图37。

8.第八步　揉三阴交。

定位：内踝直上3寸，胫骨后缘凹陷中。

操作：用拇指或中指指端按揉本穴。1分钟。如图38。

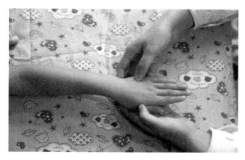

图35

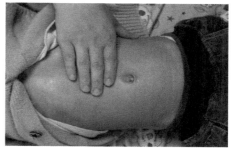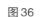

图36

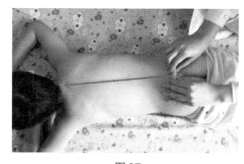

图37

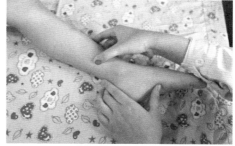

图38

9.第九步　足三里。

定位：外膝眼下3寸，胫骨前嵴外一横指处。

操作：用拇指指端按揉本穴，可双侧同时操作，100次。如图39。

10.第十步　揉涌泉。

定位：在足掌心前1/3与后2/3交界处"人"字凹陷中。

操作：用中指或拇指指端揉本穴。1分钟。如图40。

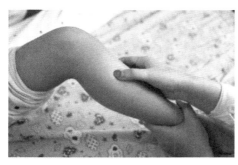

图39

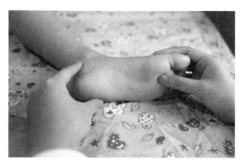

图40

（万力生）

第二节
针刺治疗小儿急症

一、发热

当机体在致热原作用下或各种原因引起体温调节中枢功能障碍时,体温升高超出正常范围,称为发热。

1.取穴 耳尖、耳背静脉、大椎、十宣穴。

2.操作 取上述穴位行三棱针点刺放血,每穴出血量以 3~10 滴为宜,大椎穴刺血后可配合拔罐。

提示:应查明病因,明确诊断,针对病因进行治疗;效果不显著者,应结合其他方法综合治疗。

二、头痛

头痛是患者自觉头部疼痛的一类病症,可见于多种急慢性疾病,如脑及眼口鼻等头面部病变和许多全身性疾病均可出现头痛。

1.取穴 印堂、太阳、百会、大椎、攒竹。

2.操作 头痛剧烈时,取上述穴位行三棱针点刺放血,每穴出血量以 3~10 滴为宜。

提示:治疗头痛时,对于多次治疗无效或逐渐加重者,要查明原因,尤其要排除颅内占位性病变。

三、咽喉痛

咽喉痛是口咽和喉咽部病变的主要症状,以咽喉部红肿疼痛、吞咽不适为特征,又称“喉痹”。本病见于西医学的急性扁桃体炎、急性咽炎和单纯性喉炎、扁桃体周围脓肿等。

1.取穴　少商、商阳、耳背静脉。

2.操作　取上述穴位行三棱针点刺放血，每穴出血量以3~10滴为宜。

四、软组织损伤

软组织损伤属中医"筋伤"范畴。各种暴力或慢性劳损等原因所造成的筋损伤，统称为筋伤。初期是指伤后2~3天内，疼痛剧烈，局部瘀肿，肢体功能障碍；中期是指受伤4~14天，疼痛渐减，肿胀渐消，瘀斑转为青紫色，功能部分恢复。后期是指损伤2周之后，疼痛、肿胀均不明显，瘀斑色黄，功能基本恢复。

1.取穴　阿是穴。

2.操作　选取阿是穴，用三棱针点刺疼痛肿胀部，加拔火罐。适用于新伤局部血肿明显者或陈伤瘀血久留者、寒邪袭络者等。

提示：治疗前必须排除骨折、脱位、韧带断裂等情况。

五、急惊风

小儿易受外邪，每因外感风寒之邪入里化热生风，或因痰热、受惊而成，出现四肢抽搐、口噤、角弓反张等症状。因发病迅速，症情急暴，故称急惊风，多见于3周岁以下小儿。

1.取穴　十宣、人中、大椎。

2.操作　取十宣、人中、大椎行三棱针点刺出血。大椎，火罐拔吸5分钟。

六、慢惊风

小儿慢惊风多因体虚或大病之后，脾胃受损，虚土木盛，虚风内动；或因急惊风延及日久，转化而来，出现抽风、形瘦、腹泻等症状，多见3岁以下小儿。

1.取穴　行间、足三里，脊柱两侧。

2.操作　取行间、足三里，三棱针点刺出血。大椎，火罐拔吸5分钟。

（万力生）

第三节
改良挑治疗法治疗小儿厌食、疳积

一、概念

挑治疗法又称"挑四缝法""挑疳积法"，是用三棱针（或其他针具）选准特定部位和穴位，挑破皮层挤出黏液，用以治疗小儿疳积（包括虫积）的一种外治方法。

四缝穴：奇穴名。见《奇效良方》。

定位：位于第二、三、四、五指掌侧面，近端指关节横纹中点。

局部解剖：有指纤维鞘，指滑液鞘，屈指深肌腱，深部为关节腔，有指掌侧固有神经和动、静脉分支。

二、适应证和禁忌证

（一）适应证

1.小儿脾系疾病　疳症、厌食、泄泻、积滞、便秘、肠系膜淋巴结炎、蛔虫症等。

2.小儿肺系疾病　小儿百日咳、鹅口疮、哮喘等。

3.其他系统疾病　夜啼症、多汗症、遗尿症、抽动症等。

（二）禁忌证

1.手指皮肤破溃、皮疹者。

2.指关节红肿炎症者。

3.血液病患者。

三、操作方法

1.四缝穴定位　四逢穴在小儿第2～5指掌侧，近端指关节横纹中央，一侧四穴。

2.操作前准备与要求

（1）针具选择：根据患儿年龄及手指胖瘦选用不同规格的三棱针。针身应光滑、无锈蚀，针尖应锋利、无倒钩。

（2）部位选择：患儿四缝穴，根据病情选择单侧或双侧。

（3）体位选择：患儿取坐位，医师取便于操作的体位。

（4）环境要求：注意环境清洁卫生，避免污染。

（5）消毒：①针具消毒，宜选择一次性三棱针；②部位消毒，可用0.5%碘伏在四缝穴周围消毒3遍；③医师消毒，医师应用肥皂水清洗双手，戴一次性无菌手套。

3.施术方法

（1）充分暴露患儿施治部位，年幼患儿应由患儿家长帮助固定操作部位，以保障操作准确。

（2）手指感觉灵敏，大多数人多畏痛拒针。对儿童作解释劝服，或由父母辅助使之针刺，有的哭闹拒针，需助手辅助进行针刺。

（3）令患儿伸手，仰掌，第2～5指并拢，医师左手拇指横压患儿四指端，其余四指稍用力托患儿指背，右手持三棱针，对准患儿第2～5指掌侧，近端指关节的横纹中央，避开血管迅速刺入0.5～3mm深后退针，用手挤出淡黄色或透明黏液或少许淡红色血液，以血色变红为度，不超过5滴。

（4）一般每两周针挑一次，针后白色黏液渐少，即是好的现象，白黏液渐消失，而针出血液则痊愈。

（5）健康、饮食正常的小儿针刺四缝穴后是挤不出黏液的。厌食、疳积患儿针刺四缝穴后往往能挤出白色或黄色的黏液。病情轻者，能挤出黏液的指数少，黏液量不多，黏液质清稀透明无色，不能牵丝；病情重者，能挤出黏液的指数多，黏液量多，黏液质稠浊，色黄或灰白，能牵丝。

（6）食指挤出的黄水多，孩子的胃口不好；中指挤出的黄水多，孩子手指甲边上容易长倒刺，容易上火，脾气也急躁；无名指挤出的黄水多，这类孩子往往汗多、脾气暴躁、自控能力差；小指挤出的黄水多，则多见于肾脏虚弱，有遗尿、肾炎的孩子。如果孩子吃零食喝饮料太多，四缝穴挤出的多是黑色血液。

4.施术后处理　施术后，可用消毒棉签拭干，并用无菌棉球按压5～10分钟。若仍有出血，适当延长按压时间。

四、注意事项

1.操作前医师应与家长或患儿沟通，取得其同意。

2.严格消毒，防止感染。

3.点刺时手法宜轻、快、准，不可用力过猛，防止刺入过深。应避开血管。

4.医师避免接触患者所出血液，严格遵守无菌操作流程。

5.患儿精神紧张、大汗、饥饿时不宜刺。

6.挑治当天应避免劳累，多饮水，并少吃刺激性、油腻食物。刺后2小时内暂停洗手，防止针孔感染。一般2周一次。

7.手指皮肤破溃或皮疹者、指关节红肿炎症者、血液病患者均不可行该疗法。

（万力生、李海朋）

第四节
喘敷灵天灸疗法治疗虚寒性疾病

天灸疗法是指借助药物对穴位的刺激，使局部皮肤发红充血，甚至起泡，以激发经络、调整气血，起到防治疾病的一种方法。又称发泡疗法。"三伏天""三九天"进行天灸治病的方法，是中医时间医学、针灸学与中药外治相结合的一种疗法。

一、适应证和禁忌证

1.适应证　哮喘、变异性咳嗽、慢性支气管炎、反复支气管炎、反复肺炎、过敏性鼻炎、体虚感冒等。

2.禁忌证　有严重心肺功能疾病患者；对贴敷药物有明显皮肤过敏者；皮肤长有疱、疖以及有破损者；哮喘正在发作，咳嗽剧烈，发热患者，都不宜敷贴。

此外，2岁以下的孩子也不宜进行敷贴治疗。

二、操作方法

1.选用万力生教授经验方喘敷灵（白芥子、细辛、皂荚、延胡索等），将药物共研细末。

2.新鲜生姜去皮后磨碎，再用纱布包裹过滤绞汁，用密闭容器保存在 4~8℃低温下。

3.临床应用时，把药末、姜汁按照1：1比例（如10g药末用10ml姜汁）调和，质地干湿适中，将调好的药物制成1cm×1cm×1cm大小的药饼，并准备5cm²胶布，将药饼固定于穴位上。

4.于每年夏季三伏、冬季三九天辨证选取4~6个穴位进行贴敷，根据患者耐受程度的不同，成年人一般贴药2~3小时，儿童贴药1~2小时，每年贴两个季节，连续3年为1个疗程。敷贴时以皮肤有烧灼感为度。对预防复发有理想的效果。

三、注意事项

1.贴药前应皮肤清洁，贴药后不宜剧烈活动，以免药膏脱落。如贴药后感觉不适（痒、灼热感过甚等）难以忍受，应即时取下。

2.治疗后局部皮肤出现红晕、轻度红肿、水疱、轻度热痛感属正常反应，若局部皮肤起小水疱不用处理，大水疱应按烫伤处理。

3.极少数患者贴药后会留下永久性的黑色印迹，应事先告知患儿家长。

4.贴药当日戒辛辣、海鲜、蘑菇、牛肉、韭菜等，并避免进食生冷食品及冷水浴。

四、现代医学解释

1.局部组织的刺激作用　天灸所采用的药物大都带有较强的刺激性，有使皮肤发泡的作用，可使局部血管扩张，促进血液循环，改善周围组织营养。

2.天灸刺激和作用于体表腧穴相应的皮部，通过经络的传导和调整，纠正脏腑阴阳的偏盛或偏衰，改善经络气血的运行达到消除疾病的目的。

3.天灸药物透过特异腧穴的皮肤，其有效成分通过血液循环直达病变部位，发挥其药理效应。

4.神经调节作用　天灸主要通过药物使作用部位的神经末梢进入活动状态，从而改善组织器官的功能活动，达到防病治病的目的。

5.免疫功能作用　提高巨噬细胞吞噬功能，增加E-玫瑰花环形成率和淋巴细胞转化率等。同时，血中嗜酸性粒细胞明显减少，免疫球蛋白和补体C3的含量下降，明显抑制机体的过敏状态，从而调整和增强人体免疫功能。

五、常见疾病的应用

（一）过敏性鼻炎

过敏性鼻炎是指以突然和反复发作的鼻痒、打喷嚏、流清涕、鼻塞等为主要特征的病症。

1.选穴：天突、大椎、风门、肺俞、脾俞、肾俞、足三里等穴。

2.每次辨证选取4～6穴按上述操作方法行药饼贴敷。

提示：避免接触刺激性气体、灰尘、花粉等过敏原。

（二）支气管哮喘

支气管哮喘是由多种细胞和细胞组分参与的气道慢性炎症性疾病。临床以反复发作性喘息、气急、胸闷和咳嗽，常在夜间或清晨发作、加剧等为主要表现。

1.选穴：大椎、风门、肺俞、定喘、膏肓、脾俞、肾俞、足三里、膻中等穴。

2.每次辨证选取4～6穴按上述操作方法行药饼贴敷。

提示：避免接触过敏原。

（三）咳嗽

咳嗽是指肺失宣降，肺气上逆作声，咳吐痰液而言，为肺系疾病的主要症候之一。

1.选穴：大椎、风门、肺俞、定喘、膏肓、脾俞、肾俞、足三里、天突等穴。

2.每次辨证选取4～6穴按上述操作方法行药饼贴敷。

提示：应尽量减少吸烟，禁食刺激性食物（如酒、辛辣物、冷饮等）。

（四）体质虚弱

体质虚弱是以脏腑亏损，气血阴阳虚衰，久虚不复成劳为主要病机，以五脏虚证为主要临床表现的多种慢性虚弱证候的总称。属于"虚劳"的范畴。

1.选穴：大椎、风门、肺俞、脾俞、肾俞、关元、中脘、足三里等穴。

2.每次辨证选取4～6穴按上述操作方法行药饼贴敷。

（万力生、王静）

第五节
雷火灸治疗小儿虚寒病症

一、过敏性鼻炎

1.灸上星至素髎　距离皮肤2厘米上下来回灸10次后，用手按一下，共灸30次，上下1个来回为1次。

2.灸印堂至左、右侧迎香　距离皮肤2厘米，印堂至左、右印香来回各灸30次，上下来回为1次，每灸5次用手掌平按一下。

3.灸前额部　距离皮肤3厘米用横向左右来回灸整个前额部，共计30次。

4.灸上星、印堂、睛明、双侧迎香　用雀啄法（距离皮肤1厘米），每穴21次，每灸7次后用手按揉一下。

5.灸耳部　距离耳部前后面2厘米，灸至皮肤发红，深部组织发热为度，每灸5次后用手压一下，每面用旋转法灸20圈后，距离耳心2厘米用雀啄法灸（用左手拉耳轮中部处向外拉，使耳道口暴露开大），14次，每灸7次后用手压一下。

6.灸双鼻孔　用雀啄法距离鼻孔2厘米。让病人头部后仰，用左手指下压上唇，灸14次，每灸7次停顿5秒后再灸。同时患者做深呼吸嗅雷火灸的热力和药味。

7.灸合谷穴　用雀啄法距离双手合谷穴1厘米各灸1次，每灸7次用手指压一下。

二、胃痛

1.主穴　中脘、内关、足三里、脾俞、胃俞。

2.配穴　饮食停滞配梁门；肝气犯胃配太冲；气滞血瘀配膈俞、公孙；胃阴不足、虚火上炎配内庭；虚寒甚配气海、关元。

3.操作　悬灸法，每次选取2～4穴，每穴每次灸15～20分钟，以灸后穴位局部皮肤潮红为度。每日1次，10次为1个疗程。

提示：艾灸时，时刻询问患者的局部感觉，避免烫伤。

三、腹痛

本节主要介绍因腹部中寒、脏腑虚冷引起的腹痛。

1.主穴　腹部、中脘、神阙、关元、双侧天枢、双侧足三里、阿是穴。

2.配穴　腹部中寒加大椎、手十指冲，发热者加列缺；脏腑虚冷加胃俞、肾俞。

3.操作　①患儿仰卧位，5岁以下患儿采用单孔灸盒以脐（神阙）为中心灸腹部，每日1次，每次5～10分钟。②5岁以上患儿用双孔灸盒，以脐（神阙）为中心上至中脘下至关元，包括两侧天枢穴，每日1次，每次10～15分钟。③疼痛偏于右下腹者，可以把灸盒下部向右下腹摆放。④病程偏久者，加灸双侧足三里，采用小回旋灸法或雀啄灸，每穴10分钟。

四、腹泻

1.主穴　天枢、足三里。

2.配穴　胃脘胀痛者加中脘、内关；湿盛者加上巨虚、阴陵泉；脾胃虚弱者加脾俞、公孙、气海；命火虚弱者加命门、肾俞、关元、神阙；肝木乘脾者加脾俞、太冲。

3.操作　悬灸法，每次选取2～4穴，每穴每次灸15～20分钟，以灸后穴位局部皮肤潮红为度。每日1次，10次为1个疗程。

提示：艾灸时，时刻询问患者的局部感觉，避免烫伤。

五、痛经

1.主穴　中极、气海、三阴交。

2.配穴　气血亏虚加脾俞、胃俞；肝肾不足加肝俞、肾俞；寒凝加归来、地机；气滞加肝俞、太冲。

3.操作　悬灸法，每次选取 2 ~ 4 穴，每穴每次灸 15 ~ 20 分钟，以灸后穴位局部皮肤潮红为度。每日 1 次，每个月经周期，以月经前 3 ~ 4 天开始治疗，5 次为 1 个疗程，共治疗 3 个月经周期。

提示：本疗法治疗原发性痛经疗效较好。

（万力生）

第六节
中药直肠滴入方治疗小儿急症

直肠滴入，又称为直肠输液，是将药液装入输液瓶，把输液管剪掉过滤器，接入一次性直肠滴入导管，通过直肠滴入给药达到治疗疾病的效果。直肠滴入给药是建立新的药物传送系统，通过直肠滴入使药物到达病变部位，不仅减少口服、注射给药给患者带来的痛苦，而且降低了药物的无效流失，提高药物的生物利用度和疗效。

一、理论依据

中医理论依据：手太阴肺经与手阳明大肠经相表里，直肠吸收药物后，通过经脉上输于肺，通过肺的宣发作用输布全身，从而达到治疗的目的。

现代医学理论依据：直肠黏膜血液循环旺盛，吸收能力强，药物经直肠吸收后，主要有三个途径：①通过直肠静脉经门静脉进入肝脏进行代谢后，循环至全身；②通过直肠静脉、肛管静脉，绕过肝脏直接进入血液大循环，既防止了药物在肝脏中发生变化，又避免了胃和小肠对药物的影响；③通过直肠淋巴系统吸收后，通过乳糜池、胸导管进入血液循环。

由此可见，直肠滴入给药有利于药物治疗作用的发挥，也突出了中医理论辨证施治的特点。

二、优点

1.符合辨证论治要求，可将辨证所选方药注入直肠直达病灶或经吸收后再布散于全身以发挥整体的治疗作用。

2.解决了大部分患儿吃药难和打针不配合的难题，深受患儿家长的青睐。

3.吸收快，治疗作用维持时间长，疗效更可靠，并且治疗方法简便易行，无并发症。

4.有利于保持药物性能和提高疗效，直肠给药吸收量比口服给药吸收量大，与静脉给药吸收的总量无区别，直肠给药的生物利用度较口服给药增加100%，直肠给药能加速奏效时间，提高疗效。

5.药物吸收部分不通过肝脏和胃而直接进入血液循环，可防止或减少药物在肝脏和胃中发生化学变化而改变药物性能，同时也可减少药物对肝脏和胃的毒性和副作用。

6.对于重症患者，像昏迷不能口服者，直肠给药简便易行，不受条件限制，起效迅速，便于急救。

三、适应证和禁忌证

（一）适应证

小儿外感高热、小儿便秘、肠梗阻、小儿肺炎、小儿腹泻、小儿细菌性痢疾等。

（二）禁忌证

1.脱水、电解质紊乱及严重腹泻者。

2.严重肛疼，肛门、直肠感染性疾病，肛门、直肠和结肠术后患者。

3.消化道出血、急腹症、严重心血管疾病（心力衰竭、严重心律失常、重症急性心肌梗死）等内科急重症及其他不适宜灌肠治疗者。

四、操作方法

（一）器具

治疗车上层：100ml的液体、一次性输液器或一次性注射器、一次性直肠滴入导管、一次性手套、一次性洞巾、中药直肠滴入液、水温计、液状石蜡、护理垫、弯盘、棉签、卫生纸、剪刀、手消毒剂、治疗单。

治疗车下层：便盆、污物桶、生活垃圾桶。

（二）操作方法

1. 核对姓名，治疗单，做好解释，取得病人配合。

2. 将所需直肠滴入的药液装入输液瓶，搅拌均匀（温度控制在38.5～40℃，特殊药物除外）。

3. 接上输液管，剪掉过滤器，拔去头皮针，排气后，关闭输液器调节器，接入一次性直肠滴入导管，前端5～10cm涂上液状石蜡或其他润滑剂。

4. 选择适宜体位（卧位或俯卧位），双膝屈曲，裤脱至膝部，臀部移至床沿，上腿弯曲，下腿伸直微弯，抬高床尾约15°，臀下垫护理垫，臀部抬高10～15cm，左手用卫生纸分开臀部，暴露肛门。将弯盘置于臀下。

5. 右手将直肠滴入导管经肛门插入直肠内：儿童5～10cm，然后松开输液器开关，待药液滴过茂菲氏滴管后，操作者可用右手将茂菲氏滴管上端的输液管折闭，同时挤压茂菲氏滴管，将输液管中剩余药液挤入直肠内（挤压时，不要用力过大，要缓慢将药液挤入直肠内，因为用力过大或过快容易产生便意感，小儿可能迅速将药物排出）。

6. 药液滴完，关闭调节器，用左手捏紧直肠滴入导管反折（以防药液反流），用卫生纸包住直肠滴入导管前段，拔出直肠滴入导管，放于污物桶内，让患儿稍作休息即可。

7. 用卫生纸轻揉肛门片刻，嘱病人屈膝仰卧，抬高臀部，静卧半小时以上。

8. 整理用物，洗手。

9. 再次核对病人信息，记录。

10. 交代注意事项：嘱病人尽量延缓排便时间使药液保留30分钟以上，并告知患者15分钟变换体位（左侧卧位–平卧位–右侧卧位）。使灌肠液在肠道中有足够的作用时间，必要时深呼吸以利于药物的保留吸收。

五、注意事项

1.直肠给药前，了解病变部位（如慢性痢疾病变多在乙状结肠和直肠，故采用左侧卧位，阿米巴痢疾病变多见于回盲部，应采取右侧卧位）。

2.直肠给药前，需要嘱患儿先行排便。

3.直肠给药的温度控制在 38.5 ~ 40℃。

4.直肠滴入每日 1 ~ 2 次或遵医嘱，直肠滴入总液体量不应超过 100ml。

5.直肠滴入给药后，患儿出现轻微腹泻属正常现象，腹泻较严重的，可暂不直肠给药，也可减少给药的液体量，由直肠滴入改为直肠注入给药。

6.直肠给药后，10 分钟内排出者，让患儿休息 10 分钟后，将药液减半，再直肠给药 1 次（也可在药液中加入适量盐酸消旋山莨菪碱或 2% 利多卡因以减少肠蠕动）；直肠给药 20 分钟后，药物的有效成分已吸收 2/3，超过 20 分钟排出药物者，可以不重复给药。

7.直肠滴入的速度一般根据患儿年龄、体质进行调节，一般在每分钟 60 滴左右。

8.为提高疗效，要注意肛管要细，插入要深，液量要少，流速要慢，温度要适宜。直肠滴入后静卧原则：左侧卧位 – 平卧位 – 右侧卧位。

9.直肠滴入过程中注意观察患儿的反应，若出现面色苍白、出冷汗、剧烈腹痛、脉速、心慌气急，应立即停止直肠滴入，进行处理（启动应急预案）。

六、常见疾病的应用举例

（一）小儿高热

1.方药　金银花 10g，生石膏 30g，板蓝根 10g，黄芩 10g，连翘 10g，知母 10g。

加减：高热抽风者加白僵蚕、蝉蜕、钩藤；咽痛者加桔梗；呕吐者加藿香、半夏、陈皮、竹茹；食积者去石膏，加鸡内金、枳实。

2.用法　上药水煎取汁 100ml，药温 40℃，分 2 次直肠滴入并保留 30 分钟，每日 1 剂。药物剂量随年龄不同而异，3 日为 1 个疗程。

（二）肺炎

1.方药　炙麻黄5g，杏仁10g，生石膏30g，厚朴10g，黄芩10g，桑白皮10g，半夏10g，金银花10g。

2.用法　上药煎取100ml，每次30~50ml，直肠滴入，每日2次。

（三）腹泻

1.方药　葛根、苍术、黄芩、白术、扁豆、茯苓。

2.用法　上药水煎2次，取汁浓缩至100ml，每次20~50ml直肠滴入，每日2次，5日为1个疗程。

（四）肠梗阻

1.方药　川厚朴5~10g，莱菔子10~20g，枳实5~10g，木香5~10g，乌药5~10g，芒硝3~6g，生大黄（后下）5~10g，黄芪10~20g。

2.用法　上药水煎取汁100ml，早晚2次，每次用药液30~50ml直肠滴入，2周为1个疗程，疗程间隔1~2周。根据病情需要可增加灌肠次数。

（五）痢疾（急性菌痢）

1.方药　黄连3g，黄芩、黄柏、秦皮、白芍、白头翁各10g。

2.用法　上药水煎取汁100ml，小于1岁者每次30ml，1~3岁者每次40ml，大于3岁者每次50ml，微温直肠滴入，每日2次，3日为1个疗程。根据病情需要可增加直肠滴入次数。

（六）便秘

1.方药　生大黄3g，枳实5g，火麻仁10g，杏仁10g，莱菔子10g，槟榔10g。

2.用法　上药水煎取汁100ml，早晚分2次直肠滴入，每日2次，5日为1个疗程。

（七）肾功能衰竭

1.方药　生大黄10g，龙骨30g，牡蛎30g，槐米30g，蒲公英15g。

2.用法　上药水煎取汁100ml，待凉至38℃低位直肠滴入，保留20分钟，每日1次，2周为1个疗程，疗程间隔1~2周。根据病情需要可增加直肠滴入次数。

七、常见问题及对策

1.流速不畅问题　可左右移动或挤压肛管，必要时检查有无粪块阻塞。

2.体位问题　根据年龄特征可采取仰位、侧位、俯卧位，1岁以内的小儿可采取仰位或者哺乳位，1岁到4岁的小儿可采取俯卧位，最好趴在家人的腿上，分散其注意力，最好别让他们看见操作过程，避免让其误认为是在打针，4岁以上小儿及成年人尽可能采取左侧卧位。

3.温度问题　实践证明38.5～40℃最好，一般最好调在40℃，因为抽取药液后至注入病人体内温度还会有所下降，特别是冬天整个操作过程要迅速，以免温度过低导致患儿很快腹泻将药液排出。

4.深度问题　应根据病种不同，年龄不同，治疗目的的不同有所区别，灵活掌握。如溃疡性结肠炎，各种腹泻病人一般都要插得稍深一些，一般在10厘米左右，药液保留时间可长些。

5.保留时间问题　一般直肠注入后应保持原体位30分钟左右，但临床上除了成人和婴儿可以做到外，大多数的2～5岁小儿不会听话，我基本上都是让小儿直肠注入后擦干净屁股就可以起来自由活动，只要不让其哭闹，或坐车颠簸就可，临床上没发现30分钟以内把药排出的问题。

如药物不能保留有便意时，可抬高病人臀部，用卫生纸在肛门处轻轻按压。

（万力生）

第七节
耳压疗法治疗小儿慢性疾病

耳压疗法就是用胶布将药豆准确地粘贴于耳穴处，给予适度的揉、按、捏、压，使其产生酸、麻、胀、痛等刺激感应，以达到治疗目的，又称耳郭穴区压迫疗法。具有诊断、预防、治疗、保健四位一体的优点。

一、适应证和禁忌证

（一）适应证

抽动症、多动症、厌食、青少年近视、小儿遗尿、自汗、盗汗、面神经炎、过敏性鼻炎、荨麻疹、眩晕、失眠、夜惊、肥胖症、痤疮等。

（二）禁忌证

1.耳上有湿疹、溃疡、冻疮破溃禁用。

2.对胶布过敏者忌用。

二、操作方法

（一）选穴

1.辨证选取耳穴。

2.寻找阳性反应点（压痛、丘疹、脱屑、血管充盈等）。

（二）耳压治疗

1.治疗工具：王不留行籽（或其他材料）、胶布、镊子、碘伏、棉球。

2.操作步骤

（1）主穴：口、胃、脾、肺、饥点、内分泌、皮质下、三焦等穴中3～5个。

（2）操作：用拇、食指尖或指腹相对置于贴有王不留行的耳穴的耳郭正面和背面，或用食指尖或指腹置于贴有王不留行籽的耳穴的耳郭正面，垂直施压。

三、治疗时间及疗程

每1～2天换1次，每次按压2～3分钟左右，每日按压3～5次，10～15次为1个疗程。

四、注意事项

1.严格消毒，防止感染。

2.贴耳穴后，若患者无酸、麻、胀、痛、灼热感等，可自行增加按压次数。定时按压比不定时按压效果好，按压后有酸、麻、胀、痛、灼热感者效果好。

3.防止胶布潮湿，按压不能过度用力，以不损伤皮肤为度，以免引起皮肤炎症。

4.复诊治疗前取掉粘有压丸的胶布，清洗耳郭，局部肿胀或表皮溃烂者涂擦紫药水，已感染者及时对症处理。

五、常见疾病的应用举例

1.青少年近视

（1）主穴：眼、肝、肾、心、神门等。

（2）操作：按上述操作步骤进行。

提示：注意用眼卫生；耳压治疗本病疗效以假性近视为佳；也可配合其他疗法，以提高疗效。

2.痤疮

（1）主穴：耳尖、肺、脾、大肠、肾上腺、内分泌等。

（2）操作：按上述操作步骤进行。

提示：严禁用手挤压，忌食辛辣、油腻食品，保持大便通畅。

3.抽动障碍

（1）主穴：神门、内分泌、肝。

配穴：胃、脾、肾、胆、皮质下、交感。

（2）操作：按上述操作步骤进行。

提示：严禁用手挤压，忌食辛辣、油腻食品，保持大便通畅。

4.肥胖症

（1）主穴：口、胃、脾、肺、饥点、内分泌、皮质下、三焦等穴中3～5个。

（2）操作：按上述操作步骤进行。

提示：餐前或有饥饿感时，自行按压上述穴位3～5分钟。

5.失眠

（1）主穴：皮质下、神门、心、脾、交感等。

（2）配穴：伴郁火扰心者加用肝、枕、角窝上；脾胃不和者加用脾、胃、大肠；心胆气虚加用肾、胆。

（3）操作：按上述操作步骤进行。

提示：由其他疾病引起失眠者，应积极治疗其原发病。

（万力生、李海朋）

第八节
针刺、穴位埋线治疗儿童单纯性肥胖症

一、辨证分型

1.脾虚湿阻型 肥胖，疲乏无力，肢体困重，尿少，纳差，腹满，脉沉细，舌苔薄腻，舌质淡红。

特点：臀部和大腿肥胖明显。

2.胃肠湿热型 肥胖，头涨、眩晕，消谷善饥，肢重，困倦怠惰，口渴喜饮，脉滑数，舌苔腻微黄，舌质红。

特点：食欲旺盛，强制节食有减肥效果，但一旦控制不住食欲时，又会反弹。

3.肝郁气滞型 肥胖，胸胁苦满，胃脘痞满，月经不调，闭经，失眠多梦，脉细弦，苔白或薄腻，舌质暗红。

特点：心情烦躁时食欲旺盛。

4.脾肾阳虚型 肥胖，疲乏无力，腰酸腿软，阴寒，脉沉细无力，苔白，舌质淡红。

特点：因元气不足导致消化机能下降、代谢异常，食欲不振，极易疲劳；一动就爱出汗、气喘，怕冷易感冒。

根据临床资料，单纯性肥胖针灸临床分型的主要证型是胃肠湿热型和脾虚湿阻型。从中医角度看，胃、肠、肝、脾与发病关系最密切，痰湿、积热、气郁是发病的主要因素。从现代医学的角度分析，神经内分泌失调是发病的主要环节，胰腺功能（糖代谢）与发病的关系最为密切。而局部肥胖往往是整体肥胖的局部突出表现，所以在临床上，局部减肥要与整体减肥同步进行，才能取得明显效果。

二、针刺减肥

（一）整体针刺法
主穴：足三里、三阴交、上巨虚、天枢、关元、脾俞等。

配穴：曲池、公孙、丰隆、中脘、支沟、气海、肝俞等。

（二）背部针刺法

脾俞、胃俞、三焦俞（双侧），针刺后加拔罐。

（三）局部针刺法

减肥的辨证应结合具体部位，如臀、腹、股、臂等，从而选择相应的针刺部位，使减肥更具有针对性。

1.腰腹部肥胖　腹部六穴针刺法。取穴以神阙为中心，天枢（双）、大横（双）、下脘、石门、太乙（双）、大巨（双）。直刺1~2寸，根据腹部脂肪的厚薄程度，针至皮下为宜，以患者自觉腹肌向脐中心收缩及有明显的蠕动感为佳。得气后加用电针断续波，留针30分钟。

2.上臂粗　取穴臂臑、臑会。得气后加用电针断续波，留针30分钟。

3.小腿粗　取穴委中、承山。得气后加用电针断续波，留针30分钟。

4.大腿粗　取穴梁丘、阴市、伏兔、风市等。得气后加用电针断续波，留针30分钟。

5.胃部凸出　取穴中脘、梁门。得气后加用电针断续波，留针30分钟。

6.下腹凸出　取穴关元、中极、水道、归来。得气后加用电针断续波，留针30分钟。

辨证配穴：①脾虚湿阻，取穴阴陵泉、太白、丰隆，以补法为主。②胃肠湿热，取穴内庭、曲池、支沟、腹结，针用泻法。③肝郁气滞，取穴太冲、内关（月经不调配中注、血海、地机）。④脾肾阳虚，取穴脾俞、肾俞、关元、太溪，针用补法。

疗程：轻中度肥胖10次一疗程，重度肥胖20次一疗程。前3天每日一次，以后隔日一次，疗程间隔5~7天。

三、穴位埋线减肥

穴位埋线疗法是在针灸经络理论的指导下，将医用羊肠线埋入相应穴位，从而产生一系列治疗效应的一种中西医结合方法。穴位埋线法是经络理论与现代医学手段相结合的产物，羊肠线对机体初为机械刺激，后为生物学和化学刺激，具有速效和续效作用，产生一种复杂的持久而柔和的刺激量。穴位埋线操作简单，安全有效，具有独特的临床实用价值。

目前已应用于呼吸系统疾病、消化系统疾病以及肥胖症、癫痫、各种痛证等。

埋线多选肌肉比较丰满的穴位，以背腰部及腹部穴位最常用。选穴原则与针刺疗法相同，根据疾病不同，灵活选择有效穴位配伍，以达到疏通经络、活血化瘀、调节经气阴阳平衡的目的。

肥胖之症多责之脾、胃、肠腑，以任脉、足太阴、足阳明经腧穴为主。万力生教授临床常用腧穴为：

中脘、曲池、天枢、上巨虚，四穴合用，通利肠腑，降浊消脂；大横健脾助运；丰隆、水分、三阴交、阴陵泉分利水湿，蠲化痰浊；支沟疏调三焦；内庭清泻胃腑；关元调理脾、肝、肾。诸穴共用可收健脾胃、利肠腑、化浊、消浊脂之功。

（万力生）

第九节
小儿贴敷疗法

穴位贴敷法是指在一定的穴位上贴敷药物，通过药物和穴位的共同作用以治疗疾病的一种外治方法。其中某些带有刺激性的药物贴敷穴位可以引起局部发泡化脓如"灸疮"，则此时又称为"天灸"或"自灸"，现代也称发疱疗法。若将药物贴敷于神阙穴，通过脐部吸收或刺激脐部以治疗疾病时，又称敷脐疗法或脐疗。

一、特点

1.作用直接，适应证广　穴位贴敷疗法通过药物直接刺激穴位，并通过透皮吸收，使局部药物浓度明显高于其他部位，作用较为直接，其适应证遍及临床各科，"可与内治并行，而能补内治之不及"，对许多沉疴痼疾常能取得意想不到的显著功效。

2.用药安全，不伤脾胃　穴位贴敷疗法不经胃肠给药，无损伤脾胃之弊，治上不犯下，治下不犯上，治中不犯上下。即使在临床应用时出现皮肤过敏或水疱，亦可及时中止治疗，给予对症处理，症状很快就可消失，并可继续使用。

3.简单易学，便于推广　穴位贴敷的药物配伍及制作较简单，易学易用，不需特殊的医疗和仪器。无论是医生还是患者或家属，多可兼学并用，随学随用。

4.取材广泛，价廉药俭　穴位贴敷法所用药物除极少数是名贵药材外（如麝香），绝大多数为常见中草药，价格低廉，甚至有一部分来自生活，如葱、姜、蒜、花椒等；且本法用药量很少，既能减轻患者的经济负担，又可节约大量药材。

5.疗效确切，无创无痛　穴位贴敷疗法集针灸和药物治疗之所长，所用药方配伍组成多来自临床经验，经过长期验证，疗效显著，且无创伤无痛苦，对惧针者，老幼虚弱之体，补泻难施之时，或不肯服药之人，不能服药之症，尤为适宜。

二、适应证和禁忌证

（一）适应证

穴位贴敷法适应范围相当广泛，不但可以治疗体表的病症，而且可以治疗内脏的病症；既可治疗某些慢性病，又可治疗一些急性病。治疗病症主要有感冒、咳嗽、哮喘、自汗、盗汗、不寐、胃痛、泄泻、呕吐、便秘、食积、黄疸、胁痛、头痛、眩晕、口眼歪斜、喉痹、牙痛、口疮、疟疾、关节肿痛、跌打损伤、小儿夜啼、厌食、遗尿、流涎等。此外，还可用于防病保健。

（二）禁忌证

1.皮肤局部有疱疹、破损、溃疡、严重的荨麻疹患者禁用。

2.对药物过敏者不宜贴敷；对橡皮膏过敏者应提前告诉医生，换用其他方式固定。

3.严重皮肤病，如皮肤长疱、疖及皮肤有破损或有皮疹者。

三、操作方法

（一）辨证选穴用药

1.腧穴选择及配伍

（1）选择离病变局部器官最近、最直接的相应穴位敷贴。如肾衰外敷方，取肾俞、关元穴。

（2）选择阿是穴贴药。阿是穴是指病变的局部或内脏病理现象在体表的反应，也称病理反应穴。

（3）选择针灸学中的传统有效经穴。这些传统的有效经穴，是前人在实践中发现并验证有效的穴位。例如，肺俞、风门、膈俞等穴治疗咳嗽、哮喘；神阙、足三里治肠炎、痢疾、腹胀、腹痛等；吴茱萸贴敷涌泉穴治疗小儿流涎。

（4）取穴施治。药物外敷取穴，与针灸取穴法相同，需辨证选用，灵活掌握，因其施药范围略大，所选取之穴是一个面而不是点，即使选穴不十分准确，也同样有利于药物吸收。

（5）远端取穴。根据上下相引的原则，上病下取，下病取上，如鼻衄、口疮取涌泉穴，脱肛取百会穴等。

2.敷贴法选药规律

（1）气味俱厚的选药特点：多选气味俱厚之品，易透入皮肤起到由外达内之效；气味俱厚之品经皮透入，对穴位局部起到针灸样刺激作用；含芳香性物质，能促进药物的透皮吸收，也起到皮肤渗透促进剂的作用。

（2）多效联合的组方特点：广略以取胜。敷贴药常以药不止走一经治一症，用多味药物汇而集之，以一膏统治多种病，疾病虽有多种，而其病机则不外气滞血凝及阴有寒湿，阳有燥热而已，关键在于把握其要害，而把握要害的方法，可用一个"通"字概括，"理通则治自通"。

（3）辨证加药的穴位配药特点：外治穴位贴敷疗法是以单验方外治形式而问世，但后来辨证施治治疗原则逐渐渗透于这一治法中，给这一治法赋以辨证施治的选药思想，使其疗效更加肯定。在临床应用时，常需辨证论治、三因制宜，而在临症灵活加药，一般要求加药与膏药相应，膏药统治而加药专治，重症还可加入劫药如巴豆等，所加掺药物原则上选用治疗这一病症的主要药或选效验方和单方为主以提高疗效。如治热秘除用膏敷贴外，常在膏药上掺以芒硝、大黄等，再贴于脐腹部。

（二）贴敷方法

1.贴法　将已制好的药物直接贴压于穴位，然后外裹胶布粘贴；或先将药物置于胶布粘面正中，再对准腧穴进行粘贴。巴布剂、硬膏剂可直接将巴布剂或是硬膏中心对准穴位贴牢即可。适用于膏药、巴布剂、丸剂、饼剂、磁片的腧穴贴敷。

2.敷法　将已制备好的药物，直接敷在穴位上，外覆塑料薄膜，并以纱布、医用胶布固定即可。适用于散剂、糊剂、泥剂、浸膏剂的腧穴贴敷。

对胶布过敏者，可选用低过敏胶带或用绷带固定贴敷药物。

（三）贴敷时间

根据疾病种类、药物特性以及身体状况而确定贴敷时间。一般情况下病轻、体质偏虚者贴敷时间宜短，出现皮肤过敏如瘙痒、疼痛者应即刻取下。

1.刺激小的药物每次贴敷4～8小时，可每隔1～3天贴治1次。

2.刺激性大的药物，如蒜泥、白芥子等，应视患者的反应和发泡程度确定贴敷时间，约数分钟至数小时不等（多在1～3小时）；如需再贴敷，应待局部皮肤基本恢复正常后再敷药，或改用其他有效腧穴交替贴敷。

3.敷脐疗法　每次贴敷的时间可以在3～24小时，隔日1次，所选药物不应为刺激性大及发泡之品。

4.冬病夏治腧穴贴敷从每年夏日的初伏到末伏，一般每7～10日贴1次，每次贴3～6小时，连续3年为一个疗程。

四、注意事项

1.对刺激性强、毒性大的药物，贴敷穴位不宜过多，贴敷面积不宜过大，贴敷时间不宜过长，以免发泡过大或发生药物中毒。

2.皮肤过敏如瘙痒、疼痛者应即刻取下。

3.对胶布过敏者，可改用无纺布制品或用绷带固定敷贴药物。

4.凡用溶剂调敷药物时，需随调配随敷用，以防蒸发。

5.对久病体弱消瘦以及有严重心脏病、肝脏病等的患者，使用药量不宜过大，贴敷时间不宜过久，并在贴敷期间注意病情变化和有无不良反应。

6.对于残留在皮肤的药膏等，不可用汽油或肥皂等有刺激性物品擦洗。

五、常见疾病的应用

1.小儿肺炎（敷胸散）

组成：大黄、芒硝、蒜泥。

制法：大黄、芒硝、蒜泥按4∶1∶4比例配制而成。根据病变部位取敷胸散30～50g加入适量水调成糊状，均匀地平摊在敷料上。

用法：患儿取俯卧位或侧卧位，暴露敷药部位，将药敷在湿啰音密集的体表投影部位。根据患儿不同年龄选择敷贴时间，1～3岁患儿每次10分钟，3～7岁患儿每次15分钟，7岁以上患儿每次20分钟。为患儿敷药时要对患儿的反应进行观察，避免过敏情况发生。敷药后使用温水擦拭皮肤，观察皮肤情况，促进血液循环。

2.流行性腮腺炎（疖腮散）

组成：青黛、马钱子、芙蓉叶、白芷、生大黄、赤小豆、冰片。

制法：上述药物共研极细粉，用时加醋和医用凡士林调成糊状。

用法：涂搽两腮部，干后再搽（冷敷20～25分钟效果更佳），不限次数。

3.幼儿急性颌下淋巴结炎（淋巴结膏）

组成：蝎尾、冰片。

制法：将蝎尾、冰片按3∶1比例混合，共为细末，医用凡士林做成膏，装瓶密封。

用法：使用时，将药膏直接、均匀地涂于肿大的淋巴结处，胶布覆盖固定，3天换药1次。局部破溃者禁用。

4.腋臭（腋臭散）

组成：密陀僧、寒水石、枯矾。

功能：敛汗，除臭。

主治：腋臭，手脚多汗。

制法：研细末，过100目筛。

用法：用药粉干扑两腋下，一日2～3次。

备注：此药切勿入口，对铅过敏者禁用

5.痤疮（颠倒散）

组成：大黄、硫黄。

功能：清除油腻，清热活血。

主治：酒渣鼻，痤疮，脂溢性皮炎。

制法：上药共研细末，过100目筛。

用法：用鲜芦荟蘸药粉涂擦或用鸡蛋清调药外用。

6.流涎（流涎膏）

组成：吴茱萸、肉桂、胆南星。

制法：研细粉，混匀，用陈醋调成糊状。

用法：贴敷涌泉穴，固定，连用5~7晚；外穿袜子以防脱落，早上起床后取掉。

7.口腔溃疡（口腔溃疡膏）

组成：①热证，大黄、黄连、胆南星、吴茱萸各等份。②寒证，丁香、肉桂、吴茱萸各等份。③寒热错杂，黄连6份、肉桂1份、吴茱萸3份。

制法：研细粉，混匀，用陈醋调成糊状。

用法：贴敷涌泉穴（双侧）或天突穴。

8.疖肿（金黄散）

组成：大黄、黄柏、姜黄、白芷、南星、陈皮、苍术、厚朴、甘草、天花粉。

功能：清热除湿，散瘀化痰，止痛消肿。

主治：丹毒，疖肿等。

制法：共研细末，过100目筛。

用法：用葱汁、酒、麻油、蜜、菊花露、银花露、丝瓜叶捣汁调敷。

9.咳喘（喘敷灵散）

组成：白芥子、延胡索、皂荚、细辛，比例1：1：1：1。

制法：上药共研细末，装瓶备用。

用法：取药末适量，用姜汁调为糊状，贴肺俞穴，上盖纱布，胶布固定。每日换药1次，连用3~5天。

主治：小儿咳嗽、哮喘。

10.腹泻（腹泻散）

组成：车前子、丁香、肉桂，比例1：1：2。

制法：上药各研细末、和匀备用。

用法：取药末适量，用温开水调为稀糊状，贴脐部，上盖纱布，胶布固定。每日换药1次，连用3~5天。

功用：温中止泻。

主治：小儿腹泻（脾虚型）。

11.厌食（消食散）

组成：青黛、厚朴、丁香、芒硝，比例2：2：1：1。

制法：上药共研细末，装瓶备用。

用法：取药末适量，以醋和温开水调为稀糊状，贴脐部，上盖纱布，胶布固定。每日换药1次，连用3~5天。

功用：解热消食，行气和胃。

主治：小儿厌食，兼治小儿积滞。

12.腹胀（消胀散）

组成：芒硝、栀子、杏仁、使君子，比例1：1：2：2。

制法：上药共研细末备用。

用法：取药末适量，以温开水调为稀糊状，贴脐部，上盖纱布，胶布固定。每日换药1次，连用3～5天。

功用：化食消胀。

主治：腹胀不消食。

13.流涎（滞颐散）

组成：吴茱萸、天南星，比例3：1。

制法：上药共研细末，装瓶备用。

用法：取药末适量，以醋和温开水调成厚糊状饼，敷贴涌泉穴（男左女右），外用纱布扎紧，每次敷贴12小时，一般3～4次即可。

功用：散寒化痰，导热下行。

主治：小儿口角流涎。

14.夜啼（夜啼散）

组成：丁香、肉桂、吴茱萸，比例1：1：1。

制法：取药末适量，以温开水调为稀糊状，贴脐部，每晚1次，次晨去掉。

功用：镇惊安神。

主治：小儿夜啼。

15.遗尿（萸桂散）

组成：吴茱萸、肉桂，比例1：1。

制法：上药共研细末，装瓶备用。

用法：取药粉适量，以酒调成糊状，每次用花生米大药丸1粒，分别敷贴穴位上，第1次贴气海、足三里、命门；第2次贴肾俞、三阴交、关元。每日1次，交替使用。5天为1个疗程，休息2天后再贴，一般3个疗程即可。

功用：温肾止遗。

主治：小儿遗尿。

16.疝气（茴香散）

组成：小茴香、川楝子、橘核、荔枝核、延胡索、吴茱萸，比例1：1：1：1：1：1。

制法：共研细末，装瓶备用。

用法：用时取药末适量，加入面粉少许和匀，以米醋调如膏状，贴敷脐部，外用胶布固定。每日换药1次。

功用：散寒，理气，止痛。

主治：小儿疝气。

17.鹅口疮（夏连栀散）

组成：生半夏、黄连、栀子，比例2：1：1。

制法：上药共研细末，以陈醋调匀成软膏状备用。

用法：于临睡前取上药膏贴敷于双足心涌泉穴上，外用纱布包扎好。重者可连敷2~4次。

功用：导邪下行。

主治：鹅口疮。

18.便秘（通便散）

组成：大黄、芒硝，比例1：4。

穴位：脐部。

制法：将上药研细末备用，每次取3~5g，用凉开水调成膏状，贴于脐部外用胶布固定，再用热水袋热熨10分钟左右，每天1次，3天为一疗程。

主治：便秘。

19.多汗（止汗散）

组成：五倍子、五味子、煅龙骨、煅牡蛎，比例1：1：1：1。

制法：上药共研细末，装瓶备用。

用法：取配制成药3g，每晚睡前以醋和温开水调敷脐部神阙穴、足底涌泉穴，夜敷晨取，连用5~7天为一疗程，可用2~3疗程。

（万力生）

第十节
中药外洗

儿科外洗疗法广泛应用于外感发热、湿疹、手足口病、过敏性紫癜、夏季皮炎等。

一、外感风寒发热外洗方

处方：桂枝、艾叶、紫苏叶、荆芥、柴胡、薄荷各20g。风热加金银花、菊花、连翘、浮萍清热解表；身痛加羌活、川芎祛风散寒，活血止痛；暑湿加藿香、佩兰、石菖蒲；流涕鼻塞加苍耳、辛夷宣散通窍。

用法：上药磨粉，混匀，每包20g。以开水约1000ml浸泡10分钟，先取其蒸汽熏蒸5分钟，然后用冷水调至药液38℃左右，擦洗浸约10～15分钟。

二、小儿湿疹外洗方

处方：苦参30g，野菊花30g，地肤子20g，白鲜皮30g，黄柏15g，火炭母15g，青蒿15g，千里光20g。止痒用地肤子、蛇床子、白蒺藜；渗液多用枯矾、五倍子、煅甘石、煅牡蛎；热毒红肿用金银花、野菊花、蒲公英。久病顽疾用全蝎、蜈蚣。

用法：上药磨粉，混匀，每包20g。以开水约1000ml浸泡10分钟，先取其蒸汽熏蒸5分钟，然后用冷水调至药液38℃左右，擦洗浸约10～15分钟。

三、手足口病外洗方

处方：黄芩、黄连、丹皮、白鲜皮、地肤子各15g，忍冬藤30g，红花6g。

用法：上药磨粉，混匀，每包20g。以开水约1000ml浸泡10分钟，先取其蒸汽熏蒸5分钟，然后用冷水调至药液38℃左右，擦洗浸约10～15分钟。每日3次，连用1周。

四、过敏性紫癜外洗方

处方：苦参40g，枯矾30g，羌活30g，独活30g，鸡血藤30g，地肤子30g，生甘草15g。关节痛用羌活、独活。

用法：上药磨粉，混匀，每包20g。以开水约1000ml浸泡10分钟，先取其蒸汽熏蒸5分钟，然后用冷水调至药液38℃左右，擦洗浸约10～15分钟。

五、夏季皮炎外洗方

处方：地肤子30g，苦参30g，蛇床子30g，鱼腥草30g，土茯苓15g，黄柏15g，明矾15g，苍术15g，甘草10g，川椒6g。

用法：上药磨粉，混匀，每包20g。以开水约1000ml浸泡10分钟，先取其蒸汽熏蒸5分钟，然后用冷水调至药液38℃左右，擦洗浸约10～15分钟。

（万力生）

75